学ぶ・活かす・共有する

看護ケアの根拠と技術

第3版

編著

村中　陽子
玉木ミヨ子
川西千恵美

医歯薬出版株式会社

<執筆者一覧>

● 編集
- 村中　陽子　秀明大学看護学部
- 玉木ミヨ子　埼玉医科大学短期大学看護学科
- 川西千恵美　関西福祉大学看護学部

● 執筆（五十音順）

- 石井真理子　元　順天堂大学医療看護学部
- 岩井　裕美　順天堂大学医学部附属浦安病院
- 太田亜紀子　香川県立中央病院
- 岡田　淳子　県立広島大学保健福祉学部保健福祉学科看護学コース
- 岡田　葉子　秀明大学看護学部
- 片山　　恵　武庫川女子大学大学院看護学研究科
- 蒲生澄美子　埼玉医科大学短期大学看護学科
- 川西千恵美　編集に同じ
- 小池　啓子　埼玉医科大学短期大学看護学科
- 齋藤　雪絵　順天堂大学医療看護学部
- 三宮　有里　元　大阪市立大学大学院看護学研究科
- 菅谷　洋子　東北文化学園大学医療福祉学部保健福祉学科
- 鈴木小百合　順天堂大学医療看護学部
- 玉木ミヨ子　編集に同じ
- 寺岡三左子　順天堂大学医療看護学部
- 登喜　和江　千里金蘭大学看護学部
- 永田　文子　淑徳大学看護栄養学部
- 本多　和子　横浜創英大学看護学部
- 松﨑　和代　元　徳島赤十字病院
- 宮﨑　素子　埼玉医科大学短期大学看護学科
- 山下　裕紀　関西医科大学看護学部看護学研究科
- 脇坂　豊美　甲南女子大学看護リハビリテーション学部看護学科

This book is originally published in Japanese
under the title of :

MANABU IKASU KYOYUSURU KANGOKEA-NO KONKYO-TO GIJUTSU
(Study and Develop of Evidence-Based Nursing Practice)

Editors :

MURANAKA, Yoko
　Professor, Faculty of Nursing,
　Shumei University

TAMAKI, Miyoko
　Professor, Department of Nursing,
　Saitama Medical School Junior College

KAWANISHI, Chiemi
　Professor, Faculty of Nursing,
　Graduate School of Nursing,
　Kansai University of Social Welfare

© 2005　1st ed.
© 2019　3rd ed.

ISHIYAKU PUBLISHERS, INC.
　7-10, Honkomagome 1 chome, Bunkyo-ku,
　Tokyo 113-8612, Japan

第3版 改訂の序

　本書「看護ケアの根拠と技術」では，初版および第2版のサブタイトルを「学ぶ・試す・調べる」としていました．そこには，学ぶ・試す・調べることにより根拠を理解し，技術の応用力・発展力が身につき，「臨床において個別的で創造的なケアをすることができる」，「看護技術は発展する」という考えが基盤にありました．この考えは今も変わりません．

　本書の読者の方々からは，根拠を列挙するのみならず，根拠に基づいてケアを行ううえでのポイントや禁忌が示されており実践的であること，また，多角的な見地で根拠を示したうえで看護現場での現実的な対応や工夫が提案されているところに価値を認めていただいております．また，追加検討が必要な事項や今後の課題を示した「さらに検証」が自身の研究テーマの検討に役立ったという声もいただきました．

　このような声から，本書がねらいとした「臨床において個別的で創造的なケアをすることができる」「看護技術は発展する」という思考が進んでいるという感覚がありました．そこで，第3版では本書の意義を再検討し，サブタイトルも「学ぶ・活かす・共有する」へと変更しています．

　このサブタイトルは以下のような本書の活用意義を表しています．

1) 看護者は，ケアの方法にはどのようなものがあるのか，あるいは自分が考えたケアの妥当性について，まず調べる（**学ぶ**）．
2) そこから得られた知識を対象者に適用できるかを考え，工夫する（**活かす**）．
3) 実施したケアの効果を公表する（**共有する**）．

　この3）に該当する研究発表が活性化し，それが，さらに本書にも反映し，「看護技術は発展する」というサイクルを促進することを期待しています．

　第3版では，実践現場の変化をとらえて，新たなエビデンスの追加検討と基本技術項目・根拠の見直しを行い，内容の刷新を図りました．多職種連携やチーム医療が重要となる今，他職種の技術を応用できる部分も取り入れて看護技術を発展させたり，連携・協働するための共通の技術をつくり出す視点も取り入れました．また，「図表やイラストを多く盛り込んでほしい」とのご要望にこたえ，ビジュアル化を図りました．

　今後もこれまでと同様に，看護技術に関連する理論と実践を注意深く見つめ，さらなる検討を重ね，本書を発展させていきたいと思います．

　改訂にあたり，本書を活用していただいている読者の皆さま，そして医歯薬出版編集部の皆さまのご支援に深く感謝申し上げます．

2018年12月

編者ら

第2版　改訂の序

　本書は，初版の発行から既に7年が経過しました．この間に，看護技術に関する研究は積み重ねられ，また初版で掲載していたガイドラインの刷新等もあり，改訂の必要性に迫られました．そこで，初版発行後に新たなエビデンスが出てきたものを検討し，全面的に基本技術項目・根拠の見直しを行い，内容の差し替えを行いました．

　なお，本書では，ひとつひとつの看護技術のケアの根拠を多角的に捉え，それらを丁寧に解説することに努めています．なぜなら，看護職は根拠をふまえた基本技術を修得しているだけでは，ユニークな存在である対象者に適した看護を実践することは困難だからです．看護の現場では，基本的知識を踏まえて，対象に応じた看護技術の応用・発展のさせ方を考えることが必要になります．したがって本書は，対象者に適した看護援助を創意工夫していくことができるように，臨床での技術のポイント，実証報告，さらに検証，と思考を深めていけるように構成しています．また，禁忌事項の項目は，医療安全教育にも役立てられると考えます．

　看護職が目指す，個別的で質の高い看護，説明できる看護実践のためには，ホリスティックな観点でのアセスメント能力，コミュニケーション能力，看護技術力，そして科学的思考が求められます．本書がその一助になれば幸いです．「看護技術は発展する」という考えのもと，今後も看護技術に関連する理論と実践を注意深く見つめ，さらなる検討を重ね，本書を発展させていきたいと思っています．

　改訂にあたり，これまで本書を活用していただいている読者の皆様，そして医歯薬出版編集部の皆様のご支援に深く感謝申し上げます．

2013年1月

編者ら

はじめに

　看護専門職は，看護の専門的知識と技術を活用して，対象者に最適な個別的で創造的な看護ケアの実践を目指します．そのヒューマニスティックな行為には，科学性や論理性が求められることは言うまでもありません．期待する看護の結果が論理性をもって予測でき，学問に支えられた自信ある行動がとれれば，どんなにかいいでしょう．しかし，科学性や論理性という側面では，臨床看護研究の困難さも影響してか，特定の看護ケアの根拠が示されるケースは決して十分ではありません．

　これまで，看護学に関連する医学的知識や看護研究による実証，さらには経験に基づく知識などを基盤として，看護教育では看護技術の原理が教えられてきました．また，現状では，学んだ基本をどのように応用すればよいかについては，実習体験からの学びや卒後教育に委ねられている部分が大きいと言えます．基本だけを覚えてきた学生にとっては，臨床の場で，柔軟に考え，技術を変容させて応用することができず，戸惑うこともあります．

　そこでこの本では，基本技術の応用や発展のさせ方に重点をおき，臨床への適応の助けとなること，今後の臨床看護実践と看護研究の発展に役立つことを目指した内容にしました．この本をもとに"学び""試し"そして"調べる"という学習が，EBNの実践に必要な，根拠を"探し出すこと"や"つくり出すこと"そして"使うこと"という態度の習得にもつながるのではないかという期待もあります．

　この本の章立ては，「看護基礎教育における技術教育のあり方に関する検討会報告　看護基本技術」の項目を考慮して決定しました．各章の内容は，①看護援助の必要性，それを判断するためのミニマムデータとアセスメントの概念図，②基本技術／一般的な技術（安全・安楽・動作経済の面で効果的な方法，臨床における禁忌事項）とは何か，③応用技術（基本技術のままでは何が不足なのか，守っているポイントと応用しているポイント，実証報告はあるがさらに追加検証が必要なケースの検証方法，経験知の場合どのような観点で検証するとよいか）とは，どのようなものかを取り上げています．

　「学ぶ・試す・調べる　看護ケアの根拠と技術」という本書のタイトルは，根拠がわかることで技術の応用力・発展力が身につき，「臨床では個別的で創造的なケアをすることができる」「看護技術は発展する」という考え方に根ざしています．そのため，本書についても，理論と実践を注意深く見つめ，さらなる検討を重ね，発展させていきたいと思います．

2005年7月

編者ら

Contents

(著者名は執筆順)

Chapter 1　環境調整　小池啓子・本多和子 …… 2

◆ 病床環境の調整 …… 4
- 寝床内の温度・湿度を調節し快適にする …… 4
- リネン類の塵埃を除去し，清潔で湿潤がない状態に保つ …… 5
- 寝床内の菌の増殖を防止する …… 6
- 枕の内部の温度・湿度を調節する …… 6
- ベッドの高さやベッド柵，および点滴ラインやドレーンの位置を調整する …… 9
- ベッド周囲の物品を整え，快適な室内環境となるよう調整する …… 10
- 病室内やベッド周囲の清掃により感染を予防する …… 10

Chapter 2　食行動の援助技術　菅谷洋子 …… 12

❶ 経口摂取ができる人の食事援助 …… 14
- 食事をおいしく・楽しく摂取できる環境を整える …… 14
- 食事をおいしく摂取できる食形態を選択する …… 15
- 摂食嚥下障害がある場合，嚥下機能の評価を行い，
  状況に応じた間接的嚥下訓練をプログラムする …… 16
- 摂食嚥下障害がある場合，嚥下機能の評価を行い，
  状態に応じた直接的嚥下訓練をプログラムする …… 17
- 認知症患者の食欲が高まり，おいしく食事摂取できるよう援助する …… 18

❷ 経腸栄養時の援助 …… 20
- 経口摂取を併用する際には，
  経鼻経管栄養チューブの口径の大きさや食形態を適切に選択する …… 20
- カテーテルの先端が消化管内に正しく留置できていることを必ず確認する …… 21
- 経管栄養施行中は上半身を 30 ～ 45°程度挙上し，
  30 分から 1 時間は頭部を挙上した状態にする …… 23
- 経腸栄養の感染予防のため，栄養剤開封後の使用時間を厳守し，
  経腸栄養剤投与容器・経腸栄養剤ライン（原則単回使用）の洗浄・消毒を行う …… 24
- フラッシュにより経腸栄養カテーテルの閉塞を予防する …… 25

Chapter 3　排泄援助技術　登喜和江 …… 28

❶ 排便促進のための援助 …… 30
- 十分な水分を摂取し，食物繊維や発酵食品・オリゴ糖などを含む食事内容とする …… 30
- 上行結腸から横行結腸，下行結腸に向かって，両手指で腹壁に 3 ～ 5kg の圧
  （腹壁が 3cm へこむ程度）を加える腹部マッサージを行う …… 31
- 温罨法により腹部または腰背部（第 4，第 5 腰椎を中心に）を温める …… 32
- 温水洗浄便座（ウォシュレット）による肛門刺激で排便を誘発する …… 34

❷ 摘　便 … 34
　挿入する示指全体に十分に潤滑剤をつける … 34
　摘便時の体位は，側臥位または仰臥位とする … 34
　痔疾患のある患者への摘便は慎重に行う … 35

❸ 浣　腸 … 36
　注入時の体位は，直腸内に保留しやすい側臥位とする … 36
　浣腸時のカテーテル挿入の長さは5cm程度とする … 36
　浣腸液の温度は，直腸温よりやや低めでもよい … 36
　浣腸液は40～60mLを15秒程度かけて注入する … 37
　グリセリン浣腸液注入後に排便を我慢させる必要はない … 37

❹ 導　尿 … 38
　一時的導尿 … 39
　　尿道の長さを考慮して，カテーテルの清潔部位を確保する … 39
　　消毒液や潤滑剤の適用範囲を確認する … 39
　　カテーテル挿入の長さを確認し，抵抗がある場合は無理に挿入しない … 40
　持続的導尿 … 41
　　膀胱留置カテーテル挿入時には無菌操作を徹底して行う … 41
　　膀胱留置カテーテルは適切な部位に固定する … 41
　　カテーテルの留置部位を清潔にする … 41
　　閉鎖式尿回路システムの使用により感染を防止する … 42
　　膀胱訓練は実施しない … 42

❺ 失禁への援助 … 43
　局所のかぶれや感染を防止する … 43
　失禁のタイプに応じたケアを行う … 43
　ADLや介入の状況に応じてオムツの種類を選択する … 44
　貯留尿の適切な把握を行う … 45
　排泄時の室内環境を調整する … 45

Chapter 4　活動の援助技術　三宮有里 … 48

❶ 寝たきりの予防 … 50
　フレイルを予防する … 50
　臥床の不動から可及的速やかに安静をとく … 52
　生活機能を復する，維持する … 52
　深部静脈血栓症を予防する … 53

❷ 姿勢保持・変換のための援助 … 55
　安全で安楽な臥位に変換する … 55
　安全に不快なく起き上がり，座位になれるよう援助する … 57
　転倒することなく立位になれるよう援助する … 58
　急激な立位を回避する … 59

❸ 歩行の介助 …… 60
適切な歩行補助具を選択する …… 60
転倒することがないように歩行を介助する …… 60

❹ 移動動作の介助 …… 62
端座位の状態から車椅子に安全に移乗する …… 62
移送時は速度や振動に留意する …… 64

Chapter 5 睡眠・リラクセーションの援助　寺岡三左子 …… 66

❶ 入眠の援助 …… 68
規則正しい生活をする …… 68
睡眠に適した安楽な環境にする …… 69
寝具・寝衣の調整をする …… 70
就寝の儀式を援助する …… 71

❷ リラクセーションの援助 …… 72
効果的な呼吸法の実践を促す …… 72
指圧・マッサージを行う …… 73
アロマセラピーを取り入れる …… 73

Chapter 6 苦痛の緩和　太田亜紀子・蒲生澄美子・宮﨑素子 …… 76

「痛み」の基礎知識 …… 78

❶ 痛みのアセスメントとケア …… 81
客観的データと患者の訴えを把握し，継続的に痛みの評価を行う …… 81
痛みが最小限となるように，体動時の援助や体位を工夫する …… 83
気分転換（注意転換法）を促す …… 83

❷ 氷枕の貼用 …… 85
氷枕には容量の約1/2〜2/3の氷と，コップ1〜2杯の水を入れる …… 85
氷枕内の空気を抜く …… 87
氷枕表面に付着した水滴は拭き取る．カバーが乾燥した状態を維持する …… 87

❸ 電気毛布の使用 …… 88
寝具を温める …… 88

❹ 湯たんぽ …… 91
安全性の高い湯たんぽを選び，その製品の使用方法を守る …… 91
身体に直接貼用する場合，湯たんぽの表面温度は38〜40℃程度にする …… 92
間接的に使用する場合は，臥床直前に湯たんぽを除去するか，
身体に接触しない位置に貼用する，または湯たんぽの表面温度を40±2℃とする …… 92

Chapter 7　清潔・衣生活援助技術　岡田淳子 …… 96

❶ 全身清拭 …… 98
室温は 23℃以上に設定する …… 98
清拭用タオルは単回使用か対象者専用のものを使用し、
タオルの表面温度は 42℃に維持できるようにすすぎの湯を準備する …… 99
体温が低下しないように、バスタオルや綿毛布を効果的に使う …… 99
洗浄剤には薬用石けんを使用せず、患者の皮膚の状態に応じて刺激の少ないものを選択する …… 100
石けん分は拭き取り用タオルで十分に拭き取る …… 102
循環促進を期待する場合は熱布清拭を併用する …… 102

❷ 陰部洗浄 …… 103
外尿道口は毎日洗浄する …… 104
陰部洗浄にはよく泡立てた石けんを使用し、十分な量の微温湯で洗い流す …… 104
尿道カテーテルが留置されている場合は、挿入部、カテーテルともに洗浄する …… 104
陰部洗浄後は十分乾燥させて、肌着（紙オムツ）を新しいものに交換する …… 104

❸ 洗　髪 …… 105
洗髪は最低 3 日に 1 度の頻度で実施することが望ましい …… 105
洗髪は短時間（10 分程度）で実施する …… 105
シャンプーを泡立てて汚れを除去し、十分なすすぎで洗浄剤を洗い流す …… 106
洗髪中は患者の病状や好みに合わせて苦痛を伴わない体位の工夫をする …… 106

❹ 寝衣交換 …… 107
療養に適した寝衣を選択する …… 107
直接肌に接している寝衣（肌着）は毎日交換する …… 108
着脱は身体の障害部位に合わせて行う …… 108

❺ 部分浴 …… 109
部分浴の湯温は 40 ± 2℃の範囲とし、浸水時間は 10 分程度とする …… 110
不眠がある場合、睡眠を促すために部分浴を実施する …… 110
褥瘡ケアや慢性疼痛の緩和ケアとして部分浴を実施する …… 110
手浴は感染予防のケアとして実施する …… 111

❻ 入浴介助 …… 112
脱衣室と浴室の室温は 26 〜 28℃に温めておく …… 112
湯の温度は 37 〜 39℃の微温浴にする …… 112
入浴後は乾燥防止のためにスキンケアを行う …… 114

❼ シャワー浴介助 …… 114
シャワー浴に伴う一連の行為が安全に行えるよう準備する …… 114
シャワー浴中に身体が冷えないように、身体の一部を温めながら行う …… 115
手術前や手術後創部があっても、感染予防のためにシャワーを行い、皮膚を清潔にする …… 115
カテーテル挿入中の患者の場合、挿入部位を被覆材で保護してシャワー浴を実施する …… 116

Chapter 8　口腔ケア　鈴木小百合・岡田葉子　118

　経口摂取の有無にかかわらず，口腔ケアは必ず行う　120
　誤嚥を防ぎ，かつ疲労しにくい体位に整える　121
　口腔清掃は，効果的な方法（洗口・ブラッシング・清拭）を
　必要に応じて組み合わせて選択する　122
　粘膜を保湿することで，口腔内乾燥を予防・改善する　124
　意識障害や気管挿管患者では，誤嚥に留意して安全に口腔ケアを実施する　126
　義歯は各食後に外し，ブラッシングと義歯洗浄剤により歯垢を除去する．
　口腔内残渣は含嗽および清拭により除去する　128
　口腔リハビリテーション（機能的口腔ケア）によって筋肉や脳が刺激され，
　口腔機能が回復することがある　129

Chapter 9　バイタルサイン　永田文子　134

❶ 体温測定　135
　体温に影響を与える因子を理解し，特に日内差を考慮して測定する　135
　測定部位により温度差があることを理解して測定する　135
　37℃＝発熱ではない．患者各々の平熱を把握してアセスメントする　136
　鼓膜温の測定では必ず外耳道をまっすぐにして測定する　136
　鼓膜温測定前には耳垢を除去しておく　137
　腋窩温はあくまで深部温度に相関する指標であることを理解する　137
　腋窩温測定では感温部を腋窩動脈が走行する腋窩中央のくぼみに正確にあてる　137
　腋窩温測定では上腕と体幹を密着させて腋窩を閉ざした状態を維持し，
　基本的に汗は拭かなくてもよい　137
　片麻痺のある患者の腋窩温測定では，麻痺側で測定してもよい　138
　口腔温測定では舌下中央部付近に体温計を挿入し，口を軽く閉じてもらう　138
　温かい，または冷たい飲み物を飲んだ後は，口腔温測定まで 15～20 分あける　138

❷ 呼吸測定　139
　呼吸回数は重要なバイタルサインであることを理解する　139
　呼吸回数測定前に患者が活動をしていた場合は，しばらく安静にしてから測定する　140
　呼吸回数を測定されていることを患者が意識しないように工夫する　140
　呼吸回数は必ず 1 分間測定する　140
　敗血症が疑われる場合は必ず呼吸回数を測定する　140
　院内救急対応システム（RRS）の起動対象となりうる重症化が予測される患者に対しては
　必ず呼吸回数を測定する　141
　肺炎が疑われる場合には必ず呼吸回数を測定する　142
　出血が予想される場合は必ず呼吸回数を測定する　142
　呼吸の観察では，胸郭，腹部の動きだけではなく，
　胸鎖乳突筋や鎖骨上窩，下顎の動き，患者の表情も観察する　144

❸ 経皮的動脈血酸素飽和度（SpO$_2$）測定 ········· 144
パルスオキシメータのしくみを理解する ········· 144
貧血の有無を確認する ········· 145
SpO$_2$ の測定部位によって時差があることを理解する ········· 145
手指で測定する場合はプローブを心臓と同じ高さにする ········· 145
パルスオキシメータを装着しても値や脈波が表示されない場合は，
測定値に影響を及ぼす各種因子を確認する ········· 146
プローブは数種類準備する ········· 147
SpO$_2$ が 90％以上でも低酸素の可能性があるため，値を過信しない ········· 148
酸素療法中は SpO$_2$ の値のみでアセスメントしてはいけない ········· 148
プローブ装着部位を定期的に観察する ········· 148
複数患者に使用するタイプのプローブは使用後に消毒を行う ········· 148

❹ 脈拍測定 ········· 149
脈拍測定に影響する因子を除外する ········· 149
脈拍数は手指を用いて測定し，リズムや強さも確認する ········· 149
脈拍は示指，中指，薬指の 3 指の指腹部分を血管の走行に平行にあてて触知し，
初回測定時は，まず橈骨動脈で脈拍の左右差を確認する ········· 149
脈拍は 1 分間の測定を基本とし，特に初回測定時は必ず 1 分間測定する ········· 150
心房細動がある場合は，聴診器を使用して測定する ········· 150
末梢循環のアセスメントとして，橈骨動脈のみではなく足背動脈や後脛骨動脈も触知する ········· 150
脈が触れる部位で血圧を推測する ········· 151

❺ 血圧測定 ········· 152
測定前の安静時間を対象者に確認し，毎回の測定値を比較して
その対象者にとって必要な安静時間を確認する ········· 152
事前に血圧計の正確性の確認をしておく ········· 153
マンシェット（カフ）は対象者に合ったサイズを選択する ········· 153
マンシェット（カフ）は消毒・洗浄できる素材が望ましい ········· 153
マンシェット（カフ）を巻く部位を心臓と同じ高さにする ········· 154
原則として，マンシェット（カフ）を巻く部位の衣類は脱ぐ，あるいは薄手にする ········· 154
マンシェット（カフ）は，ゴム嚢の中心が上腕動脈の真上になるようにし，
指が 2 本入る程度のきつさで巻く ········· 154
上腕での血圧測定では内シャントがある側，乳がん術後の患側で測らない ········· 154
聴診法による血圧測定において，聴診器はベル面，膜面どちらも使用できる ········· 155
速やかに加圧し，1 心拍あたりもしくは 1 秒あたり 2mmHg を目安に減圧する ········· 155
降圧管理目標を理解してアセスメントする ········· 156

Chapter 10　呼吸を整える技術　山下裕紀 ········· 160

❶ 酸素吸入 ········· 162
さまざまな酸素吸入の方法や特徴，注意点を理解し，適切な方法を選択する ········· 162
酸素吸入の際は加湿を行う ········· 163
中央配管式アウトレットでは酸素用に接続する ········· 163

- 酸素使用時は5m以内で火気を使用しない……………………………………………… 165
- ボンベは直射日光を受けない場所に置く ……………………………………………… 165
- 酸素ボンベは専用のスタンドに立てて保管する ……………………………………… 165

❷ 気道内加湿法 ………………………………………………………………………… 166
- 治療目的に適した器具を選択する ……………………………………………………… 166
- 吸入時の体位は座位または半座位（ファウラー位）とする ………………………… 167
- 食事の直前や食後の吸入は避ける ……………………………………………………… 167
- 一度セットした薬液は使いきるか，廃棄する ………………………………………… 168
- 超音波式ネブライザーは患者間で使い回しをせず，使用のつど消毒するなど，
  安全に配慮して使用する ………………………………………………………………… 168
- 吸入器の操作やマウスピースのくわえ方，呼吸については，目的に合わせて介助・指導する … 168
- 吸入液は嚥下させない …………………………………………………………………… 169
- 吸入後は効果的な咳嗽をさせる ………………………………………………………… 169

❸ 気管内吸引 ……………………………………………………………………………… 169
- 気管内吸引は，聴診により貯痰の位置を確認し，
  他の指標からも必要と判断した場合のみ行う ………………………………………… 170
- 低酸素血症が予測される場合は，気管内吸引前後に酸素を投与するなどして予防する ……… 171
- 吸引カテーテルはカテーテルの外径が気管内チューブの内径の半分以下で，
  多孔式のものを選択する ………………………………………………………………… 171
- 吸引カテーテルは気管内挿管チューブの先端から数cmまでの挿入で十分である …… 171
- 気管内吸引は無菌操作で行う …………………………………………………………… 172
- 気管内吸引は口腔，鼻腔の吸引後に行う ……………………………………………… 172
- 設定吸引圧は，成人の場合10.7〜20kPa（80〜150mmHg）程度とする ………… 175
- 吸引は10〜15秒以内で行う …………………………………………………………… 175
- 滅菌手袋を用いてカテーテルをつまみ，こよりを作るような操作を行うことで，
  気管内チューブ内のカテーテルが回転する …………………………………………… 176
- 気管内洗浄は一般的には行うべきでない ……………………………………………… 176
- 気管チューブのカフ圧は，カフ圧計にて通常15〜25cmH$_2$O以下に設定する …… 176

Chapter 11　感染予防の技術　石井真理子 ………………………………………… 178

❶ 手指衛生 ………………………………………………………………………………… 180
- 石けんと流水による手洗いと擦式消毒アルコール製剤を用いた手指消毒を
  状況に応じて選択する …………………………………………………………………… 180
- 適切な手指衛生ができるように準備をする …………………………………………… 181
- 正しい手指衛生方法を実施する ………………………………………………………… 182
- 環境への伝播を防ぐ ……………………………………………………………………… 183

❷ 個人防護具（PPE）の使用 …………………………………………………………… 185
（1）手袋 …………………………………………………………………………………… 185
- 手袋が必要な場面を判断する ………………………………………………………… 185
- 手袋装着前後の手指汚染に注意する ………………………………………………… 185
- サイズ，素材が自分に適しているかを確認する …………………………………… 185

- (2) 保護着衣（ガウン・エプロン） ……………………………………………… 187
  - 曝露面を確実に保護する ………………………………………………………… 187
  - 使用後は病原菌を伝播させないように脱衣・廃棄する ……………………… 187
- (3) マスク・ゴーグル・フェイスシールド ………………………………………… 189
  - 着用時は目・口・鼻を十分に覆う ……………………………………………… 189
  - サージカルマスクの早期使用で感染拡大を制御する ………………………… 189
  - 用途に合ったマスクを選択する ………………………………………………… 189
  - ゴーグル・フェイスシールドの着用により眼粘膜からの感染を予防する … 190

Chapter 12　創傷管理技術　片山　恵・岩井裕美 …………………………… 192

❶ ドレッシング …………………………………………………………………… 194
- 創傷の治癒形式・治癒過程を理解し，急性創傷を慢性創傷に移行させないようにケアする …… 194
- ドレッシング材の特徴を理解し，創傷に合ったものを正しく使用する …………… 196
- 創傷が治癒しやすい環境を整える ………………………………………………… 196
- 出血や感染の徴候を早期に発見するため，治癒するまで創を定期的に観察する … 198
- ドレッシング材交換時は粘着状態に合わせて適切に，愛護的に除去する ……… 199

❷ 褥瘡のケア ……………………………………………………………………… 200
- 褥瘡管理の基礎知識 ………………………………………………………………… 200
- 褥瘡発生リスクの高い患者には体圧分散マットレスを使用する ………………… 201
- 「体位変換の時間間隔は必ず2時間ごと」と考えなくてもよい ………………… 202
- 褥瘡の深達度，創面の色調，感染の有無などを観察する ……………………… 202
- 適度な湿潤環境を保つ ……………………………………………………………… 204
- 滲出液をコントロールする ………………………………………………………… 204
- 創部は生理食塩水，水道水などを用いて十分に洗浄し，異物や壊死組織を除去する ………… 205
- シャワーや入浴は積極的に行う …………………………………………………… 206

❸ スキンテアのケア ……………………………………………………………… 207
- スキンテア（皮膚裂傷）の基礎知識 ……………………………………………… 207
- 1日2回，皮膚を保湿する ………………………………………………………… 208
- ベッド周りの環境を整え，患者の皮膚露出部分を保護する …………………… 208
- 援助時に「つかむ」「引っ張る」「引きずる」ような動作を行わない ……………… 208

Chapter 13　与薬の技術　脇坂豊美・川西千恵美 ………………………… 210

- 与薬に関する基本的知識 …………………………………………………………… 212

❶ 経口・外用薬の与薬 …………………………………………………………… 218
- 内服薬は対象者の生活習慣，セルフケア能力，アドヒアランスを把握し，自己管理の可能な程度を判断して指導する …………………………………… 218
- 内服薬は患者の嚥下状態に合わせて適正な剤形を選択するとともに，十分な量の水で服用するよう指導する ………………………………………… 219

皮膚に用いられる外用薬は清潔な皮膚に塗る（貼る） ……………………………… 219
坐薬を直腸内に挿入する時は，肛門より3cm以上奥に挿入する ……………………… 219
全身への影響が強い点眼薬を使用する際は，点眼後に約1分間目頭付近（涙嚢部）を
軽く圧迫する ……………………………………………………………………………………… 220
2種類以上の点眼薬を使用する場合は，5分以上間隔をあける …………………………… 220

❷ 皮下・皮内・筋肉内注射 ……………………………………………………… 220
注射の準備 …………………………………………………………………………… 220
アルコールベースの速乾性手指消毒剤を用いて手洗いを行う ……………………… 220
処方せんを確認し，注射方法・薬液の量・薬液の質・穿刺部位に適した
注射器，注射針を準備する ……………………………………………………………… 220
注射器に必要量の薬液を無菌的に吸い上げる ………………………………………… 220
注射器の中の空気を抜く ………………………………………………………………… 222

注射の実施 …………………………………………………………………………… 222
患者の体位や姿勢を整え，安全な注射部位を選択する ……………………………… 222
注射部位は拭き残しがないように確実に消毒する …………………………………… 226
注射部位の皮膚消毒にはディスポーザブルの単包パックのアルコール綿を用いる … 227
選択した部位に薬液を確実に注入できるように針を刺入する ……………………… 227
注射時の痛みを軽減させる方法を活用する …………………………………………… 228

注射実施後 …………………………………………………………………………… 230
注射実施後のマッサージ（注射部位を揉むこと）は
薬剤の添付文書を確認したうえで実施の要否を判断し，患者にも説明・指導する … 230
注射後の効果と副作用を観察し，アナフィラキシー発症の危険性が高い薬剤を
静脈内注射で使用する際は，少なくとも薬剤投与開始時より5分間は注意深く観察する ………… 231
使用した針は，針刺し事故を防ぐためにリキャップはせず廃棄ボックスに捨てる ……………… 233

❸ 静脈内注射 ………………………………………………………………………… 233
アルコールベースの速乾性手指消毒剤を用いて手洗いを行い，
手袋（清潔な未滅菌手袋）を装着する ………………………………………………… 233
駆血帯もアルコール綿で消毒する，もしくはディスポーザブルのものを使用する ………… 234
駆血帯を締め，血管の走行，太さ，弾力性を確かめて穿刺部位を選択する ……………… 234
静脈内注射の際の穿刺時にも「痛みや痺れがないか」を患者に確認し，
訴えがある時はすぐに針を抜く ………………………………………………………… 234

❹ 点滴静脈内注射・中心静脈カテーテルの管理 ……………………………… 235
血管内留置カテーテルの挿入 ……………………………………………………… 235
組織損傷を起こす可能性のある薬剤に注意する ……………………………………… 235
カテーテルの挿入に伴う合併症を防ぐ ………………………………………………… 236
点滴静脈内注射では，患者の活動性を妨げないことを考慮し確実に固定をする ………… 237

血管内留置カテーテルの管理 ……………………………………………………… 238
輸液ラインはクローズドシステム（閉鎖式）を使用する …………………………… 238
輸液ラインは96時間（4日）をこえない頻度で交換する …………………………… 238
末梢静脈カテーテルのキープには生食ロックを行い，ルートの開存を維持する ………… 238
カテーテル留置に伴う合併症を防ぐ …………………………………………………… 239

⑤ 輸　血 ……………………………………………………………………………… 240
　輸血の際に必要な確認を確実に行う ………………………………………………… 240
　血液製剤の融解あるいは加温時の手順を守り，取り扱いに注意する …………… 240

Chapter 14　救命救急処置技術　齋藤雪絵 …………………………………… 244

　成人心停止のアルゴリズム …………………………………………………………… 246
　救命の連鎖 ……………………………………………………………………………… 247

❶ 意識レベルの確認 …………………………………………………………… 249
　周囲の安全を確認する ………………………………………………………………… 249
　対象者の反応を確認し，反応がなければ速やかに応援要請・救急通報を行う … 249
　意識レベルを評価する ………………………………………………………………… 249

❷ 心肺蘇生法 …………………………………………………………………… 251
　呼吸の確認と心停止の判断を行う …………………………………………………… 251
　胸骨圧迫を行う ………………………………………………………………………… 251
　胸骨圧迫は 100 ～ 120 回 / 分のテンポで行う …………………………………… 251
　胸骨圧迫は 5cm の深さで行い，6cm をこえる圧迫は避ける …………………… 252
　気道を確保する ………………………………………………………………………… 252
　口対口，口対マスクなど，適切な人工呼吸法を選択する ………………………… 254
　AED が使用可能な場合はできるだけ迅速に使用し，AED を準備する間も胸骨圧迫を続ける … 254
　BLS を継続する ………………………………………………………………………… 256

❸ 家族支援 ……………………………………………………………………… 256
　対象者の状況を迅速に，わかりやすく家族に説明する …………………………… 256
　家族の代理意思決定を支援する ……………………………………………………… 256

Chapter 15　死後のケア　松﨑和代・川西千恵美 …………………………… 258

　医師の死亡確認後，外観的にも痛ましい医療器具を除去し，
　目や口を閉じて寝衣や掛け物を整える ……………………………………………… 259
　家族がお別れをできる「時間」と「場」をもてるよう調整する ………………… 259
　死後のケアにおいても，スタンダードプリコーション（標準予防策）を遵守する ……… 260
　死後の変化（死後硬直，漏液）を考慮して死後のケアを行う …………………… 261
　これまでに行われてきた死後のケア方法を再考する ……………………………… 262
　医療器具抜去後の処置を適切に行う ………………………………………………… 264
　死化粧をし，生前の姿に近づける …………………………………………………… 265
　死後のケアを通して，看護師の死生観を育む ……………………………………… 265

　索引 ……………………………………………………………………………………… 267

装丁・本文デザイン／株式会社 サンビジネス　　イラスト／ホンマヨウヘイ・パント大吉・森真由美

Chapter 1

環境調整

―― 看護援助の必要性 ――

　種々の環境要因によって，人間の健康は影響を受けます．F・ナイチンゲールは「看護が意味すべきことは，新鮮な空気，陽光，暖かさ，清潔さ，静かさの適切な活用，食物の適切な選択と供給―そのすべてを患者の生命力を少しも犠牲にすることなく行うこと」[1]と看護における環境調整の大切さを述べています．また，V・ヘンダーソンは「環境のさまざまな危険因子を避け，また他人を傷害しないようにする」[2]というように，基本的看護として環境調整の内容を示しています．

　入院患者にとって病室は，疾病や治療・処置により物的にも人的にも入院前の生活環境とは異なるものとなります．このため慣れない人間関係のなかでの不安，慣れない寝具による不眠などの問題が生じてくることがあります．また，在宅で療養する人びとは，慣れた環境での生活で安心感がある反面，慣れない治療機器の使用からくる事故や感染の危険，生活の不便さなどの問題も出てきます．

　どのような環境にあっても，健康時には自分で環境を調整して，快適で安全に生活していくことができますが，疾病や小児・高齢などからくる機能の低下は，自力で環境調整ができず，安楽な生活を送ることができにくいばかりか，安全面では免疫力低下に関連した感染や，筋力低下に関連した転倒・転落などの事故の危険性も出てきます．したがって，生活環境を調整することは，看護の大きな役割となります．

　特に入院でも在宅にあっても，ベッド上で生活する患者はベッド上が寝室や居間であり，食事や排泄の場になります．この場所をいかに安全で安楽な生活を送れる環境にするかは，生活にかかわる看護師にとって大きな課題となります．

　本章では，ベッド上臥床患者の病室環境について解説します．

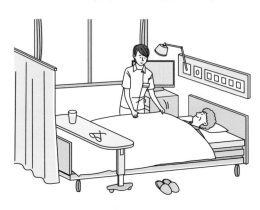

ベッド上臥床患者の環境調整に必要なミニマムデータ

- 病室内の構造，設備，病床を構成する物品の清潔度・快適さ・事故防止
- 同室者の有無と状態
  （人数，年齢，健康障害の種類，健康レベル，人間関係）
- 患者の体力の程度
  （年齢，視力，筋力低下の程度，治療上の活動制限，免疫力低下の程度など）
- 環境に対する患者の関心の程度
- 環境調整に対する患者の知識の程度
  （快適さ，事故防止，感染予防）

患者の個別性をふまえた看護をするためには，上記のデータを関連づけて総合的に環境調整の必要性を判断し，その方法を具体的に計画しアプローチします．

環境調整の概念図

病室環境

- ベッドおよび周囲の物品の清潔度
- ベッドおよび周囲の物品の配置
- 感染症を有する面会者

- 病室内の構造，設備
- 同室者の健康レベル
- 同室者との人間関係

患者の能力

体　力（生理的機能の程度，病理的状態）
意思力（環境への関心の程度）
知　識（快適な環境づくり，事故防止，感染予防）

看護問題

快適さの不足　　事故の危険性　　感染の危険性

看　護

環境調整（快適さの提供，事故防止，感染予防）
- 病床環境の調整

（玉木ミヨ子）

病床環境の調整

期待される効果

- 寝床のリネン類が清潔で乾燥し，快適な寝心地となる
- 病床の微生物の繁殖を防止し，感染を予防できる
- 病床を整備することにより事故を予防できる
- 病床が清潔で生活しやすくなる

病床環境は，病室内の安全性と安楽性の因子となる温度，湿度，気流，採光（照明），音，臭気，広さ，そして人や物などから構成される．病床環境の調整は，病床とその周囲の環境に注目し，療養する人の安全と安楽を確保することで闘病意欲（活動意欲）が高められるように支援する．

❖ 寝床内の温度・湿度を調節し快適にする

快適な寝床内の温度・湿度は，室温20℃±2℃の時，青年女子では温度30～34℃，湿度40～50%であるという報告がある[3]．寝床内の温度や湿度は，床上での寝返り，生活動作などに伴う気流によって換気され調節される．しかし，24時間臥床し自力で体位変換ができない人の場合，生活動作による換気の機会が少なく，寝床内の温度や湿度が調整されにくい．また，寝床内の温度や湿度は患者の生理的および病理的な身体の状態によっても異なる．つまり，不感蒸泄や排泄物，発汗，分泌物によってリネン類は湿気を帯び，寝床内の温度と湿度は変動する．そのため，病状や年代による発汗量や皮脂量に応じて，病床の清掃や寝床内の換気の実施回数を増やすことも必要である．

> **実証報告**
> 寝床内温度は皮膚温の影響で35℃以上，寝床内湿度は汗の影響で70%以上となることが多いため，久保ら[4]は季節に合わせた寝具の調整を推奨している．

応用技術▶ 治療上，24時間の臥床安静を要し，自力での体位変換が不可能な人の場合，噴気式エアマットレスを使用することで身体の下部の換気が促される．

> **実証報告**
> ・矢澤ら[5]の報告では，噴気式エアマットレス使用の臥床患者の背部に接する位置の寝具とベッドマットの間の寝具の温湿度環境がほぼ一定に保たれていることが検証されている．
> ・今村らは[6]，エアマットレスを使用すると，木綿やポリエステル布団を敷いた場合と比較して寝床内湿度が低く，掛け布団や寝衣の付着汗量が少なかったことを報告している．
>
> **さらに検証**
> 噴気式エアマットレスの上に綿シーツを敷いた寝床と，噴気式エアマットレスの上に防水布・綿シーツを重ねて敷いた寝床について，身体とシーツの間の温度・湿度の差異を比較する．

Chapter 1 環境調整

表 1-1 身体の状況に応じた病床清掃,リネン・枕の換気

病床清掃 リネンの換気	離床が可能で,活動できる人の場合
	いつ 離床している間に実施する どのように ①リネンを剥がし,換気する ②リネンの塵埃,落屑を粘着ローラーテープやハンドクリーナー,リネン用掃除機などで除去する ③マットレスを清掃したのちに,リネン類を元に戻す 留意点 離床時の整備について,あらかじめ実施の了承を得ておく
	臥床時間が長い人,自力での体動が困難な人の場合
	いつ 治療や面会時間,食事などの生活行動を考慮して計画し,実施する どのように ①患者の体位を変えながらリネン類を1枚ずつ剥いで,粘着ローラーテープなどで塵埃や落屑を除去する(図1-1) ②病床の清掃をしながら寝床内の換気をする 留意点 ・臥床している人の顔に塵埃やリネンがかからないようにする ・ベッド柵を利用して身体の安全を保持する ・振動を最小限にし,保温に努める
枕の換気	どのように(図1-4) ①枕カバーをはずす ②空中浮遊物の発生を最小限に留めるよう,ベッドの足元または病室外で枕内に空気を含ませて換気する ③採光が可能であれば,病室や自宅内の日光が当たる場所に1〜3時間枕を置くことで,紫外線照射により菌の減少を期待できる[8]
使用する道具例	エプロン,手袋,粘着ローラーテープ,環境整備用ダスター,ゴミ袋,マスク など

応用技術 ▶ 噴気式エアマットレスの固さ,厚さ,素材などは,用途に応じて選択する.

> **さらに検証**
> 噴気式エアマットレスにはさまざまな種類があり,使用者の身体の状況に合わせて適切なものを選択する必要がある.通気性の低い素材の噴気式マットレスとシーツの組み合わせの場合,湿気がこもりやすいことがある[4, 7].使用する人の体温変動や発汗による不快の原因となる可能性について検証することは安楽の追求となる.

❖ リネン類の塵埃を除去し,清潔で湿潤がない状態に保つ

　リネン類は汚染があればそのつど交換する.一般的に,医療機関や施設におけるリネンの交換頻度は1週間に一度程度である.したがって,リネンを交換しない日は病床清掃と寝床の換気により清潔で湿潤がない状態を保ち,寝床内の温度・湿度を調節する(表1-1,図1-1).

・離床や活動が可能な人の病床清掃と寝床内の換気

　快適な病床環境で生活できるようにするためには,毎朝,病床整備を行うことが望ましい.また,対象者の生活動作に合わせ,トイレへの移動などで離床している時に実施することで,負担をかけ

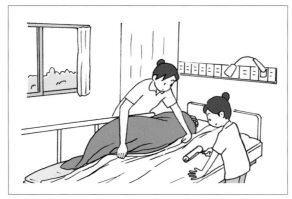

図1-1 臥床している人の寝床の清掃と換気
1枚ずつリネンをはがし、換気をしながら粘着ローラーテープで清掃する.

ずに効率よく行える．離床している間に清掃や換気を行う際は，事前に実施の了承を得る．

- **臥床時間が長い，または自力で体位変換ができない人の病床清掃と寝床内の換気**

自力での体位変換が困難な人の場合，リネンを1枚ずつ剥がして気流を起こすことで寝床内の換気が可能となる．同時に，リネン類の塵埃除去・清掃をすることで快適な寝床にすることができる．

> **応用技術** 24時間臥床している人の場合，側臥位をとることが可能であれば，介助者2名以上で側臥位にし，左右片側ずつ環境調整を行う．治療上，床上で仰臥位を維持する必要がある場合は，介助者2名以上で臥床者の身体を水平移動し，左右片側ずつ行う．

> **さらに検証**
> 近年，布団用掃除機が販売されており，発売元の広告には，寝床の環境調整・清潔維持に効果があることが示されているが，騒音や振動による身体への影響には配慮を要する．リネン類には，おもに粘着ローラーテープやベッド用のブラシなどが使用されてきたが，今後，医療機関，施設，在宅で療養する人の病床の清潔と健康の維持・向上を目的に，布団用掃除機を効果的に使用することができないか，検証が求められる．

❖ 寝床内の菌の増殖を防止する

24時間臥床し，自力で体動をすることが困難な人の寝床内環境の調整が不十分であると，湿気や汚染によって寝床は不快な環境となる．また，換気されない寝床はリネン類や寝床内の塵埃，人の皮膚に付着している菌が発育，増殖しやすい環境となる．発汗，不感蒸泄，分泌物などによる寝床内の湿度の上昇や体熱に伴う寝床内温度の上昇で寝床は細菌が増殖しやすい環境となり，特に免疫力が低下している人にとっては，寝床そのものが感染源となる．病理菌の大部分を占める中温菌の発育至適温度は人間の体温前後である[8]．このことから，感染予防のためにも寝床内の環境を調整し，菌の増殖を防止することが必要である．

❖ 枕の内部の温度・湿度を調節する

枕の換気・清掃によって寝床の顔周りの菌増殖を防止することは，呼吸器感染予防の観点からも重要である．頭部・頸部の発汗や皮脂により，枕表面だけでなく枕内部も汚染され湿度が上昇し，

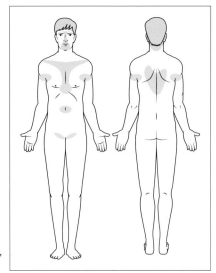

図 1-2 皮脂分泌の多い部位
（田上八朗；2015[9]）をもとに作図）
頭部は毛髪や汗腺，皮脂腺が多く存在し，皮脂分泌が多い．

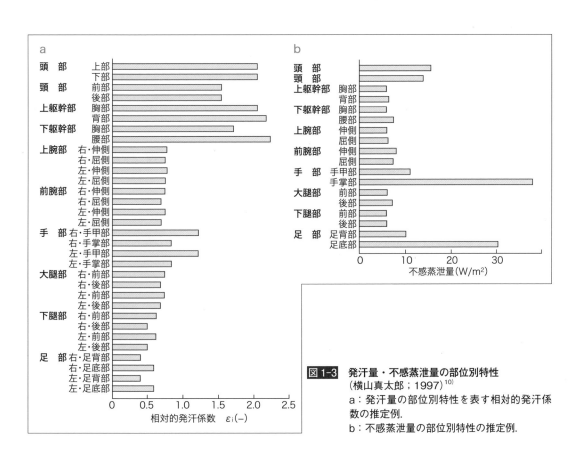

図 1-3 発汗量・不感蒸泄量の部位別特性
（横山真太郎；1997）[10]
a：発汗量の部位別特性を表す相対的発汗係数の推定例．
b：不感蒸泄量の部位別特性の推定例．

菌の増殖が促進されている可能性が高い．頭部は毛髪や汗腺，皮脂腺が多く存在し，皮脂分泌が多い部分でもある（図1-2）[9]．発汗量の身体部位別特性をみると，躯幹部に次いで頭部の発汗量が多いと推定されている（図1-3）[10]．このため枕は，毛髪についた細菌や汗，頭皮から分泌される皮脂や汗により汚染されやすい．自ら活動することが困難で，臥床時間が長い人は，身体各部や頭皮，

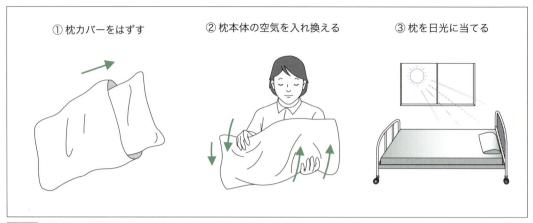

図 1-4　枕の清掃と換気

頭髪の清潔も自力では困難であるため，リネン類のなかでも特に枕の清潔と換気には留意する．枕の清掃と換気の方法を図 1-4 に示す．

> **実証報告**
>
> 入院患者を対象として，身体のどの部分に細菌が付着しているかを調査した研究結果によると，頭髪がもっとも多く，調査対象数の 40.3％，次いで鼻腔で 36.3％に付着していることが示されている[11]．細菌の発育至適温度が 37℃前後[10]であることからも，細菌増殖防止のための枕を含むリネン類の定期的な清掃と換気が重要である．

応用技術 ▶ 頭部に使用する枕は，羽根，ビーズ，そば殻，カットしたプラスチックパイプ，ウレタンなど材質や個人の好み，アレルギーの有無などを考慮して選択し，換気により温度・湿度の上昇を防ぐ．

▶ 枕カバーの素材は心地よさと清潔の維持が容易なものを選択する．

▶ マットレスや敷布団を包む敷シーツの種類も，患者の状態に適したものを選択する．

医療機関ではおおむね綿素材のフラットタイプのシーツを使用しているが，吸湿性に優れる反面，体動によるシワが発生しやすい．近年，ボックスタイプのシーツを使用する医療機関や施設もあり，在宅療養者においてはライフスタイルに応じたものを使用している[12]．ボックスタイプのものは敷布団やマットレスにフィットするため，体動により崩れにくい利点がある一方で，化学繊維を含む素材もあるため，寝心地や吸湿性での課題がある．シーツの素材と形状に配慮した換気と清潔維持の方法を選択することで快適な寝床環境を維持することができる．

> **実証報告**
>
> 須釜[7]は，マットレスカバーやシーツの素材として伸縮性のあるものを推奨している．マットレスのもつ「沈める」「包む」「支える」機能を十分に発揮するためには伸縮性のある素材が望ましく，伸縮性がないと骨突出部に圧が加わり，褥瘡の危険性が高まると指摘している．人の身体を支え，包むリネンは，清潔でシワのないものであると同時に，骨突出部への圧を考慮して張りすぎないようにすることも大切である．
>
> **さらに検証**
>
> 在宅療養では特にフラットシーツとボックスシーツの利点と欠点を考慮し，適正に使用し，援助する人の利便性を考慮したリネンの選択，取り扱いを検証する．

Chapter *1* 環境調整

> 💡 **ポイント**
> ・病床のリネンの整備は，「清掃による塵埃の除去」と「換気による湿気の除去」の両側面の目的をもって行う
> ・病床の菌の増殖を防止し，感染源を除去する

> ⚠ **禁忌**
> ・**身体に急性期症状が出現している時の病床環境の調整は避ける**
> 　たとえば，疾病による悪寒戦慄，痛み，嘔気などの自覚症状，治療上重要な安静保持を要する場合は，症状の悪化や治療継続の困難が考えられる．病理的状態や治療計画，患者の生活の流れを考慮して実施する．
> ・**環境調整に使用する道具の共有は控える**
> 　感染予防のため，環境調整に使用する道具は可能なかぎり共有を控える．スタンダードプリコーションの遂行とディスポーザブル製品の使用および道具の消毒をする．

（小池啓子）

❖ ベッドの高さやベッド柵，および点滴ラインやドレーンの位置を調整する

　ベッド周囲では，転倒・転落による医療事故の危険がある．日本医療機能評価機構の2015（平成27）年度医療事故情報収集等事業第40回報告書[13]によると，参加登録申請医療機関からの「療養上の世話」に関するヒヤリ・ハット事例報告計3,165件中，「転倒」が1,794件，「転落」が565件と報告されている．

　転倒・転落は，視力低下，意識障害，運動機能障害などのある患者や小児，高齢者などで特に起こりやすい．たとえば，ベッド柵が上げられていなかった，または患者が自分でベッド柵を降ろしてしまったことによる転落，ベッド柵の隙間からの転落などがある．あるいは，ベッド柵は上がっていたがギャッチベッドで上体を起こしていたため，横を向いた時にベッド柵を越えて転落，ベッドが高すぎたために，ベッドサイドで立位になろうとした時にバランスを崩して転倒，ベッドのストッパーがかけられていないためにベッドが動いて転倒するなどの事故もある．

　転倒・転落を起こしやすい患者のアセスメントを十分に行うとともに，ベッドの高さの調整やベッド柵の使用，患者の使用する物品の整理整頓などを行う．特に，ベッド周囲の床の荷物やコード類による転倒などが起きないよう環境調整を行う．

　ベッドの安全性に関しては，ベッド柵に挟まれるなどの事故の報告があり，2009年に介護ベッドのJIS規格[14]が改定され，使用者の重大事故につながる頭や首の挟み込みに対する安全性に関する規定として，サイドレール内の空間は直径12cmの物が通らないよう設計することなどが規定された．

　電動ベッドの使用に関しては，ベッド柵による事故やギャッチアップした時の転落などの注意事項について患者に十分にオリエンテーションを行い，安全への配慮を行う必要がある．

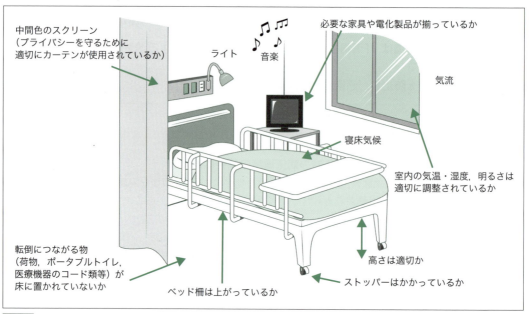

図1-5 病室の環境調整

❖ベッド周囲の物品を整え，快適な室内環境となるよう調整する

快適な室内環境となるよう，室内の気候（気温・湿度・気流・放射または輻射），明るさ，静けさなどの調整を行う．患者の生活空間であることをふまえ，ベッド，寝具，床頭台，仕切りカーテン，療養生活のために必要な家具・電化製品などの物品を整える．また，転倒防止のため，床には物を置かないようにする（図1-5）．

患者の安全やケアの効率性と，患者のパーソナルスペースとしての快適性の両方の視点から環境調整をすることが必要である．

> **実証報告**
> ・看護師および安静度の制限された患者を対象として環境調整に対する意識を調査した結果，患者と看護師では「整った環境」についての認識に違いがあることが明らかとなっている[15]．
> ・一般病床入院中の患者を対象として入院環境の評価の視点を調査した報告[16]では，患者どうしの情報交換の場としての心的環境を調整する必要性が明らかとなっている．患者は入院環境に対して，使いやすさや自分の家のようにリラックスしたいという要望をもっているのに対し，看護師はケアのしやすさや安全性を確保できる環境を評価している．

❖病室内やベッド周囲の清掃により感染を予防する

病室内環境の清潔度は，患者の免疫力などによって異なる．基本的には環境表面の埃や汚れの清掃を行う．高頻度に患者や医療従事者が接触する物品は，1日1回以上および汚染時に清掃する．

MRSA（メチシリン耐性黄色ブドウ球菌）やVRE（バンコマイシン耐性腸球菌）などの多剤耐性菌排菌者の場合は適切な消毒剤を用いるが，一般的な患者の病室においては消毒薬を用いる必要はないとされている[17]．

> **さらに検証**
>
> ・病室カーテンの汚染について，Shek らはクリーニング後に吊してから 14 日後までに，88％で MRSA が検出されたと報告している[18].
>
> ・石金らは細菌汚染調査の結果，4 週間を通じてカーテンの付着菌数の累積的増加は認められなかったとし，一般病室では汚れに応じて定期的に年 3～4 回，MRSA 隔離室では患者の退室ごとに交換することが望ましいとしている[19].

適切なクリーニングの頻度やカーテンの代替となる間仕切りの方法と根拠についてはさらなる検討が必要である．

（本多和子）

文献／URL

1) F. ナイチンゲール：看護覚え書き 本当の看護とそうでない看護．p.9，日本看護協会出版会，2016.
2) V. ヘンダーソン：看護の基本となるもの．p.27，日本看護協会出版会，2016.
3) 氏家幸子：病床気候に関する基礎的技術．大阪大学医療技術短期大学部研究紀要 自然科学・医療科学編，6：9-14，1978.
4) 久保博子：寝床内の環境制御による快眠法．ねむりと医療，2：97-99，2009.
5) 矢澤篤子，他：高齢者の入院患者における寝具の温湿度環境と真菌叢．横浜市衛生研究所年報，37：77-80，1998.
6) 今村律子，中谷　和：エアマット使用時の寝床内気候について―木綿・ポリエステル敷布団との比較．和歌山大学教育学部紀要 自然科学，(50)：49-53，2000.
7) 須釜淳子：褥瘡ケア マットレスの概念の変化「圧再分配」．エキスパートナース，26：23-25，2010.
8) 那須　勝，他：新臨床検査技師講座 微生物学 11．第 3 版，p.21，医学書院，1992.
9) 田上八朗：スキンケアの科学．南山堂，2015.
10) 横山真太郎：生体内熱移動現象．p.344，北海道図書刊行会，1997.
11) 社本生衣，他：入院患者の頭髪および頭皮のブドウ球菌の汚染状況と洗髪による汚染除去の効果．愛知県立大学看護学部紀要，21：21-29，2015.
12) ボックスシーツに関する情報．ワタキューセイモア調べ，北関東エリア．
13) 日本医療機能評価機構：医療事故情報収集等事業第 40 回報告書（平成 26 年 10 月～12 月）．http://www.med-safe.jp/pdf/report_40.pdf（2018 年 10 月 5 日閲覧）
14) 日本工業標準調査会：T9254 在宅用電動介護用ベッド JIS 規格．http://www.jisc.go.jp/（2018 年 10 月 5 日閲覧）
15) 花蘰　絵，他：安静度が制限されている患者の環境整備について―患者の望む整った環境への看護師の介入方法―．旭川市立病院医誌，48：19-22，2016.
16) 渡邊生恵，他：一般病床患者と看護師による療養環境評価の特性．日本看護研究学会雑誌，35：117-128，2012.
17) 国公立大学附属病院感染対策協議会編：病院感染対策ガイドライン改訂第 2 版．p.217，じほう，2015.
18) Shek K, et al：Rate of contamination of hospital privacy curtains in a burns/plastic ward：A longitudinal study. American Journal of Infection Control, 46（9）：1019-1021, 2018.
19) 石金恵子，他：細菌汚染調査からみた病室カーテンの適正交換頻度について．環境感染，12（3）：177-180，1997.

Chapter 2

食行動の援助技術

―― 看護援助の必要性 ――

　食事という行為は人間の生理的欲求であり，お腹を満たすことで人間は心身の満足を得て，そこから安定感を得る．この安定感が満たされることは，自己実現をしようとする人間の高次の欲求につながる．つまり，人間にとって食べることは，栄養摂取の手段であるだけでなく，好きな物，食べたい物を食べる，誰かと楽しく食べるなど，その人らしく生きること，人としての尊厳にかかわる重要な行為である．

　しかし，消化器系や脳神経系などの障害により，食物を摂取する機能（咀嚼や嚥下・味覚など）が変化したり，悪心・嘔吐や食欲低下などの症状が現れることがある．このような場合，患者の状態に合わせて食物の形態を変えたり，嚥下機能を促進させるような援助や，自力でできない動作を補う援助が必要になる．

　また，誤嚥リスクや腸管不耐性を認める場合など，口から食べることを断念せざるをえないことがある．このような場合には，非経口的な方法（経腸栄養法・中心静脈栄養法）によって栄養状態を維持していくことが必要となる．

　食事の援助が必要になった場合，具体的な援助を通してその人らしい生活を送ることができるように，各人が形成してきた食文化や食生活を十分理解し，尊重する姿勢が看護者に求められる．

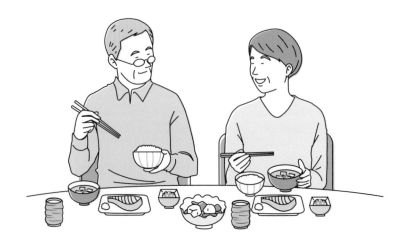

食行動の看護アセスメントに必要なミニマムデータ

- 栄養状態および水分・電解質バランス
- 脳神経疾患・消化器疾患などの有無
- 摂食能力（咀嚼・嚥下状態・意識レベル・上下肢の可動域など）
- 食習慣・嗜好・満足度

食行動の概念図

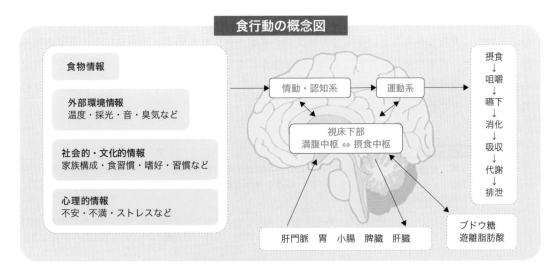

食行動への援助の概念図

アセスメント

患者の能力
- **体力** 生理的機能の程度，病理的状態，食事内容
- **意思力** 食事（栄養）への関心の程度．心配，不安，嗜好，欲求不満，やせたい願望，食行動コントロールの意思
- **知識** 必要な栄養，健康的な食事に関する知識，治療食の意味・内容に関する知識

食事環境
家族や他の人びと，温度，湿度，音，香り，色，臭気

看護問題
栄養の不足　過剰な栄養　食事への不満足感

看護

目　標
- 必要な栄養が摂れている
- 楽しく食べられ，満足感がある

援　助
- 経口摂取できる人の食事援助
- 経腸栄養時の援助
- 中心静脈栄養時の援助
- 食事指導

1 経口摂取ができる人の食事援助

期待される効果

- 食事をおいしく摂取できる
- 必要な栄養量・水分量が摂取できる
- 摂食・嚥下障害のある患者が，誤嚥なく食事摂取できる
- 認知症患者の食欲が高まり，おいしく摂取できる

❖食事をおいしく・楽しく摂取できる環境を整える

　他者とともに食事を摂ることによって人間関係が構築され，好みの食べ物を食べることで幸福感が得られるなど，食事を楽しむことは人の生活を豊かにする．他者とコミュニケーションをとりながら同じものを食べている一体感や食べ物の味・色・匂いなどから感じるおいしさ，満足感も含めて援助することが必要である．

実証報告

- 近年，家族形態，ライフスタイルといった環境要因の影響を受け，1人で食事を摂る「孤食」が増加しているが，孤食の場合と比べて，他者と食をともにする（共食）と食品摂取量が増加することが報告されている[1,2]．
- 中田ら[3]は，鏡を見ながら食事を摂ると，おいしさの認知や食品摂取量において共食と同様の効果がみられたとしている．鏡があれば容易に導入でき，栄養不足改善に向けた食事支援の有効な方法としている．
- 山中ら[4]は，①おいしさの評価についての相関的研究，②おいしさの評価についての実験的研究，③摂食量について検討した相関的研究，④摂食量・おいしさの評価の両方を検討した実験的研究から得られた知見をまとめた．本研究によると，孤食と共食時のおいしさの評価については，①の研究からは1人で食べるよりも共食時のほうがおいしさの評価が高く，従来の想定と一致する結果が得られたが，逆に実験的研究である②からは，予測に反して1人で食べるほうがおいしさの評価が高かった．さらに，同じく実験的研究である④では，1人でも友人と一緒でもおいしさ評価に違いがみられず，3つの研究それぞれが異なる結果となった．しかし，これら3つの研究結果を食事状況から考察すると，研究結果の違いが説明可能となった．すなわち食事場面における共食者との会話といったインタラクションの程度が重要と考えられたとしている．
- 加藤[5]は，共食時に互いに親密性を強く感じることで食物に感じるおいしさは高まるとしている．

　これらの研究から，おいしさは食事場面における社会的・文化的要因や鏡映自己像のもつ社会的刺激が影響すると考えられる．

さらに検証

コミュニケーションロボットとの会話でも食事摂取量の変化やおいしさの感じ方に変化がみられるかについて，今後の検討が待たれる．

> **ポイント**
> ・食事をおいしく楽しく摂取できるように，対象者の食生活習慣を尊重して援助する
> ・食事にふさわしい環境を設定する

> **禁忌**
> ・全量摂取の概念にとらわれないようにする

❖食事をおいしく摂取できる食形態を選択する

　食事のおいしさを感じるには，「視覚」「嗅覚」「味覚」「聴覚」「触覚」が作用している．この五感を刺激し，おいしく摂取できるように食事を提供する．食事は食べ物の味・色・匂いなどから感じるおいしさや満足感も含め援助することが必要である．

> **実証報告**
> ・八巻ら[6]は，刻み食およびミキサー食の食形態で食事を摂取していた高齢者を対象に，ソフト食に置き換えることが，栄養面，摂食・嚥下機能面に影響を及ぼすことを明らかにした．栄養面に関しては有意な体重増加が認められた．咀嚼機能を引き出すことにも効果があり，食物認知の向上や飲み込みやすさにつながった．
> ・食品の形態やフードピクチャー（図2-1）などで視覚を刺激することで，食事摂取量を改善できる可能性がある[7]．視覚を活用しておいしさが感じられるよう促し，なおかつ食事摂取量が改善できるよう支援することが必要である．
> ・意志疎通が困難な患者の食品の嗜好を鑑みた支援として，ミキサー食のような食形態は，視覚により食イメージが悪化し，嗜好レベル低下による食欲減退の原因になることが危惧される．若年健常成人を対象にアイトラッキング（視線計測）システム（図2-2）を用いて食品嗜好の客観的判定を試みた検討[8]によると，嗜好レベルの高い食品においては注視点の停留回数が有意に多くなり，停留時間も有意に長くなったことから，食品の嗜好と視線に関連があることを報告している．また，認知症などで意志疎通が困難な患者の食品嗜好の客観的判定がアイトラッキングシステムを用いることで可能になり，栄養摂取の向上が期待されるとしている．
>
> **さらに検証**
> 白内障や網膜症などの視覚障害に対応したフードピクチャーの検討が求められる．

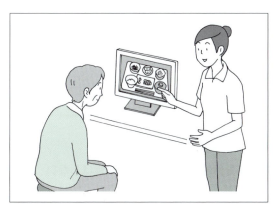

図2-1　フードピクチャー

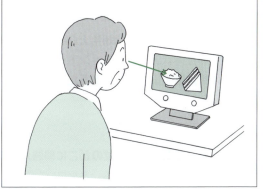

図2-2　アイトラッキング（視線計測）システム

> 💡 **ポイント**
> - 食事をおいしく楽しく摂取できるように，五感を刺激できる食形態を提供する
> - 患者の身体状況をアセスメントし，患者に合った食形態を選択する

> ⚠ **禁忌**
> - 残存機能を阻害してはいけない
>   患者の身体状況をアセスメントし，患者の有する能力を活かした援助をする．

❖ 摂食嚥下障害がある場合，嚥下機能の評価を行い，状況に応じた間接的嚥下訓練をプログラムする

間接的嚥下訓練は，摂食嚥下機能を回復・維持するために食物を用いずに行う訓練である．アイスマッサージ・頸部可動域訓練・嚥下体操・開口訓練などがある．状態に応じた間接的嚥下訓練をプログラムする．

> **実証報告**
> - のどのアイスマッサージは，凍らせた綿棒に少量の水をつけ，口腔後方部（前口蓋弓，軟口蓋，舌根部，咽頭後壁など）を軽く2，3回刺激し，嚥下反射を誘発する手技である．藤島は「摂食訓練を行う前の2，3分間をのどのアイスマッサージにあてるように指導すると，摂食訓練中の嚥下運動がスムーズになって効果的である」[9]としている．アイスマッサージは嚥下反射に対して即時効果があり，嚥下反射喚起の潜時時間を有意に短縮させることが認められている[10]．
> - 西ら[11]は，A精神科病院B病棟に入院している患者全員に口腔内評価を行い，その結果からアイスマッサージが必要と判断された10名に対して「のどのアイスマッサージ」を8週間実施し，その効果を検証した．その結果，各種嚥下機能検査のスコアに改善が認められ，発声発語機能や構音機能にも改善が認められた．この結果から，アイスマッサージは，嚥下機能を回復・維持するために効果的な方法であることが検証された．
>
> **さらに検証**
> アイスマッサージは，家族や介護職員への指導により自宅や介護施設において継続実施が可能かについても検討が必要である．

> 💡 **ポイント**
> - 医師・歯科医師・言語聴覚士などと協働して行う
> - 患者の身体状況をアセスメントし，患者に合った訓練を行う
> - 唾液を誤嚥するおそれがあるため，吸引器を準備するなどのリスク管理を行う

> ⚠ **禁忌**
> - 摂食嚥下に関連する部位のどこに問題があるのかを具体的に評価するまで訓練はしない
>   間接的嚥下訓練においても，氷を用いた訓練やチューブ嚥下食訓練などによる誤嚥のリスクがあるため，嚥下機能評価をもとに訓練することが重要となる．

❖ 摂食嚥下障害がある場合，嚥下機能の評価を行い，状態に応じた直接的嚥下訓練をプログラムする

　直接的嚥下訓練は，食物を用いて行う訓練である．訓練は，嚥下造影検査（videofluorographic examination of swallowing, VF）所見や嚥下評価の結果に基づいて行うことが原則である．訓練の方法としては一口量調整や体幹角度調整などがある．一口の量が多いと口腔内や咽頭の残留が増加して誤嚥リスクが高まるため，一口量の調整をする．

　訓練開始時は，30°仰臥位頸部前傾姿勢とする（図2-3）．また，車椅子リクライニング位の場合は体幹の安定を確認する．麻痺がある場合は，麻痺側を上にした半側臥位で頸部を患側に向ける．

> **実証報告**
>
> ・中道ら[12]は，食事介助を行う職員は各自，安全性を考慮して行っているにもかかわらず，患者に食べさせる際の一口量やペースには職員自身の食行動が影響していることを報告している．被験者である特別養護老人ホーム職員は，介助技術に関する職場内教育や研修を受講しており，調査前に77歳右片麻痺の女性の様子をビデオ視聴し，同一の対象を想定して食事介助を行った．しかし，患者に食べさせる際の一口量やペースには職員によって差があり，安全な食事介助を考慮していても，各自が自己の一口量や食べるペースを基準に判断するため，結果的に日常習慣化した普段の食行動の差が介助時に表れたものと推察している．
>
> ・加賀谷ら[13]は，摂食嚥下障害患者では30°リクライニング位でもっとも誤嚥が少なくなることが多いが，すべての人に最適な体位は存在しないので，症例ごとに評価が必要であるとしている．ただし，リクライニング角度を60°より後傾させると食事の自力摂取が困難となり，覚醒度が悪化することもある．また，リクライニング位では頭頸部が伸展しやすくなるので，枕などを用いて頭頸部を屈曲させることが必要であるとしている．
>
> ・飯田ら[14]は，液体の滑落速度を減速するのに頸部前屈位が有効な可能性が示唆されたとしている．また，能動輸送において，頸部回旋は非回旋側へ飲食物を誘導する．しかし，不随意咽頭滑落においては試料が意図せぬ経路をたどるとしている．太田ら[15]は，不十分な頸部回旋角度とリクライニング座位の組み合わせ姿勢は，食塊の一部が回旋側を通過し回旋側梨状窩に残留することで，嚥下障害患者の誤嚥の危険性を高める場合があることを報告している．この結果から，嚥下障害患者に対する組み合わせ姿勢の決定にはVF検査を用いて安全性を確認する必要性があることが示唆されたとしている．
>
> これらの検討より，摂食嚥下障害がある場合，単純な一般化は危険であり，嚥下機能の評価を行い，状態に応じた直接的嚥下訓練をプログラムする必要があることが検証された．

> **さらに検証**
>
> 食事介助時，誤嚥を予防する適切な回旋角度についても検討が求められる．

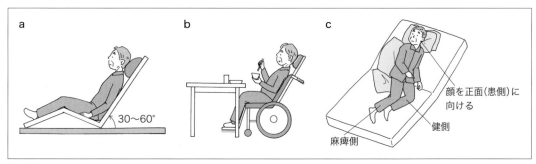

図2-3 直接的嚥下訓練開始時の体位例
　　a：半座位，b：車椅子リクライニング位，c：半座位頸部回旋法．

> 💡 **ポイント**
> - 医師・歯科医師・言語聴覚士などと協働して行う
> - 患者の身体状況をアセスメントし，患者に合った訓練を行う
> - 患者に適した姿勢を調整する
> - 食事に集中できる環境を整える
> - 患者に適した誤嚥しにくい食形態にする

> ⚠️ **禁忌**
> - 介助や訓練は患者のペースで，患者に合った一口量で行い，看護師のペースで進めない

❖ 認知症患者の食欲が高まり，おいしく食事摂取できるよう援助する

変性性認知症の原因疾患は，アルツハイマー型認知症，レビー小体型認知症，前頭側頭型認知症が代表的なものである．それぞれ大脳の萎縮部位が異なることから，特徴的な食行動変化を示す(表2-1)[16]．認知症の患者の食行動は，嚥下困難・拒食・過食・異食・盗食・口腔内に食べ物をため込むなどさまざまである．そこで，認知症患者の疾患ごとの多様な食行動異常について，認知症の病態や環境との相互作用からアセスメントを行い，個々人に合わせた援助が求められる．

表2-1 原因疾患別の障害部位と食事に関する問題（枝広あや子；2014[16]より引用）

認知症の種類	脳の障害部位 （萎縮が始まる部位）	神経心理学的症状 （代表的なもの）	食事に関する問題 （代表的なもの）
アルツハイマー型認知症	側頭葉内側（海馬）	記憶障害	食べたことを忘れる 食べる行為，食べ方がわからなくなる
	側頭葉	失認	食べ物を食べ物と認識できない
		失行	食具の使い方がわからない
	前頭葉	注意障害	食事に集中できない
レビー小体型認知症	後頭葉	視空間認知障害	口と食具の位置関係がうまく調節できない
		幻視	食べ物に虫が入っているようにみえる
前頭側頭型認知症	前頭葉	脱抑制	早食べ，ほかの人のものを食べてしまう
		常同行為	いつも同じ食べ物を同じ時間に食べる
	側頭葉	失語	言語のコミュニケーションがとりにくい

> **実証報告**

- 糸瀬ら[17]は重度の認知症で拒食傾向にある高齢者4名（A～D氏）に対し，環境支援指針（Professional Environmental Assessment Protocol, PEAP）日本版を用いて援助を行った．その結果，A氏は花やテーブルクロスに興味を示したことから視覚的刺激の援助が効果的なのではないかと考え，PEAPにおける「刺激の質と調整の支援」を行ったところ食事意欲が高まった．B氏は入院により集団生活へと環境が変化したことで食欲が減退していると考えられたため，個室環境で食事させるようにし，食欲増進が図れた．C氏は環境の変化によって落ち着きがなくなり焦燥感が高まったため，慣れ親しんだスタッフのみで対応するようにしたところ，焦燥感は減り食事摂取できるようになった．D氏は離床時間が長くなるにつれて疲労感が増し，食事時の開口にも影響していたため，離床時間を調整することで疲労の軽減を図り，食の促進につながったとしている．

- 福永ら[18]は，摂食拒否のある認知症患者（80代女性，アルツハイマー型認知症）の事例において，車椅子に乗車し食堂へ出て，料理が準備される風景や音といった五感を刺激する情報にふれたことによって摂食への欲求につながり，食事を全量摂取できるまでに改善したと報告している．

- 福間ら[19]は，A氏（認知症）の身体管理をしながら食欲低下に対して次の①～④の介入を行ったところ，食事を自力摂取できるようになったと報告している．
  ①見当識障害・生活リズム障害への援助（食堂での食事摂取を促す）
  ②食事介助順の工夫（A氏の味覚感受性に合わせ，食欲低下の著明な時期には甘いもの，味の濃いものから勧める）
  ③口腔内運動の実施（毎食前にスポンジブラシによる口腔内マッサージを行う）
  ④補食の工夫（A氏の好みに合わせた補食メニュー・適温度での提供）

- 矢作[20]は認知症者の嚥下機能に即し，かつ健常者が喫食するものに近い見た目の食品を提供することによる摂食量の変化について検討した．9名の重度認知症を有する嚥下障害者に，ケーキあるいは見た目が常食と変わらない嚥下回復支援食を提供した．その結果，9名のうち6名には大幅な摂取量の増加が認められた（平均摂取量はミキサー食で1.06％，ケーキで57.56％，嚥下回復支援食で98.00％）．重度認知症者であっても，見た目が常食に近い食品で摂取量が増加する可能性が示されたとしている．

- 木村ら[21]は，混合型認知症および嚥下障害を呈する90歳代女性の摂食嚥下障害へのアプローチについて報告している．患者は注意散漫で食事開始が困難であり，介助による食物摂取では口腔残渣や固形物の吐き出しなどを認めた．また，覚醒レベルが不安定であり，摂食拒否も頻繁に認めた．これらのことから本症例の摂食嚥下障害には注意障害や口腔内の感覚過敏，内服の影響など複数の要因が関連していると考えた．内服中止後，覚醒レベルの改善に合わせて，環境調整（お盆の上にいくつもの料理が並ぶと，食器に触ったり，器で遊ぶ行為がみられたため，食事は一皿だけもたせ，注意がそれないよう工夫）や，食物形態の変更（刻み食では，硬いものを吐き出したり指で口腔から吐き出す行為がみられ，口腔内過敏が影響していると考え，ペースト食に変更）した．その結果，口腔内の刺激が軽減され，吐き出し，溜め込み，口腔内残渣も減少し，摂取量は増加し自力摂取も可能となったとしている．

これらの検討から，認知症患者の食欲を高めておいしく食事摂取できるよう援助するためには，認知症患者の疾患ごとの多様な食行動異常を，認知症の病態や環境との相互作用からアセスメントし，個々人に合った援助の必要性が示唆された．

> **さらに検証**

前頭側頭型認知症の症状として，他人の食事を食べる盗食や店頭で商品を堂々と万引きして食べる反社会的行動がみられる．地域で認知症患者とともに暮らすためには，地域の住民の理解や支援が必要であるため，地域住民による援助方法についての検証が必要である．

> 💡 **ポイント**
> - 患者の身体状況や環境との相互作用からアセスメントする
> - 食事環境を整える
> - 食事に対するリアリティ・オリエンテーション*を実施する
> - 食事の姿勢を整える

＊：リアリティ・オリエンテーション（現実見当識訓練）とは，認知症の見当識障害に対する訓練．名前や日時，季節などについて質問し現実認識を深めることにより残存機能を高める．

> **禁忌**
> - **幻視を否定しない**
>   幻視（食事に虫が入っているように見えるなど）によって食事摂取量が低下することがあるが，否定せず食事の盛りつけなどを見直す．

❷ 経腸栄養時の援助

期待される効果

- 栄養状態を維持・改善できる
- 経腸栄養剤投与に関連した合併症を防ぐ
- 経口摂取に移行できる

❖経口摂取を併用する際には，経鼻経管栄養チューブの口径の大きさや食形態を適切に選択する

経鼻経管栄養チューブ（**図2-4**）の留置は嚥下に悪影響を及ぼす．チューブ口径の大きいものほど影響が強く，嚥下障害患者においては誤嚥の危険性が高い．経口摂取は，経鼻経管栄養チューブを抜去して行うことが望ましい．「静脈経腸栄養ガイドライン2014」[22]では，経口摂取を併用する際には10Fr以下のカテーテルを用いることが推奨されている．

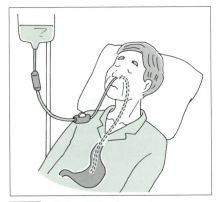

図2-4 経鼻経管栄養チューブ

実証報告

- 大野ら[23]は，経鼻経管栄養チューブが摂食嚥下障害患者の嚥下に影響を与えることを確認した．特にチューブのサイズが大きいほど，また交差して留置されている場合に影響を及ぼしやすいことが示唆されたとしている．
- 西ら[24]は，経鼻経管栄養チューブ（Nasogastric feeding tube，以下 NG チューブ）が嚥下に与える影響について検討した．健常成人 15 名を対象とし，①NG チューブなし，②8Fr NG チューブ留置，③14Fr NG チューブ留置のそれぞれの状態で，バリウム溶液 5 mL，ゼラチンゼリーと寒天ゼリーを 5g ずつ摂取し，VF 検査により嚥下動態を比較検討した．その結果，NG チューブ留置時（②，③）にすべての被験者が違和感および嚥下困難を訴えた．NG チューブの口径が大きくなるにつれてゼリー摂取時の嚥下回数が増加した．NG チューブ周囲に食塊が残留する例や，通過した食塊がチューブに沿って逆流する例も認め，NG チューブの留置は嚥下に悪影響を及ぼし，口径の大きいものほど影響が強いことが証明された．嚥下障害患者においては，誤嚥の危険性が高いことが容易に推察され，経口摂取は，NG チューブを抜去して行うことが望ましいとされた．
また，バリウム溶液では NG チューブ留置時の嚥下回数に有意な増加を認めず，残留も認めなかったことから，チューブの影響だけでなく食形態の影響も大きいことが推測された．寒天ゼリーでは①〜③のどの場合でも有意に嚥下回数が増加し，NG チューブ留置時に高頻度に残留した．寒天ゼリーは硬く変形しにくいため噛まないと飲み込みにくいこと，噛むと食塊は細かくなるが，ゼラチンのような滑らかさや軟らかさがないため残留しやすいことが原因と考えられる．一方，粘性の低い液体では NG チューブの留置が問題とはならないが，嚥下障害患者は液体摂取が困難なことが多く，NG チューブの留置下では誤嚥の危険性を増大させると推測できる．これらのことより，経鼻経管栄養と経口摂取を併用する必要がある場合は，できるだけ口径の小さいチューブを選択し，かつ適切な食形態を選択すべきであるとしている．

上記の検討から，経鼻経管栄養チューブの留置中に経口摂取を併用する際には，経鼻経管栄養チューブの口径や食形態を適切に選択することが，誤嚥予防につながることが検証された．

さらに検証

経鼻経管栄養チューブ留置による違和感および嚥下困難などの悪影響を最小限にするための方法として，口径の小さいチューブを選択すること以外に有効な対策があるか，検討が必要である．

ポイント

- 食の楽しみが失われないように援助する
- 患者の身体状況をアセスメントし，患者に合った姿勢・環境を整える
- 患者に合った経鼻経管栄養チューブの口径の大きさや食形態を適切に選択する

禁忌

- 経鼻経管栄養チューブが嚥下に及ぼす影響が未確認の状態での経口摂取は行わない

❖カテーテルの先端が消化管内に正しく留置できていることを必ず確認する

栄養剤の肺への誤注入を防ぐため，カテーテル先端が正しく消化管内に留置できていることを確認する．確認の方法としては，聴診法，胃液の吸引，吸引物の pH 測定，X 線撮影などがあるが，理論的には，経腸栄養開始前に X 線撮影により位置確認を行う方法がもっとも安全性が高い．聴診法は位置確認の確定法としては不確実であるとされている[25]．日々の経腸栄養投与時には，カテー

テルの目盛を確認してカテーテルが移動していないこと，可能であれば胃液を吸引し，さらにその胃液のpHを測定することなどによる確認が推奨されている．

実証報告

- Methenyら[26]は，気道内に誤挿入された9例中8例で，医師または看護師による気泡音の確認では誤挿入を発見できなかったと報告している．
- Kearnsら[25]は，気泡音の聴診はチューブの先端が横隔膜の上にあるのか，下にあるのかの鑑別において感度が45％であったと報告している．したがって，気泡音による確認は不確実な方法であり，これのみで栄養剤を注入すべきでないとしている．
- 清水ら[27]は，X線撮影による胃管，栄養チューブの先端位置確認が安全で推奨される方法であるが，施設背景や患者状況から挿入時・再留置時のX線撮影による確認が必ずしも現実的な方法ではない場合，呼気二酸化炭素検知器（胃管または栄養チューブ挿入時に誤って気道に挿入した場合，二酸化炭素を検出するとインジゲーターが変色する検知器）による確認をX線撮影の代替法として提案している．本法を導入し3年経過するが胃管や栄養チューブの気道への誤挿入に関連するインシデント・アクシデントは報告されていないとしている．
- 芳賀ら[28]は，はじめて栄養チューブを挿入した時はX線撮影により位置確認すること，再挿入時には前回と同じ長さで挿入し，吸引液がpH5.5以下であることを確認できた患者は必ずしもX線撮影による位置確認は必要ないと考えているとしている．また，pH測定を行った経験では約7割の患者で吸引液のpH5.5以下が確認可能であり，X線撮影に伴う被曝を避けることができる．しかし，約3割の患者では吸引液が吸引不可能であったり，制酸薬が投与されているなどの理由でpHの確認が行えないため，基本的にX線による位置確認を行うべきとしている．
- 胃液採取について，山元ら[29]は，健常者モデルにより，チューブの挿入長さの概算式として不確実であった従来法の改変を試みた．その結果，胃液を採取するためには身長145〜180cmの範囲において「身長（cm）×0.3＋100mm」の挿入長さの概算式を適用できることを統計学的に証明した．そのための経鼻栄養チューブの条件は，10cmの印と1cm刻みの非透過性の機能と，皮膚の上からでも可視化できるチューブの付加機能が望ましいとしている．

これらの検討から，栄養剤の肺への誤注入を防ぐために行う，カテーテルの留置位置の確認法は，患者の負担を鑑みて現実的な方法を選択することの必要性が示された．

さらに検証

経管栄養が必要な対象者に対しての「胃液を採取するためのチューブの挿入長さの概算式」の妥当性の検証が求められる．

💡 ポイント

- 栄養剤注入前に，カテーテル先端が消化管内に正しく留置できていることを必ず確認する
- カテーテル位置の確認の際は，患者の負担を鑑みて現実的な方法を選択する

⚠ 禁忌

- カテーテル先端が正しく消化管内に留置できていることを確認せずに栄養剤を注入してはいけない

❖経管栄養施行中は上半身を 30 〜 45°程度挙上し，30 分から 1 時間は頭部を挙上した状態にする

仰臥位の時間が長くなればなるほど誤嚥や肺炎の頻度が高くなることが示されている[30,31]．逆流および誤嚥の防止のため，経管栄養施行中は 30 〜 45°程度の上半身挙上が推奨されている[32]．

実証報告

- 経管栄養中の体位について，Drakulovic[33] らの研究では 45°ヘッドアップ群と低いヘッドアップ群とを比較した場合，45°ヘッドアップ群の肺炎発生率が低かったとした．
- Metheny[31] らは人工呼吸器装着中の経腸栄養患者の気管吸引時の危険因子に関する研究で，低いヘッドアップ群の危険因子として誤嚥を認めたことを報告した．
- 山根ら[34] は，経管栄養投与により褥瘡が発生した患者 4 名に，経管栄養投与時の体位を 30°にして測定した結果，仙骨部の局所の圧の低下とズレの除去により褥瘡が治癒・改善したとしている．「経管栄養投与時の体位は 30 〜 45°とすること」としていても，実際にはそれ以上になっていることが多かったために褥瘡治癒の遅延や悪化がみられたと推察している．本検討により，経管栄養中は体位の観察を常時行い，適切な角度を維持することの必要性が示された．

応用技術 ▶ 半固形流動食投与が，投与時間の短縮や胃食道逆流の抑制に有効な場合がある．

実証報告

- 鈴木ら[35] は，胃ろう患者を対象として，胃食道逆流型の患者に対して座位の維持，半固形流動食の導入，胃内停滞型に対し少量分割投与，座位または右側臥位，急速下降型に対して少量分割投与，注入速度の緩徐化，半固形流動食の導入などの対策を行ったところ，1 カ月の観察期間中，8 例中 6 例の胃ろう患者で合併症再発がみられなかったとしている．
- 上野ら[36] は，液体栄養剤から半固形栄養剤に移行した胃ろう造設患者を対象とした検討で，液体栄養剤では同一体位保持時間が平均 2 時間であったが，半固形栄養剤では約 5 〜 15 分に短縮した．また，液体栄養剤使用中は 17 名中 7 名に下痢がみられたが，半固形栄養剤導入後 7 名中 6 名で便の性状が変化した．便秘にて下剤を使用していた患者は，導入後定期的な排便がみられるようになり，下剤の使用回数が減った．半固形栄養剤導入は身体的負担の軽減が図れ，QOL の向上につながるとしている．
- 山本ら[37] のレモン果汁（ポッカレモン / ポッカサッポロ）を用いた経腸栄養剤の半固形化についての実験的検討では，経腸栄養剤とレモン果汁を 10：1 の割合で混ぜることで，粘度調節液経腸栄養剤であるメディエフプッシュケア（ネスレ日本）と同程度の半固形化が得られることがわかった．また，ボランティアを対象としたヒト胃内においても，「まとまり」「固まり」「浮遊物」の項目で，レモン果汁なしに比べ半固形化が実現できたとしている．
- 山田ら[38] は脳卒中急性期で経鼻経管栄養（以下，経管栄養）が必要な症例（7 名）に対し，レモン果汁を用いた経管栄養剤の急速投与を実施し，その有効性と安全性を検証した．脳卒中で入院し，経管栄養が必要で，かつできるだけ早期のリハビリを行うことが望ましい患者 7 名に対し，経管栄養剤投与前後に，経管栄養剤の 5％の量のレモン果汁を注入し，消化器症状（嘔吐・下痢）の有無，リハビリ単位を比較した．全例でレモン果汁使用前・後では排泄パターン（便回数・便性状）に変化はなく，悪心，嘔吐はみられなかった．従来 1 回の経管栄養剤の投与には 1 回 1.5 〜 2 時間程度（1 日に 4.5 〜 6 時間）を要したが，レモン果汁と経管栄養剤の急速投与の所要時間は約 20 分であり，投与時間の短縮が実現できた．経管栄養を行っている患者にレモン果汁を用いることで，安全に早期離床が達成できる可能性があり，今後多数例での検討が必要であるとしている．

これらの検討より，半固形栄養剤導入は身体的負担の軽減が図れ，QOL の向上につながることが検証された．また，レモン果汁を用いた経管栄養剤の半固形化によって，安全に早期離床が達成できる可能性が検証された．

> **さらに検証**
> 経管栄養投与時に，好きな食べ物のフードピクチャー（図2-1）を見たり，その食品の匂いを嗅ぎながら経管栄養投与を行うなど，おいしさを感じることができる方法についての検討が待たれる．

> **ポイント**
> ・経管栄養施行中は逆流および誤嚥の防止のため，患者に合った姿勢を調整する
> ・経管栄養施行前中後の観察を行い，アセスメントする

> **禁忌**
> ・褥瘡の原因となるため，栄養剤注入時は長時間同一体位のままにしない
> ・嘔吐などの症状がある場合は，症状が改善するまで注入しない
> ・チューブの閉塞や挿入状況を確認せずに注入を開始しない

❖ 経腸栄養の感染予防のため，栄養剤開封後の使用時間を厳守し，経腸栄養剤投与容器・経腸栄養剤ライン（原則単回使用）の洗浄・消毒を行う

経腸栄養の感染予防対策として，溶解・希釈を行った経腸栄養剤は，栄養剤開封後は8時間以内，RTH製剤（バッグ型の製剤）では24時間以内に投与を完了する．また，経腸栄養剤投与容器や経腸栄養ラインは原則として単回使用とすべきであるが，やむをえず再使用する場合には，必ず熱湯や次亜塩素酸ナトリウムによる洗浄・消毒を実施する．

> **実証報告**
> ・鈴木ら[39]は，経腸栄養に用いる容器を1週間繰り返し使用しても安全かどうかについて検討した．容器の洗浄・消毒方法は，「ハンドソープを使用し手洗いを行う．ペーパータオルで水分を拭き取り，未滅菌手袋を装着する．台所用洗剤をスポンジに取り，よく泡立てて，ボトル内とチューブを洗う．水道水で洗剤が残らないようによくすすぐ．次亜塩素酸ナトリウム（ミルクポン®）希釈液に1時間以上浸漬させる」である．本方法で容器を洗浄・消毒することで，1週間容器を使用しても細菌は検出されなかったとしている．しかし，ミルクポンのにおいが気になったり，悪心につながる患者には適切ではない．
> ・畑ら[40]は，ディフィシル菌関連下痢症などの感染性下痢症予防を目的に，経腸栄養投与ボトルの洗浄，経腸栄養剤の調製および分注を含めた一括管理を栄養科で行っているとしている．経腸栄養投与ボトル1洗浄の実施工程は次の3工程である．①十分な流水にて栄養剤を取り除く予洗を行う，②機械洗浄をする．洗浄工程は，中性洗剤を利用しての洗浄を2分間，水道水を利用しての流水すすぎを2分間実施する．③熱風乾燥庫内において85℃以上，10分間の条件下で十分な乾燥を行う．ボトル一括管理実施前1年間と管理実施後1年間において，経腸栄養剤投与患者の排便状況を比較したところ，下痢患者数が有意に減少したが，ディフィシル菌関連下痢症には影響しなかったとのことであった．

> **さらに検証**
> ディフィシル菌関連下痢症を予防する洗浄・消毒方法について検討が必要である．

> 💡 **ポイント**
>
> ・経腸栄養剤投与容器や経腸栄養ラインは原則として単回使用とする
> ・やむをえず再使用する場合には，必ず熱湯や次亜塩素酸ナトリウムによる洗浄・消毒を実施して使用する

> ⚠ **禁忌**
>
> ・経腸栄養剤投与容器や経腸栄養ラインを洗浄・消毒せずに再使用してはいけない

❖ フラッシュにより経腸栄養カテーテルの閉塞を予防する

栄養剤投与後のカテーテルチップシリンジを用いて，20〜30mLの水でチューブ内をフラッシュすることにより，経腸栄養カテーテルの閉塞を予防する．

> **実証報告**
>
> ・西條ら[41]は酢水にて直接フラッシュおよび充填を行う「酢水フラッシュ充填」の経腸栄養カテーテル閉塞予防効果について検討した．その結果，酢水フラッシュ充填はカテーテル閉塞の予防策，感染対策として有効であり，さらに，看護業務，患者家族負担の軽減も期待できると報告している．
> ・田宮ら[42]は，1日2回1時間，半消化態栄養剤に浸漬した後，チューブ内腔まで十分に水洗いしたものを軽く水を切り，そのまま保管する群と，非加熱パイナップルジュースに1時間浸漬後，チューブ内腔まで十分に水洗いし保管する群，濃縮還元パイナップルジュースに1時間浸漬後，チューブ内腔まで十分に水洗いし保管する群の3群を比較した．各群から取り出した10本ずつのチューブ内に残存した蛋白質量を測定した結果，非加熱パイナップルジュースに浸漬することは，チューブ内の残存蛋白質の分解に効果があり，取り外しができない胃ろうカテーテルの閉塞予防につながると考えられた．さらに検証する必要はあるが，今後の実用化が期待される．
>
> **さらに検証**
>
> 取り外しができない胃ろうカテーテルを使用している対象者の濃縮還元パイナップルジュースによる閉塞予防効果の検証も有意義であろう．

> 💡 **ポイント**
>
> ・細菌の増殖による感染やチューブの閉塞を予防するためにフラッシュを必ず行う

> ⚠ **禁忌**
>
> ・詰まったカテーテルの再開通を目的としてフラッシュを行わない
> 　2013年，カテーテルの詰まりを取ろうとして，酢酸液を誤って通常の25倍の濃度（適切な濃度は約1％）で注入したことが原因で小腸炎を発症して死亡した事故が起きている[43]．

文献／URL

1) de Castro, JM et al：The amount eaten in meals by humans is a power function of the number of people present. Physiology & Behavior, 51（1）：121-125, 1992.
2) Bell R, et al：Time to eat：the relationship between the number of people eating and meal duration in three lunch settings. Appetite, 41（2）：215-218, 2003.
3) 中田龍三郎，他：鏡で自分を見ると食事をおいしく感じる－大学生と高齢者の比較－．2015年度日本認知科学会第32回大会論文集，51-56, 2015.
4) 山中祥子，他：だれかと食べるとたくさん食べる？ だれかと食べるとおいしい？ 行動科学，54（2）：101-109, 2016.
5) 加藤健二：共食時に互いの親密性を強く感じることで食物に感じるおいしさは高まる．日本味と匂学会誌，20（3）：295-298, 2013.
6) 八巻法子，他：ソフト食の導入が施設入居高齢者の栄養面，摂食・嚥下機能面に及ぼす影響．老年看護学，17（1）：83-90, 2012.
7) 吉田貞夫編：認知症の人の摂食障害 最短トラブルシューティング．p.172, 医歯薬出版, 2014.
8) 安井由香，他：アイトラッカーを用いた若年者における食品の嗜好と視線との関連．日本摂食・嚥下リハビリテーション学会雑誌，21（1）：11-19, 2017.
9) 藤島一郎，他：脳卒中の摂食嚥下障害．第3版, pp.187-190, 医歯薬出版, 2017.
10) Nakamura T, et al：Usefulness of ice massage in triggering the swallow reflex. Journal of Stroke and Cerebrovascular Diseases, 22（4）：378-382, 2013.
11) 西 慈，他：アイスマッサージによる口腔機能改善の検証．日本看護学会論文集 精神看護, 40：167-169, 2010.
12) 中道敦子：一口量を考える：歯科保健指導における食行動変容のための視点．九州歯科学会雑誌，69（4）：94-102, 2015.
13) 加賀谷 斉，他：高齢者によくみられる疾患・障害とそれに対するリハビリテーション2．摂食嚥下障害．Geriatric Medicine（老年医学），54（11）：1189-1192, 2016.
14) 飯田幸弘，他：飲食物のテクスチャおよび姿勢調節法が舌背斜面を滑落する食塊に与える影響—実物大口腔咽頭模型を用いたVFシミュレーションの試み—．日本摂食・嚥下リハビリテーション学会雑誌，13（3）：215-224, 2009.
15) 太田喜久夫：頸部回旋とリクライニング座位の組み合わせ姿勢が食塊通過経路と誤嚥に与える影響についての検討．Japanese Journal of Comprehensive Rehabilitation Science, 2：36-41, 2011.
16) 枝広あや子：変性性認知症高齢者への食支援．日本認知症ケア学会誌，12（4）：671-681, 2014.
17) 糸瀬奈都美，他：認知症ケアの環境作り PEAP日本版のツールを使い食事への支援を考える．日本精神科看護学術集会誌，57（1）：508-509, 2014.
18) 福永浩之：摂食障害のある認知症患者の環境調整を試みて．日本精神科看護学術集会誌，58（1）：440-441, 2015.
19) 福間明子，他：食欲低下した認知症高齢者に対する食事援助．日本精神科看護学術集会誌，57（1）：558-559, 2014.
20) 矢作 満：食形態が認知症により摂食嚥下障害を呈した患者の摂食量に与える影響．行動リハビリテーション，5：6-10, 2016.
21) 木村卓児：混合型認知症および嚥下障害を呈した症例—自力摂取を目指して—．柳川リハビリテーション学院・福岡国際医療福祉学院紀要，12：48-53, 2016.
22) 日本静脈経腸栄養学会編集：静脈経腸栄養ガイドライン．第3版，照林社，2013.
23) 大野 綾，他：経鼻経管栄養チューブが嚥下障害患者の嚥下に与える影響．日本摂食・嚥下リハビリテーション学会雑誌，10（2）：125-134, 2006.
24) 西 将則，他：経鼻経管栄養チューブが嚥下に与える影響—嚥下回数，食塊残留・逆流への影響—．リハビリテーション医学，43：243-248, 2006.
25) Kearns PJ, et al：A controlled comparison of traditional feeding tube verification methods to a bedside, electromagnetic technique. JPEN Journal of Parenteral and Enteral Nutrition, 25（4）：210-215, 2001.
26) Metheny N, et al：Detection of inadvertent respiratory placement of small-bore feeding tubes：a report of 10 cases. Heart & Lung, 19（6）：631-638, 1990.
27) 清水孝宏，他：経管栄養開始時のチューブ先端・胃内残量評価の必要性．日本静脈経腸栄養学会雑誌，30（2）：679-683, 2015.
28) 芳賀克夫，他：経鼻栄養胃管気道内誤挿入防止のための指針．日本医療マネジメント学会雑誌，9（2）：359-363, 2008.
29) 山元恵子，他：安全な経鼻栄養チューブの挿入長さと条件．医療機器学，86（5）：459-466, 2016.
30) Torres A, et al：Pulmonary aspiration of gastric contents in patients receiving mechanical ventilation：the effect of body position. Annals of Internal Medicine, 116（7）：540-543, 1992.
31) Metheny NA, et al：Tracheobronchial aspiration of gastric contents in critically ill tube-fed patients：frequency, outcomes, and risk factors. Critical Care Medicine, 34（4）：1007-1015, 2006.
32) 関口恵子：食行動の援助技術．看護ケアの根拠と技術．第2版, p.47, 医歯薬出版, 2013.
33) Drakulovic MB, et al：Supine body position as a risk factor for nosocomial pneumonia in mechanically ventilated patients：a randomised trial. Lancet, 354（9193）：1851-1858, 1999.
34) 山根麗子，他：経管栄養投与中の体位による褥瘡発生後の悪化要因についての検討．日本褥瘡学会誌，18（3）：317, 2016.
35) 鈴木義夫，他：嘔吐，発熱，下痢などにより胃ろう栄養継続困難を来した患者に対する胃ろう造影の試み．日本慢性期医療協会誌，19（2）：76-80, 2011.
36) 上野瑞子，他：身体合併症病棟における胃瘻造設患者の看護 半固形栄養．日本精神科看護学術集会誌，55（1）：544-545, 2012.
37) 山本澄子，他：レモン果汁を用いた経腸栄養剤の半固形化に関する体外および胃内での検討：脳卒中急性期診療の工夫．看護実践の科学，39（9）：68-73, 2014.

38) 山田由李子, 他：脳卒中急性期患者の経管栄養におけるレモン果汁併用の効果と安全性の検討. 脳卒中, 37（6）：452-455, 2015.
39) 鈴木美栄, 他：経腸栄養に用いる容器の交換時期と汚染状況 細菌繁殖の視点から. 日本看護学会論文集 看護総合, 44：282-285, 2014.
40) 畑　五月, 他：栄養科における経腸栄養投与ボトルの一括管理に関連した下痢抑制に対する効果. 日本静脈経腸栄養学会雑誌, 32（3）：1195-1198, 2017.
41) 西條　豪, 他：食用酢水フラッシュ充填による経腸栄養カテーテル閉塞防止効果の検討. 日本静脈経腸栄養学会雑誌, 30（5）：1180-1183, 2015.
42) 田宮久世, 他：パイナップルに含有される蛋白質分解酵素を用いた胃ろうカテーテルの閉塞予防. 日本看護学会論文集 看護総合, 44：60-63, 2014.
43) 読売新聞：横浜市大病院で女性死亡, 高濃度酢酸液を誤注入. 2013.4.30付.

Chapter 3

排泄援助技術

―― 看護援助の必要性 ――

　人間にとっての排泄は，生命維持に不可欠であるばかりでなく，その行為は人としての尊厳にも由来する重要なものです．人としての成長発達は，全面的に排泄のケアを受ける乳児期から徐々に自立に向かう幼児期を経て，その国の文化に応じた慣習を身に付け，人間としての排泄の自立に向かっている過程であるともいえます．

　一方，排泄物に対して，日本人は概して不浄なものという観念をもち，排泄行為を他人に見られることを羞恥とした日本独自の「文化」に強く影響を受けています．いったん自立した排泄行為の退行は，羞恥心の問題だけでなく，人としての尊厳の問題へと発展していきます．

　このように排泄は，単なる機能としてとらえるのではなく，文化や慣習，発達段階のなかに位置づけられる必要があります．

　排泄についての研究は，その行為がプライベートなことであるため，健康者を対象とした検証や事例研究に頼らざるをえない部分もありますが，これまでいくつかの研究で排泄援助や排泄困難時のケアが検証されています．また，疾病構造の変化や医療環境の変化に伴って，援助の場が病院から在宅に移行し，援助技術に多様性と介護者の視点が求められています．今後は，こうした提供技術の検証も含めた研究に基づいて，排泄援助技術が見出されていくことが期待されます．

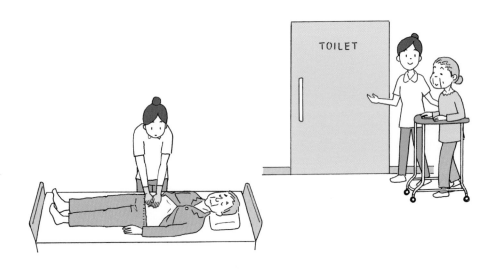

対象者の排泄への看護アセスメントに必要なミニマムデータ

- 年齢・発達段階
- 文化的価値
- 排泄行動パターン
- 摂取・活動のパターン
- 基本的生活行動の自立度（なかでも排泄動作の自立度）
- 安静度
- 排泄障害とその程度など

排泄動作の自立度とは，①便意や尿意を感じる，②トイレや便器・尿器その他の排泄補助用具を選択する，③排泄のための移動をする，④衣服を脱ぐ，⑤便器に適切に座る，⑥排便・排尿が正常に出る，⑦後始末をする，⑧衣服を着る，⑨手を洗うなどで，その一つひとつの行為が，スムーズに連続性をもって行われなければならない高度な行為でもあります．

排泄障害には，何らかの原因による排便困難・排尿困難があり，その程度に応じて看護独自の介入や医療処置の実施・管理を行うことになります．排泄援助の個別的な看護ケアのためには，対象者の文化的背景，慣習，価値観なども考慮した状況判断が必要とされます．

排泄援助技術の概念図

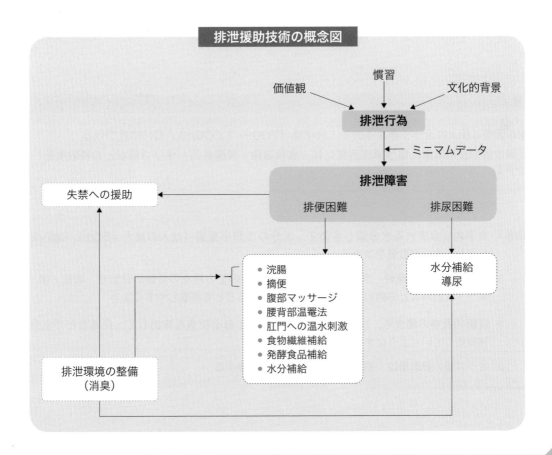

1 排便促進のための援助

期待される効果

- 排ガスや排便があり，すっきりする
- 腹部の膨満感が軽減する
- 便の性状が整う

❖ 十分な水分を摂取し，食物繊維や発酵食品・オリゴ糖などを含む食事内容とする

　飲水量の増加だけをもって，排便を促すことはできない．食物繊維が水分を吸収することで便量が増え，多くの水分を保有することで排便が容易となる．そのため，飲水量の増量とともに食物繊維の摂取量を増やす必要がある．また，起床時の冷水や空腹時の牛乳の飲用も胃・結腸反射を促し，大腸の蠕動運動を促進する．頑固な便秘には，腸内環境を整えるために発酵食品やオリゴ糖などの摂取も検討する．

　通常，糞便は，下行結腸からS状結腸に溜まっていて直腸には存在しない．大腸の腸蠕動や糞便の量が多くなると自重によって直腸に移送される．直腸壁がその内容物によって拡張され，内圧が30～50mmHgぐらいに高まると，分布している骨盤神経が刺激され，その興奮が脊髄を経て大脳へ伝えられて便意を生じる．大腸の腸蠕動は1日1～2回，食事をきっかけとして起こることが多い．

💡 ポイント

- 飲水習慣は個人によって異なるので，目標値（700～1,000mL/日）に近づける
- 経腸栄養や長期臥床に伴う排便困難には，食物繊維・発酵食品・オリゴ糖などの摂取量を増やす

応用技術
▶ 食事内に含まれる水分量も含めて，水分の1日必要量（成人の場合：50mL/kg）を算出し，水分摂取量を決める．

▶ 水分補給は，起床時，食事時，内服時，就寝前のその時々の活動に合わせ，お茶・水・果汁・乳飲料などの内容や温度に変化をもたせることで摂取しやすくなる．

▶ 経腸栄養中の場合も，水分制限がないかぎり1日必要量を算出して，白湯などで水分補給をしていくようにする．

▶ オリゴ糖の摂取量は，摂取前の便性に応じて調整する．

> **実証報告**
>
> - 石井[1] の行った健康女性を対象とした実験で，飲みやすくかつ排便効果がみられた飲水量は，700mL および 1,000mL であったことから，効果的で実行可能な飲水量は 700～1,000mL であるといえる．
> - 中川ら[2] は脊椎・股関節術後のベッド上安静を強いられる患者に対して起床直後の冷水飲用は，腸蠕動の亢進，便意の出現に対して有効であったとしている．また，小又ら[3] は経管栄養患者に 2℃の冷水を早朝空腹時に注入することにより，便性の変化と排便回数の増加，排便困難時の援助の減少があったと報告している．
> - 阿部ら[4] は長期臥床患者に，舩越ら[5] は胃ろう造設患者にオリゴ糖を用い，下河ら[6] は慢性便秘のある長期臥床者にビフィズス菌発酵乳を用い，便性の変化を報告している．

> **さらに検証**
>
> - 冷水飲用の有効性については，今後，実験方法の統一や対象群の設定，腸音測定器具などを含めた検討を行い，その効果を確認する必要がある．
> - 食物繊維や発酵食品・オリゴ糖の摂取による便性の変化は，便秘症状に対しての即時的な効果を示すものではなく，緩やかな状態改善であるため，継続的な介入により効果を検証する必要がある．
> - 経腸栄養患者の場合は，排便困難に加え緩下剤使用による下痢などがあり，排便コントロールが重要である．経腸栄養患者に対する食物繊維[7,8]や発酵食品・オリゴ糖の摂取は，事例報告の段階ではあるが，便性の変化を示すものである．在宅や施設における経腸栄養患者の排便管理にその活用が期待されるので，摂取方法や量などのデータの蓄積が望まれる．

> **⚠ 禁忌**
>
> - 心疾患や腎疾患などで水分制限のある場合は，心不全を起こす危険性があるため，制限以上の水分を摂取してはいけない

❖ 上行結腸から横行結腸，下行結腸に向かって，両手指で腹壁に 3～5kg の圧（腹壁が 3cm へこむ程度）を加える腹部マッサージを行う

腹部膨満感への援助では，腹部マッサージが単独のケアとして成り立つのではなく，マッサージと指圧，マッサージと温罨法などの併用がむしろ相乗効果を生み，排ガスや腸蠕動の自覚，腹部膨満感の解消につながると考えられる．

> **💡 ポイント**
>
> - 腹壁に加えるマッサージの方向・時間は，腹部の「の」の字マッサージを 1 周 15 秒くらいかけて，ゆっくりとしたリズムで，1 回の実施に 5 分間（約 20 周）行う（図 3-1）
>
>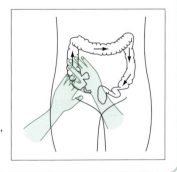
>
> 図 3-1 腹部マッサージ
> 腹部に「の」の字を描くように，1 周 15 秒くらいかけてゆっくりとマッサージする．

応用技術 ▶ 腹部マッサージは，看護者にしかできない専門的技術ではないので，その方法について患者・家族が体得するまで確認しつつ指導することが重要である．

「の」の字マッサージは，単に腹部を腸の走行に沿ってさするだけと認識している人も多いので，看護者が実際にやってみせ，効果的な腹部マッサージの方法を患者・家族が体得することで，排便習慣の改善につながると考えられる．

実証報告

- 岡崎ら[9]は，健康女性を対象とした腹部マッサージで腸音の増加を確認した．
- 赤田ら[10]は，便秘で下剤やグリセリン浣腸を常用している患者に対する腹部マッサージと便秘点の指圧の併用により，1週間で緩下剤の服用を中止し，指導により腹部マッサージ，指圧の自己実施を体得したケースを報告している．
- 多田ら[11]は，整形外科領域の術後床上安静の10名の患者に対して，アロマオイルを用いた腹部マッサージを行った結果，6名の患者に排ガスが良好にみられ，3日目以降8名の患者に毎日排便を確認したと報告している．
- 林ら[12, 13]は，臨床検討段階であるとしながらも，紙屋らが提唱する用手微振動（手を用いて微細な振動を与える）によって，老人保健施設に入居中の要介護者の緩下剤や坐薬の使用が有意に減少したことを報告している．
- 市原ら[14]は，老人保健施設の入所者10名を対象に腹部マッサージの効果を排便回数・下剤の使用量で比較した結果，下剤の習慣性がある者にはその効果は薄いものの，8名に効果がみられたと報告している．

さらに検証

- 真弓ら[15]は，文献データベースを利用して国内外の腹部マッサージに関する研究文献を検討した結果，腹部マッサージには確固たる科学的根拠が得られていないと述べている．また，「Best Practice」（オーストラリア：ジョアンナ・ブリックス研究所発行）によると「腹部マッサージ効果を証明するエビデンスはほとんどない」とされている．これはレビュー対象の文献が，CINAL，MEDLINE，Current Contents，Cochrane Library などであること，また，先の真弓らの検討は1990〜2000年版の文献が対象であり，今回本稿に取り上げた文献などが検索外だったことも考えられるため，腹部マッサージの効果を一概に否定することはできない．しかし，腹部マッサージの効果に関する研究は，その後も事例報告はあるもののエビデンスレベルを検証できるものが少ないことから，今後，排ガスや腸蠕動，腹鳴の亢進とともに便秘の解消に至ったかという指標をもって，その効果を証明していく必要がある．
- 桶川ら[16]は脳血管障害患者に，田中ら[17]は神経難病患者に対して，腹部の便秘点へのツボ指圧による排便コントロールの可能性を報告している．ツボ指圧は簡便な手技ではあるが施術者の手技の統一や指圧点の検討などを行う必要がある．

⚠ **禁 忌**

- 急性腹症などの炎症性疾患がある場合，消化管の穿孔や閉塞がある場合，開腹術後は，腹部マッサージをしてはいけない

  炎症の拡大，症状の悪化，感染症の起因菌の血流への流入により敗血症を起こす危険性がある．

❖温罨法により腹部または腰背部（第4，第5腰椎を中心に）を温める

胃腸管を刺激する腹部への温罨法で蠕動運動を亢進させる．腰背部の神経支配領域を刺激して，排尿・排便の反射を促す（図3-2）．

ポイント

- 側臥位や腹臥位，仰臥位など，楽な姿勢で行う
- 皮膚の温冷感覚は個人差があるので，気持ちがよいと感じる貼用時の熱布タオルの温度を保持するため，タオルをビニール袋，バスタオルで覆う
- 皮膚温が45℃以上に上昇すると皮膚の壊死が始まるため，貼用部位の温度は43〜45℃未満とし，直接貼用時間は10分程度とする
- 寝衣の上からの乾熱刺激の場合は30分以上の実施が可能であり，蒸気温熱シートの場合は表面温度が長時間持続するため2時間以上実施することが可能である

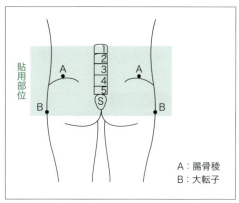

図3-2 腰背部温罨法の貼用部位
第4，5腰椎を中心に温める．

A：腸骨稜
B：大転子

応用技術 ▶ 熱布タオルは，清拭車に準備されたタオル3枚を2つ折りにしたものを用いると簡易に準備することができる．

▶ ホットパックや輸液パックを清拭車で加温したものを熱布タオルの代用としても，「めぐリズム®」（花王）など市販の蒸気温熱シートを用いても同様の効果が得られる．

▶ 腰背部温罨法は，開腹術後の排ガス促進のためのケアとしても行われる．

実証報告

- 開腹術後の排ガス促進のためのケアは，単独で腰背部温罨法が用いられることはないが，三澤[18]はホットパックを，平木[19]は輸液パックを活用して，体位変換，指圧などを併用することでその効果を確認している．
- 津崎[20]は，10名の臥床状態にある患者に腰背部温罨法を行い，腸蠕動運動の亢進，排便回数の増加，温熱効果によるリラクセーション効果があったことを報告している．
- 平井[21]は健康女性にバリウムを服用させ，腰背部温罨法の有無による腸蠕動とバリウム移行距離を測定した結果，蠕動音の上昇とバリウムの距離的および量的移行の亢進を確認している．
- 細野ら[22]は，便秘症状を有する25名の高齢患者に下腹部への蒸気温熱シートを用いた長時間温罨法によって便秘症状の改善を確認している．

⚠ 禁忌

- 急性腹症などの炎症性疾患がある場合や消化管の穿孔や閉塞がある場合は温罨法を行わない
  炎症の拡大，症状の悪化，感染症の起因菌の血流への流入により敗血症を起こす危険性がある．

❖ 温水洗浄便座（ウォシュレット）による肛門刺激で排便を誘発する

肛門部への温水刺激によって，内肛門括約筋に弛緩反射が起こり，排便反射が誘発される．

> **実証報告**
> 洗浄水による肛門刺激で，大野ら[23]は健常者の72%，内川ら[24]は脊髄損傷患者の20例中15例で排便促進効果を報告している．また，重松ら[25]は子宮の手術を受けた患者34名中70%に「便意をもよおす」「排便を楽にする」といった効果をもたらし，術後の排便に要する時間の短縮，下剤を用いない排便が有意に増加したことを報告している．

2 摘 便

期待される効果
- 宿便による不快感が軽減する
- 宿便の排出によって，排便状態が整う

浣腸や坐薬を用いても排便がなく，糞便が直腸内に貯留している，または肛門近くまで便が降りてきているのに自力で便が出せない場合は摘便を行う．

❖ 挿入する示指全体に十分に潤滑剤をつける

ディスポーザブルの手袋を装着した示指全体に十分に潤滑剤を塗布することで，指の滑りをスムーズにし，腸粘膜の損傷を防止する．

❖ 摘便時の体位は，側臥位または仰臥位とする

直腸への示指の挿入が容易である側臥位とする．また，衰弱している患者の場合は，側臥位でオムツなどを敷き込み，便を掻き出す．腹圧をかけることのできる患者で，肛門近くまで便が降りてきているのに自力で排便できない時は，仰臥位で便器を挿入する．可能な患者には，便を掻き出すタイミングに合わせて腹圧をかけてもらうとスムーズに掻き出すことができる．

> **さらに検証**
> 肛門診・浣腸時の体位については，米国のテキスト[26, 27]では直腸へのアクセスが容易であるシムス位として，左側を下にしたイラストを掲載しているが，摘便時の体位についての記述はない．国内で使用されているテキストの多くは仰臥位または側臥位と記載されている．しかし，技術のポイントを記載した書籍などでは，「腸の走行を考えて右側臥位にして行う」[28]とするものと「腸の走行を考えて左側臥位で行う」[29]と記載されたものもみられた．

❖痔疾患のある患者への摘便は慎重に行う

　痔疾患のある場合は，肛門刺激によって出血を起こすことがあるので，なるべく摘便は行わない．しかし，摘便をせざるをえない状況で出血をした場合には，出血が少量であれば，肛門付近の便を摘出してから中止する．多量の出血の場合は，速やかに中止し医師に報告する．
　グリセリン浣腸との併用は，摘便の際の直腸粘膜損傷部からグリセリン液の血中移行を招き，血色素尿や溶血，腎障害のおそれがあるので慎重に行う．

> 💡 **ポイント**
> ・摘便は個人の状態に合わせて負担の少ない体位で行う

応用技術 ▶ 便が直腸内に十分貯留していると推測される場合は，摘便前または摘便と併用して肛門周囲マッサージにより刺激を与えると効果的である．

> **実証報告**
> 療養病棟入院中の患者に肛門および肛門周囲に 5 分以内の指圧マッサージを行った山川[30]らによる検討では，50%に排便がみられ，摘便との併用を合わせると 85%に排便を確認した．

▶ 出血傾向や易感染の患者は腸壁を傷つけないように細心の注意をはらう．痔疾患のある場合は医師の指示を必ず確認する．

▶ 宿便を掻き出す際には，便を腸壁から剥がすように指を腸壁に沿って動かし，便塊が大きい場合は少しずつ砕きながら掘るようにして除去する．

> ⚠ **禁忌**
> ・脳血管障害などの循環動態が不安定な場合，下部消化管出血のある場合，肛門・直腸・泌尿生殖器系の術後の摘便は慎重に行う
> 血圧変動に伴うショックや粘膜損傷による出血，術創の疼痛を誘発する危険性がある．

> **実証報告**
> 高柳[31]は，脳腫瘍摘出術後スパイナルドレナージ挿入中の 1 事例で，摘便による直腸刺激に怒責が加わり，断続的に頭蓋内圧が上昇していることを確認し，その危険性を指摘している．また，摘便に伴う危険性については，阿達ら[32]が直腸穿孔を，大西ら[33]が心停止の事例を報告している．

> **さらに検証**
> 摘便についての研究はほとんどみられず，高柳[31]の脳腫瘍摘出術後の 1 事例の報告とShimotakahara ら[34]が基礎的研究として，直腸上皮組織の形態はもろく壊れやすいので摘便によって容易に傷つけられる危険性があることを報告している．
> 今後，体位も含めた循環動態への影響や，摘便による直腸粘膜の損傷についての研究が望まれる．

3 浣 腸

期待される効果
- 排便があり，すっきりする
- 腹部の膨満感が軽減する
- 便の性状が整う

　直腸内に便があるが自力で出せない場合は，医師の指示に基づき浣腸を行う．

❖ 注入時の体位は，直腸内に保留しやすい側臥位とする

　腸の走行を考慮して，注入時の体位は左側臥位が望ましいといわれているが，注入液が腸管に保留し，浸透圧の作用で膨張することで容量を増し，肛門括約筋群を刺激し排便作用を起こすことを目的とした浣腸の場合は，左側臥位をとる根拠は不明である．しかし，2006年2月に日本看護協会から緊急安全情報として，立位によるグリセリン浣腸実施の事故報告が通達され，浣腸時の体位として立位の危険性が示されており，カテーテル挿入時の腸管損傷を予防するには左側臥位が望ましいとされている．

❖ 浣腸時のカテーテル挿入の長さは5cm程度とする

　挿入の長さが肛門管（2.5～3cm）以下だと，肛門括約筋を刺激し注入液が保留されず排出されやすくなる．また，挿入の長さが6cm以上になると直腸壁（直腸横ひだ）を損傷するおそれがある．グリセリン浣腸時の腸管の損傷は，溶血を誘発する危険性がある．

実証報告
- 加藤[35]らは，大腸穿孔を起こした194例の分析の結果，浣腸カテーテル操作による大腸穿孔の危険性を考えると，盲目的挿入である浣腸時のカテーテルの6cm以上の挿入は安全でないと指摘している．
- 春田ら[36]は，浣腸カテーテル挿入の長さの安全性について，成人下部消化管造影画像を用いて検討した結果，左側臥位でカテーテル挿入時に直腸前壁に損傷を与えない安全な長さは5.4cm以下であり，看護技術のテキストへの記述は5.0cm以下が望ましいとしている．

❖ 浣腸液の温度は，直腸温よりやや低めでもよい

　浣腸液の温度は，腸粘膜を適度に刺激し感覚的に心地よい温度として経験的に40～41℃が推奨されていたが，安全性を考慮すると高温では腸管の粘膜を損傷するおそれがあるため，浣腸液は冷たくない程度の温度が望ましい．

> **実証報告**
> 武田ら[37]は動物実験において，直腸温より5℃高い浣腸液では注入直後から直腸粘膜に血管がやや太く観察され，5℃低い場合は注入直後に赤みを帯びた像が観察されるものの，数秒後には徐々に消失したことから，浣腸液の温度は直腸温より低いほうが直腸粘膜への刺激時間が短いことを明らかにしている．

> **さらに検証**
> 浣腸液の温度を適温と判断する人の温度感覚の曖昧さ[38]から，温めすぎによる危険を回避するために温めないという説もあるが，常温での浣腸による影響について検討する必要がある．

❖ 浣腸液は40～60mLを15秒程度かけて注入する

　直腸内への急激な浣腸液の注入は，肛門括約筋を刺激し，排便を誘発する．注入所要時間が長いほど排便量が多い．また，50mLを9秒以内で注入すると，注入中や液保留中に腹痛・不快・気分不良・嘔気・冷汗などの苦痛状態が出現することがある．

> **実証報告**
> 親里ら[39]は，石けん浣腸の注入速度に関する研究で，注入所要時間による排便量，苦痛状態について検証した結果，所要時間が長いと排泄量が多くなる傾向があり，短いと注入中に苦痛状態を示す者が多く，40～60mLを15秒で注入する速度が望ましいとしている．

❖ グリセリン浣腸液注入後に排便を我慢させる必要はない

　グリセリン浣腸液による腸壁への刺激で蠕動運動を促進し，便を軟化させるため，浣腸後は可能な範囲で排便を我慢させるとされていたが，グリセリンは即効性であること，また，数分では便の軟化は起こらないので，我慢させる必要はない．

> **💡 ポイント**
> ・体位は個人の身体的状態によって異なるが，左側臥位が望ましい
> ・浣腸時のカテーテル挿入の長さは，個人の体格を考慮するが，5cm程度を目安とする
> ・浣腸液の温度は常温でも支障はない
> ・できるだけゆっくりした注入をこころがける
> ・浣腸後は，いつでも排泄できる環境を準備する

応用技術 ▶ 浣腸液の加温については，基本は湯煎とされている．インターネット上や臨床では電子レンジで加温する例がみられるが，浣腸液を均等に加温しているとはいいがたいため[40]，浣腸液の攪拌を行うと同時に，自身で触れて液温を確認するなど細心の注意をはらう．

▶ グリセリン浣腸実施後の観察として，「グリセリン浣腸による有害事象」による徴候（下血や出血，肛門痛，血尿など）を見逃さない．

応用技術 痔核のある患者にグリセリン浣腸を行う場合には，グリセリンが血中に流入するおそれがあり，血色素尿や溶血を引き起こすことがあるので，慎重に操作するとともに，その後の観察も重要である．

実証報告
平野ら[41]は，グリセリン浣腸後に血色素尿と溶血を起こした8事例について検討した結果，直腸粘膜損傷要因に痔核のある患者への摘便が関与しており，7事例で2時間以内に気分不快，疼痛の訴えがあったことから，浣腸後2時間の全身状態の観察の必要性を指摘している．

さらに検証
臨床では，高圧浣腸に代わって経口洗腸法が主流となってきている．しかし，排便を目的としたディスポーザブル製品のグリセリン浣腸については，むしろその使用は増加している．1900年代からグリセリン浣腸での事故事例の報告がされているにもかかわらず，グリセリン浣腸に関する有害事象は毎年報告されている．2006年の日本看護協会による緊急安全情報通達後の看護技術のテキストは徐々に修正されつつあるものの[42]，医療施設および在宅で看護に携わる看護職者への知識の普及は万全とはいいがたい[43]．安全性に疑問のある技術だけに，知識の普及とともに，排便浣腸の見直しについても検討する必要がある[44]．

⚠ **禁忌**

- 腸管穿孔またはその疑いがある場合，腸管に出血がある場合は，グリセリン浣腸をしてはいけない
  血中にグリセリンが流入し，溶血を起こす危険性がある．

- 全身衰弱が激しい場合は浣腸をしてはいけない
  強制的に排便させることで脱水や心負荷を招き，ショックを起こす危険性がある．

- 下部結腸・直腸に病変がある場合（下部消化管手術後・痔核など），重篤な心疾患，脳血管疾患のある患者の場合は慎重な操作が必要である

導　尿

期待される効果

- 尿閉に伴う苦痛が軽減する
- 残尿を確実に把握できる．残尿貯留に伴う感染が起きない
- 検査のために必要な無菌尿を確実に採取することができる
- 手術中，手術後や重症患者の精密な尿量測定ができる（持続的導尿）
- 陰部，肛門部などの手術後や褥瘡などの患部の汚染防止ができる（持続的導尿）

膀胱に尿が貯留しているのに自力で出せない場合や無菌尿採取，精密な尿量測定が必要な場合は，導尿を行う．

一時的導尿

❖尿道の長さを考慮して，カテーテルの清潔部位を確保する

　尿道カテーテルに関連して発生する尿路感染の原因として，カテーテル挿入時に細菌がカテーテルに付着して膀胱内に持ち込まれることがあげられる．米国疾病管理予防センター（Centers for Disease Control and Prevention；CDC）ガイドライン[45]においても，感染防止のために尿道カテーテル挿入時には無菌操作で行う必要があり，挿入前の尿道口の清拭は適切な消毒薬または滅菌済みの溶液を用いることを推奨している．

　陰部周囲には尿路感染の起因菌であるグラム陰性桿菌が常在菌として存在しているので，陰部消毒時は，細菌が付着したと考えられる綿球で二度拭きしない．また，消毒に用いた鑷子でカテーテルを把持しない．カテーテルの先端が非消毒部に触れないように注意する．

> **さらに検証**
> 尿道口の清浄について，CDCが「適切な消毒薬または滅菌溶液を使用」[45]としていることから，消毒薬使用の是非を在宅看護で検討しているようであるが，消毒薬を使用せずに滅菌溶液での清浄でよいのかといった検証はされていない．

❖消毒液や潤滑剤の適用範囲を確認する

・消毒薬

　外陰部の刺激を避け，適正薬剤を使用する．適用範囲として承認された外陰部の消毒薬は，0.02%グルコン酸クロルヘキシジン液（ヒビテングルコネート®など），5%ポビドンヨードクリームである．

・潤滑剤

　潤滑剤は水溶性ゼリー（滅菌グリセリンなど）を使用する．油性の潤滑剤はカテーテル挿入後，膀胱内に残留し膀胱炎の原因となる．オリーブオイルは製品を劣化させ，バルーンの破裂を引き起こす．また，キシロカインはショックを起こすことがあるので，安易にキシロカインゼリーを潤滑剤として使用しない．

> **実証報告**
> ・外陰・外性器の消毒には，界面活性剤の含まれない0.02%クロルヘキシジン液のみが具体的な適応を認められているが，粘膜適応濃度の範囲で，慣習として0.02〜0.05%塩化ベンザルコニウム，0.025%塩化ベンゼトニウム液，10%ポビドンヨード液が使用されている．宮北ら[46]は，尿路感染予防の点から10%ポビドンヨード液の有効性を検証しているが，検証にあたって10%ポビドンヨード液の濃度選択については明確な根拠は示されていない．しかし，留置カテーテルキット内に10%ポビドンヨードをセットにした製品がすでに商品化され，臨床現場に流通している．ポビドンヨード製剤は，不適切な濃度，頻度での粘膜消毒でアナフィラキシーショックを起こした症例[47]も報告されている．また，グルコン酸クロルヘキシジン製剤は腟・膀胱・口腔などの粘膜の使用でショックを起こす危険性があるので，消毒液は，適用範囲を考慮して種類，濃度を選択することが重要である．

・カテーテル挿入時のキシロカインゼリーの使用については，キシロカインショック[48, 49]を懸念する声も聞かれる．しかし，泌尿器科領域での苦痛の軽減を目的とした使用を考えると一概に不適切とはいえず，むしろ，緊急時に対応できるようにしておくなどの慎重な対応が必要である．

> **さらに検証**
> グルコン酸クロルヘキシジン製剤の膀胱粘膜面でのアナフィラキシーショックの危険性から，外陰部の消毒薬としての疑義についてはさらなる検討が必要である．

❖カテーテル挿入の長さを確認し，抵抗がある場合は無理に挿入しない

尿道の長さは男性で15〜20cm，女性で3〜4cmであるため，これを目安にカテーテルをゆっくり挿入し，尿の流出を確認後，さらに1〜2cm挿入する．この時，尿の流出がないからといってさらに挿入すると，膀胱壁を損傷させるおそれがある．特に尿道が短い女性の場合には注意を要する．男性の場合は，尿道が尿道球部から括約筋部にかけてS字状に屈曲しているので，カテーテル挿入時は陰茎を腹壁に対して45〜90°の角度になるよう持ち上げ，途中でカテーテルが進まなくなったら90〜120°に戻し，さらに進める．

> **実証報告**
> カテーテル挿入に伴う事故として，自己導尿による尿道損傷，尿道憩室，膀胱穿孔，尿管損傷などが報告[50〜54]されている．これらはカテーテル挿入を慎重に行うことで防げた事故ではないかと思われる．

> **💡ポイント**
> ・「無菌的操作」で行う
> ・消毒薬過敏などの個人的特性を考慮する
> ・カテーテル挿入時の潤滑剤は水溶性ゼリー（滅菌グリセリンなど）を選択するが，泌尿器科領域の疾患の有無などの個人的特性も考慮する
> ・カテーテル挿入の長さは，尿道長を目安にする

応用技術 ▶ 男性の場合は尿道とカテーテルが長く，カテーテルを汚染させる危険性があるので，滅菌手袋の使用が望ましい．
　女性の導尿においても，手技に不安のある場合は滅菌手袋を使用する．また，男女ともに陰部の汚染が顕著な場合は，陰部洗浄などを行った後に導尿を行う．

▶ グルコン酸クロルヘキシジン製剤の腟・膀胱などの粘膜面使用は禁忌とされていることから，日本泌尿器科学会の泌尿器科領域における感染制御ガイドライン[55]では，「外尿道口周囲を0.02%塩化ベンゼトニウムや10%ポビドンヨードにて消毒する」としている．

▶ 看護師が導尿を行う場合の潤滑剤は，油性ではなく水溶性ゼリーの使用を厳守する．

> **⚠禁忌**
> ・尿道損傷や尿道腫瘍がある場合は導尿をしてはいけない
> 　カテーテル挿入による刺激で症状を悪化させる危険性がある．

持続的導尿

❖膀胱留置カテーテル挿入時には無菌操作を徹底して行う

　膀胱留置カテーテルのバルーン用固定水として生理食塩水を使用すると，塩分が析出し内腔を閉塞させる危険性がある．バルーン用固定水は膀胱に直接注入されるものではないが，バルーン破裂などの事故に備え，滅菌蒸留水を用いる．

❖膀胱留置カテーテルは適切な部位に固定する

　男性は解剖学的特徴から，陰茎を下げたままの状態を続けると陰嚢陰茎角に常に圧を加えることになり，びらんや尿道皮膚瘻が形成される危険性がある．そのため，左右のどちらかの腹壁にゆとりをもたせてカテーテルを固定する．しかし，前立腺切除術後の後出血予防のために牽引固定を行う場合や，歩行できる患者の場合は大腿部に固定することもある．女性の場合は，男性と異なり，尿道損傷の危険性は低いので，大腿内側への固定が一般的である．また，同一部位への固定は，びらんや皮膚障害をきたすことがあるので，固定部位は適宜変更する．

❖カテーテルの留置部位を清潔にする

　カテーテル由来の尿路感染は，外尿道口からの管外性感染経路が多くを占めている．この尿路感染を予防するためのケアとして，慣習的に10％ポビドンヨード液での定期的な尿道口周囲の消毒や膀胱洗浄が行われていた．しかし，CDCガイドライン[45]では，カテーテル留置中の感染予防としての尿道口周囲の消毒は不要で，入浴やシャワーなどの日常的な衛生管理で十分であると勧告している．膀胱洗浄においても，抗菌薬の使用は抗菌薬耐性菌をかえって選択的に残存・増殖させることにつながるため，抗菌薬による膀胱洗浄を日常的に行うべきではない．膀胱洗浄が必要となるのは，術後の血栓などによって尿道閉鎖のおそれのある場合であり，洗浄剤としては生理食塩水などを用いるのが適切であるとの見解を示している．

> **実証報告**
>
> 　井口ら[56]は，「石けんにて陰部洗浄後，0.05％グルコン酸クロルヘキシジン消毒」と「5％ポビドンヨードにて陰部洗浄後，10％ポビドンヨード消毒」を比較し，ポビドンヨード液での洗浄・消毒での尿路感染防止例が有意に高かったと報告している．一方，CDCのガイドライン[45]では，ポビドンヨードによる挿入部の洗浄に加え，ポビドンヨード軟膏塗布群と石けん洗浄群を比較したところ，どちらも尿路感染を予防しなかったばかりか増加し，ポビドンヨードおよび石けん洗浄は勧められないとして，上記の結果とは異なる見解を示している．高柳ら[57]の陰部ケアと細菌発生との関連をみたメタ分析でも，効果に明らかな差がなく，陰部ケアに消毒薬を用いる必要性はないとしている．
>
> 　これらの検討結果から，これまで感染防止策として行われてきたカテーテル留置中の消毒はその見直しを行い，CDCや英国のガイドライン[45, 58]の提唱する適切な間隔でのシャワーまたはビデによる洗浄など，日常的に尿道口を清潔にしておくことが勧められる．

❖ 閉鎖式尿回路システムの使用により感染を防止する

　閉鎖式カテーテルの使用は，カテーテル関連尿路感染症の発生を遅らせ，短期間の留置であれば発生率を100％から25％まで減少できる．しかし，閉鎖式カテーテルを使用していたにもかかわらず尿路感染を起こした患者の20％は，閉鎖が破られたという報告がある[59]．つまり，採尿時は採尿ポートを使用する，シャワー浴の時にウロガードを外してカテーテルのクランプをしないなど，閉鎖を破らないことが尿路感染の予防として重要である．

❖ 膀胱訓練は実施しない

　術後の膀胱訓練について，排尿神経障害がない場合は，カテーテル抜去後数日で自然に排尿が確立することが報告[60]され，膀胱訓練の無用性を指摘している．また，排尿神経障害をきたすおそれのある術後の場合は，尿意や代用感覚は容易に回復しないため，膀胱訓練を行っても尿意回復には長期を要し，不要な尿の停滞は尿路感染を引き起こす危険性があるといわれている．高柳ら[57]もメタ分析によって，カテーテルクランプは抜去後の尿閉予防に無効であるばかりか尿路感染のリスクを増すと述べている．

> 💡 **ポイント**
> - 膀胱留置カテーテルのバルーン固定は，滅菌蒸留水を使用する
> - 男性に尿道カテーテルを長期間留置する場合は，陰茎を挙上した状態でカテーテルを固定する
> - カテーテル留置中の外陰部のケアは，清潔を主目的としたものであり，外尿道口からの管外性感染を防止するものではない
> - 膀胱留置カテーテルは，閉鎖式カテーテルを使用する
> - 膀胱訓練によるカテーテル留置の遅延を避ける

▶ **応用技術** 　臨床では膀胱留置カテーテル挿入中の外陰部のケアとして，0.02～0.05％塩化ベンザルコニウムや10％ポビドンヨード，0.02％グルコン酸クロルヘキシジンの消毒や石けん，強酸性電解生成水溶液などで洗浄が行われているが，感染防止としての効果は疑問視されている．

> **さらに検証**
> 藤井ら[61]や高山ら[62]は，強酸性電解生成水溶液による陰部洗浄で外陰部の細菌数の減少を確認し，細菌繁殖抑制効果があることを報告しているが，感染予防効果については今後の検討が待たれる．

▶ 膀胱留置カテーテルの交換は定期的に行う必要はない．
　長期に留置する必要がある場合には，シリコンフォーリーカテーテルなど生体に刺激が少ないものを使用し，交換による感染のリスクを避ける．

▶ カテーテルはできるだけ早期に抜去する方向で，挿入や抜去の基準を明確にしておく．

> ⚠ **禁忌**
> - 尿道瘻や尿道腫瘍がある場合は持続的導尿をしてはいけない
> 　異物であるカテーテルの挿入刺激と持続的圧迫刺激で症状を悪化させる危険性がある．

失禁への援助

期待される効果
- 失禁によるスキントラブルが軽減する
- 排泄のコントロールができる
- 排泄物の消臭処理によって不快感が軽減する

❖局所のかぶれや感染を防止する

便や尿による湿潤で皮膚が汚染されると，皮脂が除去され皮膚のバリア機能が低下することになる．皮膚に排泄物が付着すると，尿中のアンモニアや便中のアルカリ性の腸液，消化酵素による化学的刺激で炎症を起こす．さらに皮膚の湿潤は表皮の結合性を弱め，軽い摩擦でも容易に剥離し，損傷や感染を起こしやすくなる．こうしたことから，オムツを使用する場合は使用者のスキントラブルの予防が大きな課題でもある．

排泄物の皮膚への付着を防止する目的で，撥水効果のあるクリーム・皮膚保護オイル・被膜剤などの塗布も勧められているが，洗浄による効果報告から，基本は殿部全体を洗浄し，乾燥したタオルやペーパーで拭くなど適切なスキントラブル回避のケアを検討する．

実証報告
- 緑茶による洗浄や清拭・入浴などが，オムツ使用者のスキントラブル予防や緩和に効果があったとの報告が散見される[63〜66]．
- 排泄後は陰部を洗浄し，ホットタオルで陰部を拭くケアが基本とされていたが，洗浄液（おしり洗浄Neo®／ユニ・チャーム）で殿部全体を洗浄し，乾いたタオルやペーパーで拭く方法に変更したところ，スキントラブルが減少したとの介護施設からの報告も散見される[67]．

さらに検証
- 収斂・抗菌作用のあるカテキンを含む緑茶は，オムツ使用者のスキントラブル対策として注目され，小児を中心とした実践領域で事例による効果を上げているものの，その有効性を証明するまでには至っていない．
- 皮膚・排泄ケア認定看護師によるスキンケア用品の紹介や介護施設での業務改善報告としてのスキンケア用品の活用記事は数多くみられるが，その効果についてはエビデンスレベルでの検証が望まれる．

❖失禁のタイプに応じたケアを行う

尿失禁には，切迫性，腹圧性，溢流性，機能性などのタイプがある．タイプによって治療や看護介入が異なるため，失禁のタイプを把握して看護援助を行う．機能性尿失禁の患者の場合は排泄パターンを把握し，計画的に排泄誘導やオムツ交換を行う．失禁の頻度や状態によって適切なオムツを選択して用いる．また，前立腺術後や加齢，出産後の失禁に対しては，骨盤底筋訓練の指導を行う．

> **実証報告**
> 小泉[68]は、療養型病床群に入院中の患者に対して、尿もれセンサーを用いて排尿パターンを把握し、習慣化訓練（パターン化された早めのトイレ誘導）によって失禁回数の減少を検証している．また、データの収集過程で、施設入所者は日課に伴う集団としてのパターンがあるのではないかと示唆している．つまり、この介入は失禁患者が比較的少ない病院はもとより、失禁患者の多い高齢者病院や施設などでも集団としてのこうした取り組みの可能性を示唆している．

> **さらに検証**
> 女性の腹圧性尿失禁に対する骨盤底筋訓練は、女性下部尿路症状診療ガイドライン（日本排尿機能学会）において推奨グレードAとエビデンスレベルが高く、保証されている[69]が、前立腺術後の尿失禁に対しての骨盤底筋訓練は、事例報告で効果の可能性を示唆しているものの、評価の曖昧さと事例数の少なさから、さらなる検討が必要である．

❖ ADLや介入の状況に応じてオムツの種類を選択する

　加齢に伴う尿もれに対して、多様なオムツやパッドが商品化されているため、これらの商品を適切に選択することで、QOLを維持することが可能である（表3-1）[70]．また、尿もれや尿量に応じた吸収量（5～1,200cc）のパッドを選択することで、日中の活動はもとより夜間の睡眠を確保することができる．

　オムツ使用時の尿もれを防ぐには、体型に適したサイズのオムツを選ぶことが必要である．パンツタイプはウエストサイズに合わせて選び、テープタイプはヒップサイズに合わせて選ぶ．パッドは、排泄量とパッドの吸収量、交換タイミングを考慮して選択する．

　便失禁に対しては、ポリエステル繊維綿や下痢便対応パッド（アテントSケア軟便安心パッド®/エリエール）などを用い、便の広がりや皮膚への付着を軽減する．

表3-1 ADLや排泄ケアの介入の程度に合わせたパンツ・オムツの選択
（ユニ・チャーム「排泄ケアナビ」[70]を参考に筆者作成）

	自立	一部介助		全介助
ADL	ひとりで歩行	介助で歩行 ひとりで起立 ひとりで座位	介助で起立 介助で座位	臥床
介入の程度	①ひとりでトイレに行く ②見守りでトイレに行く	③トイレの時間誘導 ④ポータブルトイレの時間誘導	⑤トイレで立っておむつ交換 ⑥トイレで座っておむつ交換	⑦床上で尿器・便器使用 ⑧床上でおむつ交換
パンツの種類	布の下着／失禁用の布のパンツ／紙パンツ	失禁用の布のパンツ／紙パンツ	紙パンツ／テープ留め紙オムツ	テープ留め紙オムツ

❖ 貯留尿の適切な把握を行う

　脊髄損傷や神経因性膀胱などによって自力での排尿が困難な場合に行われる一時的導尿では，時間導尿が一般的である．しかし，この方法は患者にとっての至適導尿量での導尿とはかぎらず，しばしば尿失禁や感染のリスクを伴う．導尿を必要とする適切な排泄管理には，尿量モニターを用いて，患者に合わせて適切な導尿施行時間を設定し，尿失禁や尿路感染を防止する．

> **実証報告**
> 津崎ら[71]は，脊髄損傷患者の排尿管理に尿量モニター（ゆりりん®/ユリケア）を用いて，患者に合わせた適切な CIC（clean intermittent catheterization；清潔間欠自己導尿法）施行時間を設定したところ，尿失禁や尿路感染に減少がみられたと報告している．

❖ 排泄時の室内環境を調整する

　宮本[72]によると，多床室に入院中の患者の同室者への「気兼ね」には，排泄に伴う「臭気」「音」があり，我慢や飲水制限などの行動をとっている．このような行動は，排便困難や排尿障害を招くおそれがあるので，臭気や音の除去についての工夫を行う．

> **実証報告**
> ・藤井ら[73]は，便臭の脱臭にコーヒー豆粕を便器に敷き，排便時の臭いを感じる強さと不快の程度を未使用時と比較したアンケートを実施し，臭気や不快の程度が緩和したとの結果を得ている．
> ・藤田ら[74]はコーヒー豆粕を用いた排尿処理の消臭効果を，主観的評価とにおいセンサーによって検証している．

> 💡 **ポイント**
> ・排便の有無にかかわらず，1日1回は殿部全体を洗浄し，スキントラブルを回避する
> ・失禁に対してオムツを使用する場合は，オムツの種類や当て方などを工夫し，もれ防止に努める
> ・骨盤腔内術後の腹圧性尿失禁には，骨盤底筋訓練を取り入れる
> ・定期的導尿が必要な場合には，尿量モニターなどを用い，適切な導尿時間を設定する
> ・排泄に伴う消臭の援助を積極的に導入する

応用技術 ▶ 便失禁には適切なオムツやスキンケア用品を使用し，スキントラブルを回避する．
▶ 機能性尿失禁患者に対して，排尿パターンに応じた排尿誘導やオムツ交換を行うことで，失禁状態の減少や回避も可能である．
▶ 尿量モニターを用いて，患者に合わせた適切な導尿施行時間の設定を検討する．

文献 / URL

1) 石井智香子,東 玲子,他:自然排便を促すための水分摂取量の検討 健康成人女子を被験者とした実験的研究.臨床看護研究の進歩,5:91-97,1993.
2) 中川優子,他:臥床患者の排泄援助 起床直後の冷水飲用が便意に及ぼす影響からの検討.整形外科看護,4(2):162-166,1999.
3) 小又千恵子,他:経管栄養患者の排便コントロールに対する冷水注入の効果.第34回日本看護学会論文集,地域看護,142-143,2003.
4) 阿部美香,他:長期臥床患者への便秘改善のためのオリゴ糖効果.第40回日本看護学会論文集,老年看護,51-53,2010.
5) 舩越かおり,他:在宅胃瘻患者の排便コントロール オリゴ糖の効果.第37回日本看護学会論文集,地域看護,53-55,2006.
6) 下河誠司,他:ビフィズス菌発酵乳が便性に及ぼす影響 長期臥床で慢性便秘を起こしている患者に対して.中国四国地区国立病院機構・国立療養所看護研究学会誌,2(1):175-178,2006.
7) 浜田晶子,他:経腸栄養患者の寒天を用いた排便コントロール.第39回日本看護学会論文集,老年看護,70-72,2008.
8) 尾上十四美,他:水溶性食物繊維が経腸栄養患者の排便に及ぼす影響.第37回日本看護学会論文集,成人看護2,211-213,2006.
9) 岡崎久美,他:腹部マッサージが腸音と排便習慣に及ぼす影響.臨床看護研究の進歩,12:113-117,2001.
10) 赤田文代,他:高齢の呼吸器疾患患者の排便困難に対する指圧と腹部マッサージを取り入れたケア.臨床看護研究の進歩,12:159-163,2001.
11) 多田直子,他:ベッド上安静患者の便秘に対するアロマテラピー腹部マッサージの効果.第33回日本看護学会論文集,成人看護2,212,2002.
12) 林 裕子,他:用手微振動による便秘対処の看護実践効果.日本脳神経看護研究学会誌,32(1):55,2009.
13) 林 裕子,他:便秘予防のための食事,水分,運動.EB Nursing,9(3):290-296,2009.
14) 市原英里奈,他:便秘予防の介護老人保健施設臥床入所者に対する腹部マッサージでの有効性に関する検討.新潟県厚生連医誌,25(1):6-11,2016.
15) 真弓尚也,他:文献から見た腹部マッサージの科学的根拠と歴史.看護技術,48(8):973-978,2002.
16) 桶川美希,他:脳血管障害患者の便秘に対して指圧を加えた効果.第32回日本看護学会論文集,成人看護2,275-277,2001.
17) 田中ひろみ,他:神経難病患者に腹部のツボ指圧を試みて.第37回日本看護学会論文集,成人看護2,306-308,2006.
18) 三澤恵子,他:開腹術後患者の排ガス促進に効果的なケア 導入したケアの効果を検証し,排ガスの影響因子を探る.臨床看護研究の進歩,3:117-123,1991.
19) 平木よしえ,他:開腹術後患者に対する早期排ガスを促すための輸液パック温罨法をとり入れたケア.臨床看護研究の進歩,3:124-127,1991.
20) 津崎郁弥,他:臥床状態におかれている患者の便秘症状に及ぼす影響 腰背部温罨法を用いて.第41回日本看護学会論文集,老年看護,175-178,2010.
21) 平井さよ子,西垣 克:腰部保温湿布の研究−腸管運動への影響について(第3報).日本看護研究学会雑誌,13(3):69-70,1990.
22) 細野恵子,他:意識レベルが低く便秘症状を有する高齢患者への温罨法効果の検討−ブリストル便形スケールと日本語版便秘評価尺度による分析−.日本看護技術学会誌,11(3):28-34,2012.
23) 大野英樹:便意促進機能を備えた温水洗浄便座.第11回リハ工学カンファレンス講演論文集,357-362,1996.
24) 内川 研,他:洗浄便座用肛門モニターシステムを用いた脊髄損傷患者の排便について.脊髄障害医学会雑誌,17(1):220-221,2004.
25) 重松豊美,他:子宮の手術を受けた患者に対する自然排便を促す方法の検討 温水洗浄便座の吐水刺激を用いた排便方法の評価.甲南女子大学研究紀要(看護学・リハビリテーション学編),4:39-49,2010.
26) Barbara KT:Fundamental nursing skills and concepts. 8th ed, p.683, Lippincott Williams & Wilkins, 2004.
27) Endacott R, et al:Clinical nursing skills core and advanced. pp.530-543, Oxford University Press Inc, 2009.
28) 出野慶子:看護学生・新人ナースのための看護技術なぜ?なに?百科—日常生活行動援助技術編;浣腸・摘便.月刊ナーシング,18(4):94-95,1998.
29) 藤本真紀子:摘便.「演習・実習に役立つ基礎看護技術」.三上れつ,他編,pp.84-85,ヌーヴェルヒロカワ,2003.
30) 山川裕美子,本多正俊:摘便による苦痛を減少させる試み 肛門周囲指圧マッサージの有効性.日本看護研究学会雑誌,26(3):337,2003.
31) 高柳智子:脳神経外科患者の頭蓋内圧に排便ケアが及ぼす影響.看護技術,47(10):1192-1198,2001.
32) 阿達竜介,他:摘便を契機に発症したと考えられる直腸穿孔の1例.日本腹部救急医学会雑誌,31(2):439,2011.
33) 大西五郎,大西祐子:摘便はいつもヒヤリハット AEDで救命し得た1例を経験して.臨床今治,22(1):52-53,2009.
34) Rie Shimotakahara, et al:Risks concerning the inattentive method of disimpaction. 鹿児島大学医学部保健学科紀要,17:33-36,2007.
35) 加藤祐之助,他:大腸穿孔—教室経験12例と本邦報告集計194例の検討.日本大腸肛門病学会雑誌,29(1):4-14,1976.
36) 春田佳代,他:安全な浣腸カテーテル挿入の長さ 成人下部消化管造影画像を用いての検討.日本看護研究学会雑誌,34(5):71-75,2011.
37) 武田利明,他:グリセリン浣腸の安全性について考える〜浣腸実施後の直腸粘膜の変化に着目して〜.日本看護技術学会誌,10(1):73-75,2011.
38) 田代マツコ:浣腸液の温度調節に関する安全性 温度感覚を頼りに調節する方法に潜む危険.大阪医科大学附属看護専

門学校紀要，15：30-35，2009.
39）親里悦子，他：石けん浣腸の注入速度に関する実験と調査．神戸市立看護短期大学紀要，2：13-23，1983.
40）細矢智子，他：グリセリン浣腸120mL容器の表面温度と中心温度．医療保健学研究，4：15-19，2013.
41）平野昭彦，他：グリセリン浣腸の安全性に関する文献・調査研究　血色素尿あるいは溶血を起こした症例について．岩手県立大学看護学部紀要，4：97-103，2002.
42）杉本幸枝：看護技術テキストにおける『グリセリン浣腸』の記述内容の比較．インターナショナル nursing care research，15（3）：109-114，2016.
43）武田利明，他：グリセリン浣腸の現状について改めて考える〜特に在宅での実施状況について〜．日本看護技術学会誌，15（1）：31-33，2016.
44）吉田省子，岸本真寿美：グリセリン浣腸から坐薬に変えたことによる効果．日本精神科看護学会誌，53（1）：468-469，2010.
45）Centers for Disease Control and Prevention（CDC）：Guideline for Prevention of Catheter-associated Urinary Tract Infections，2009. http://hica.jp/cdcguideline/CAUTIguideline2009final.pdf（2018年10月5日閲覧）
46）宮北英司，他：尿道口消毒剤についての比較検討　グルコン酸クロルヘキシジンとポビドンヨード．泌尿器外科，2（8）：853-854，1989.
47）中尾三和子，他：冠動脈バイパス術の麻酔導入時にポビドンヨードによるアナフィラキシーショックを起こした症例．麻酔，46：105-109，1997.
48）安西信行，他：キシロカインショックの2例．外科，44（12）：1447-1449，1982.
49）大島郁也，他：キシロカインショックの1例．Gastroenterological Endoscopy，32（6）：1590，1990.
50）浅山　緑，中村武利：自己導尿によると思われる尿道損傷から尿道皮膚瘻をおこした1例．熊本医学会雑誌，72（1）：116，1998.
51）敦川浩之，他：自己導尿による尿道損傷が原因で発症した会陰部膿瘍の1例．西日本泌尿器科，63（1）：21-24，2001.
52）富永　薫，他：尿道カテーテル留置が原因と考えられた尿道憩室の1例．医療，53（増刊）：177，1999.
53）岩崎明郎：尿道カテーテル挿入操作により生じたと思われる膀胱穿孔の1例．茨城県臨床医学雑誌，36：125-126，2000.
54）泉谷　健，他：尿道バルーンカテーテルのためと考えられた尿管損傷の一例．泌尿器外科，10（1）：86，1997.
55）日本泌尿器科学会：泌尿器科領域における感染制御ガイドライン，p.7，2009. http://www.urol.or.jp/info/guideline/data/12_infection_control_urology.pdf（2018年10月5日閲覧）
56）井口ゆき枝，他：尿路カテーテル留置中の患者の感染予防　尿路感染防止に効果的な陰部ケアの検討．看護の研究，31：181-183，1999.
57）高柳智子，他：留置カテーテル法．Expert Nurse，17（11）：66-71，2001.
58）Pratt RJ，et al：epic2：National evidence-based guidelines for preventing healthcare-associated infections in NHS hospitals in England. Journal of Hospital Infection，65（Suppl 1）：S1-64，2007.
59）沼田史衣：尿路カテーテルに関連した感染；カテーテル関連尿路感染症（CAUTI）．看護技術，47（4）：35-41，2001.
60）太田智子：膀胱留置カテーテル抜去時の膀胱訓練の有効性の検討　脳血管疾患患者とそれ以外の患者との比較．第26回日本看護学会論文集，老人看護，pp.29-31，1995.
61）藤井徹也，他：尿道留置カテーテル患者の上行性感染予防ケアに関する研究　強酸性電解生成水溶液の有効性について．日本看護研究学会雑誌，23（3）：397，2000.
62）高山裕喜枝，他：強酸性電解酸性水による陰部洗浄の効果の検討．ICUとCCU，21（6）：579-582，1997.
63）伊東厚子，他：おむつを使用する患者のスキンケア　緑茶の使用によるスキントラブルの予防．ナースデータ，21（8）：5-9，2000.
64）吉田紀子，他：緑茶を用いた陰部洗浄による小児のオムツかぶれ軽減の試み．医療，56（3）：669，2002.
65）國弘健二，他：低出生体重児のおむつかぶれに対する緑茶清拭と微温湯洗浄の比較．第32回日本看護学会論文集，小児看護，187-189，2002.
66）月岡千秋，他：重症心身障害児（者）の白癬症・オムツ皮膚炎のケアに関する試み　緑茶入浴・清拭の有効性．医療，55（1）：146，2001.
67）ユニ・チャーム：病院・施設訪問「社会福祉法人　清心福祉会　特別養護老人ホーム　ファミリーイン堀之内」．ライフリーいきいき通信．2016年夏号，2016. http://www.unicharm.co.jp/healthcare/pdf/lifree_ikiiki_tsushin_2016summer.pdf（2018年10月5日閲覧）
68）小泉美佐子：高齢尿失禁患者の排尿パターンの把握から習慣化訓練を試みた例．EB Nursing，2（2）：199-203，2002.
69）日本排尿機能学会：女性下部尿路症状治療ガイドライン（第1版）．リッチヒルメディカル，2013. http://minds.jcqhc.or.jp/n/med/4/med0179/G0000653/0001（2018年10月5日閲覧）
70）ユニ・チャーム：排泄ケアナビ．排泄障害に合わせたおむつ選び．http://www.carenavi.jp/basic/omutsu/choice/disease.html（2018年10月5日閲覧）
71）津崎香織，他：脊髄損傷患者の排尿管理　尿量モニター「ゆりりん®」の有効性．泌尿器ケア，14（4）：405-409，2009.
72）宮本あづさ，他：床上排泄時の患者の心理─気兼ねと自尊心に焦点をあてて．第29回日本看護学会論文集，成人看護2，79-81，1998.
73）藤井美江，他：コーヒー豆粕を用いた便臭の緩和方法　床上排泄者14名によるアンケート結果より．第32回日本看護学会論文集，成人看護2，278-279，2001.
74）藤田奈穂，他：コーヒー豆粕を用いた排尿処理時の消臭効果．第42回日本看護学会論文集，看護総合，10-12，2012.

Chapter 4

活動の援助技術

看護援助の必要性

　人間は，生命体であり生活体です．身体の細胞や臓器がさまざまなレベルで活動を続け，各自のニードを満たすことによって人間らしい生活を構築していきます．

　健康上の問題や治療に伴う制限により，自ら身体を動かせない状況や臥床生活を余儀なくされる場合があります．安静は，眠ってはいませんが，活動を制限している状態であり，疲労の回復・傷病の治癒や，精神的疲労の回復にはとても重要です．しかし，意図的ではない安静，つまり安静を強いられることは，その人にとって苦痛となり，健康を阻害する可能性があります．看護職として，このような状況に陥らないようにすることはもちろん，このような状況においても活動が妨げられないよう援助し，well-being を実現するようかかわることが重要です．

　人間は，活動と休息のバランスを保ってこそ，健康を維持・増進することができるのであって，どちらかに偏ると害にもなりかねません．看護職は，対象者が活動と休息のバランスを保持できるよう，活動を生理的・身体的・精神的・社会的側面からとらえることはもちろんのこと，運動学や人間工学といった他の学問分野の視点を含めて，より安全で安楽な援助を提供することが求められています．

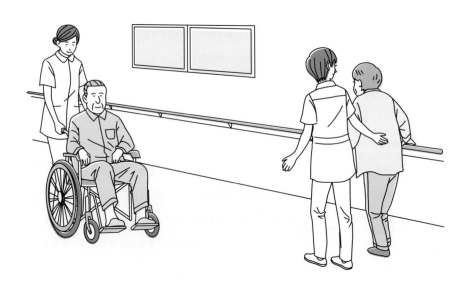

対象者の活動の看護アセスメントに必要なミニマムデータ

- 年齢および成長発達の程度
- 生活習慣やスタイル
- 日常生活動作の自立度
- 運動習慣
- 筋量・筋力
- 関節の状態および関節可動域
- 神経系の機能
- 心肺機能
- 肥満とその関連疾患
- 意欲（精神状態）
- 認知機能
- 安静・不活動
- 休息
- 睡眠パターン　など

活動の援助技術の概念図

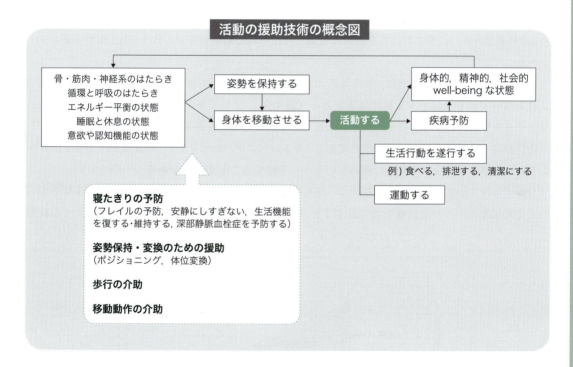

寝たきりの予防

> **期待される効果**
> ・寝たきりによる身体的・精神的機能の低下を予防する
> ・日常生活動作，生活関連動作の機能障害，自立度の低下を防止する

❖ フレイルを予防する

　フレイルは，身体的な問題のみならず，認知機能障害やうつなどの精神・心理的問題，さらに独居や経済的困窮などの社会的問題を含む概念であり[1]，高齢期において生理的予備能が低下してストレスに対する脆弱性が亢進し，不健康を引き起こしやすい状態と定義されている[2]．またフレイルは，健康な状態と要介護状態の中間の時期にあり，しかるべき適切な介入により機能を戻すことができる，可逆性がある時期とされている[3]（図4-1）[4]．

　現在，フレイルを定義する具体的な内容はいまだ統一されていないが，Friedが提唱した基準が採用されていることが多い[3]．Friedによるフレイルの基準は5つの構成要素からなる．このFriedの基準から，日本における高齢者に適切と考えられる基準値を示したJ-CHS基準（表4-1）[5]がある．

　フレイルと似たような概念に，サルコペニア，カヘキシア，ロコモティブシンドロームがあるが，これらはいずれもフレイルを招く状態である（表4-2）．フレイルを有する高齢者は将来，転倒の発生や日常生活における自立度の低下，入院発生や死亡の危険性が高くなる，うつ徴候を発生する危険性が高くなることなどが報告されており，サルコペニア，カヘキシア，ロコモティブシンドロームといったフレイルを招く状態に陥らないように予防することが重要である．

　フレイルは，加齢や慢性的な疾患によって筋力・筋肉量が減少し，エネルギー消費量が低下することで低栄養といった悪循環を繰り返すことで進行する（図4-2）[8, 9]．患者が現在どのような状態

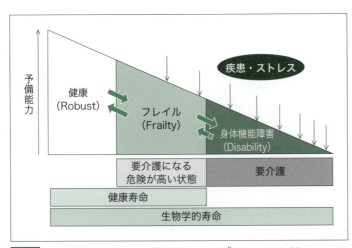

図4-1　フレイルの位置づけ（葛谷雅文；2009[4]をもとに作成）

表4-1 フレイルの評価方法の一例「J-CHS基準」
（フレイルの進行に関わる要因に関する研究[5]より引用）

体重減少	6カ月で2〜3kg以上の体重減少
倦怠感	（ここ2週間）わけもなく疲れたような感じがする
身体活動量の低下	①軽い運動・体操をしていますか？ ②定期的な運動・スポーツをしていますか？ 　上記の2つのいずれも「していない」と回答
筋力低下	握力　男性26kg未満，女性18kg未満
歩行速度の低下	1.0m/秒未満

5項目中3項目以上該当するとフレイル，1または2項目該当するとプレフレイルと判定される．

表4-2 フレイルの関連用語

サルコペニア	加齢や疾患により，筋量と筋力の進行性かつ全身性の減少に特徴づけられる症候群
カヘキシア	基礎疾患によって食欲不振や体重減少，筋肉量の減少などがみられる代謝異常によって衰弱した状態をいい，サルコペニアの亜系として考えられている[6]
ロコモティブシンドローム	日本整形外科学会が提唱した病態で，運動器の障害のために移動能力の低下をきたした状態をいい，身体機能障害のなかでも移動能力の低下に焦点を当てている[7]

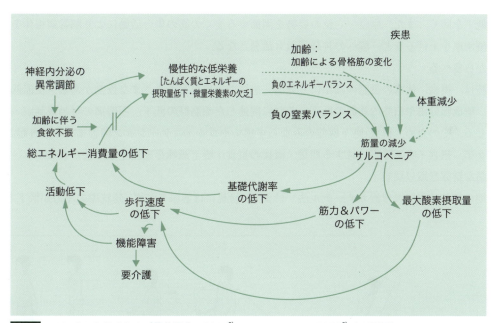

図4-2　フレイルのサイクル（荒井秀典；2014[8]，Xue QL, et al；2008[9]より引用）

にあるのか，フレイルの状態を筋量・筋力検査，栄養検査，歩行機能や身体活動，認知機能の観点から多角的にアセスメントすることが必要となる．そして，筋量・筋力，歩行機能，日常生活行動の維持・向上，低栄養の予防，認知機能の活性化に向けたケアを実施していくことが重要となる．

❖ 臥床の不動から可及的速やかに安静をとく

・患者の全身状態をアセスメントし安全に安静をとく

意識障害の有無，バイタルサインの安定性，神経症状や筋・骨格系の障害の有無，患者の既往歴や合併症等を含めて全身状態をアセスメントする．医学的に可能と判断されたのであれば，発症後 24 ～ 48 時間以内に寝返り，座位，セルフケアなどの自動運動を開始する．全身状態が不良で，座位を保持できない患者には，関節可動域訓練，良肢位保持，体位変換などの他動的運動を行う．

・段階的離床を実施する

段階を追って少しずつ活動性を上げることが重要である．この段階とは，離床のレベルのどの段階かという面と併せて，一回あたりの離床時間や，一日の離床実施回数といった時間的側面を含む．段階的に離床を進めることは，全身状態増悪のリスクを最小限にすることはもちろん，循環器系への重力負荷を軽減することにもつながる．また，重力変化による循環器系への負荷を正常化するための役割を担っている循環調節の機能を評価することも可能である．段階的な離床の例を図 4-3[10, 11] に示す．継続時間や頻度は，患者の状態に合わせて計画することが求められる．

❖ 生活機能を復する，維持する

・日中の起床を勧める

座位・立位をとることは，筋骨格系，循環・呼吸器系，内分泌・代謝系などのさまざまな臓器の機能低下を防ぐ．また，座位・立位の姿勢を調節する多くの筋の集合活動により脳幹網様体を刺激し覚醒水準を上げるなど，脳への神経刺激も活発となる．

・口から食べる

口腔は，摂食，飲水の役割のほかに，発話，感情の表出などさまざまな役割がある．機能低下により，唾液腺分泌や口腔内筋群の低下，それに関連した頬筋群の低下，顎関節の可動域制限・拘縮が生じる．そのため，摂食・嚥下機能のみならず感染やコミュニケーション障害までも引き起こす．口腔ケア，摂食・嚥下障害に対する間接・直接の摂食・嚥下訓練を実施する必要がある．

・自然な排尿を取り戻す

長期の持続的導尿（留置カテーテル法）により，膀胱には蓄尿されず，膀胱壁の圧力が低下する．

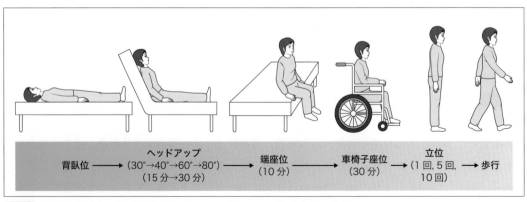

図 4-3　段階的な離床の例（曷川　元，他；2010[10]，2007[11] を参考に作成）

また，排尿運動の低下により，膀胱への血流量が減少し，低栄養状態となる．そのため，膀胱壁は薄くなり，膀胱の伸縮性が低下し，廃用性に膀胱が萎縮する可能性がある．その他，導尿に伴う二次的な問題として，尿路感染症，膀胱結石，尿道狭窄があげられる．持続的導尿の期間はできるだけ短期間にすることが望ましい．留置カテーテルの早期抜去と自然排尿を促す必要がある．

• 生活関連動作の向上を支援する

日常生活行動だけではなく，炊事・洗濯・掃除や買い物，スポーツなど自宅での生活に関連した動作能力の向上を促進するために，地域生活をベースにしたリハビリテーションの介入をする必要がある．

• 患者の活動性を高める働きかけを行う

低刺激の場合，精神活動も低下するので，精神活動に働きかける援助が必要である．入院の理由や，治療経過，家族や社会のニュースなどの話題を提供したり，時計やカレンダーを設置したり，治療や日常生活動作に選択肢を与え，判断を促したりすることで，患者の活動性を高めていく[12]．

応用技術 ▶ ベッド上での寝返り，起き上がり，移動などは，清拭や着替え，排泄といった日常生活の援助場面において意図的に実施する．

❖ 深部静脈血栓症を予防する

• 深部静脈血栓症の出現の有無を観察する

深部静脈血栓症は，長期臥床や肥満などによる血液停滞，手術侵襲や中心静脈カテーテル留置などによる血管内皮障害，感染症や悪性腫瘍などによる血液凝固能亢進の3つの大きな要因により引き起こされる．とりわけ，周手術期や長期臥床の状況では，発症の危険性が高まる（表4-3）[13]．下肢の深部に形成された血栓が遊離して肺動脈を閉塞すると，急性の呼吸・循環障害をきたす．臥位の状態から座位・立位や初回歩行へと安静度を上げていく際は，肺血栓塞栓症の発症の危険性を考え，突然の呼吸困難，胸痛，頻呼吸といった呼吸器症状に留意する[13]．

周手術期の患者や長期臥床患者は，腫脹などの症状の発現が乏しい．その理由として，臥床しているために静脈圧が立位に比べ高くないこと，血栓が静脈弁に固着せずに静脈壁との間に間隙を生じ，循環障害の程度が少ないことがあげられる[13]．そのため，周手術期の患者や長期臥床患者に対しては，より注意深く観察することが必要である．

深部静脈血栓の典型的な症状として，下肢や上肢の

表 4-3 静脈血栓塞栓症の付加的な危険因子の強度
（日本循環器学会，他；2017[13]より引用）

危険因子の強度	危険因子
弱い	肥満 エストロゲン治療 下肢静脈瘤
中等度	高齢 長期臥床 うっ血性心不全 呼吸不全 悪性疾患 中心静脈カテーテル留置 がん化学療法 重症感染症
強い	静脈血栓塞栓症の既往 血栓性素因* 下肢麻痺 ギプスによる下肢固定

*血栓性素因：アンチトロンビン欠乏症，プロテインC欠乏症，プロテインS欠乏症，抗リン脂質抗体症候群など．

表4-4 深部静脈血栓症の観察ポイント（足）
（佐藤憲明；2012[14]）を参考に作成）

- 下肢に腫脹，疼痛，色調の変化（赤紫色）がある
- 下腿の硬化，表在の静脈怒張，浮腫がある
- 動脈の触知は微弱である
- 下肢の冷感，チアノーゼがある
- 各症状に左右差がある，各症状が片側にみられる
- 各症状が体位によって変化する
- ホーマンズ（Homans）徴候がある（図4-4）
- ローウェンベルグ（Lowenberg）徴候がある

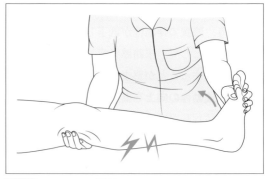

図4-4 ホーマンズ徴候
患者さんを仰臥位にし，膝を少し屈曲させて足先部分を把持する．足関節を背屈し，腓腹部に疼痛を生じれば陽性となる[15]．

腫脹，疼痛・圧痛，色調の変化，表在の静脈怒張などがあり，多くは片側に認められる．しかし，深部静脈血栓の症状は発現が乏しい．深部静脈血栓症のフィジカルアセスメントもあわせて実施する必要がある（表4-4[14]，図4-4[15]）．深部静脈血栓症の症状を問診，視診，触診し，画像診断につなげる．

- **下肢の自動他動運動やマッサージを実施する**

下肢筋のポンプ作用は静脈還流を増加させ，血流のうっ滞を改善する．その他に，さまざまな血管の作動性物質を産生・活性化させ，抗凝固作用や線維素溶解作用を発揮するといわれている[16]．そのため，下肢の運動療法は，血行動態的な検討から深部静脈血栓症の理学的な予防法として有用とされている．なかでも，足関節運動がもっとも適しており，とりわけ足関節底背屈運動が奨励されている[17, 18]．これらの運動は，他動的に実施するよりも自動的に実施したほうが静脈のうっ滞除去の効果が高い[19]とされているが，自動運動が不可能な患者の場合は，他動運動の実施が推奨される．また，下腿のマッサージは，うっ滞の減少効果や中枢静脈へのクリアランス効果が得られるとされている．患者に疼痛や不快感が出ない程度に，足首から膝にかけて血液を搾り出すようにふくらはぎのマッサージを行う方法や[20]，足関節底背屈運動があげられる．

> **実証報告**
>
> 木内[21]らは，麻痺のある脳梗塞患者に対して足関節底背屈運動を実施し，大腿静脈流速の変化を測定し，深部静脈血栓症の予防の観点から運動の効果を検証している．踵骨を手のひらで包むようにして持ち，実施者の前腕足底部に張り付けて患者側に圧力を加え，つま先を上げるように動かす背屈と，つま先をまっすぐ伸ばす底屈を1分間に50回，5分間実施した．その結果，他動運動後は血流速度の増加がみられ，足関節他動運動が大腿静脈血流速度を増加させる可能性があると報告している．

- **弾性ストッキングを着用する**

弾性ストッキングや弾性包帯は，下肢の表在静脈を圧迫することによって静脈の血流速度を増加させ，下肢への静脈うっ滞を減少させる．弾性ストッキングは，出血などの合併症がないこと，簡便で値段が比較的高くないことが利点としてあげられる．術後の患者に対しては，弾性ストッキングの効果は高く評価されているが，内科系疾患や脳卒中の患者に対する有効性は明確ではないとい

われている．また，掻痒感，発赤や発疹，潰瘍といった皮膚トラブルがあること，深部静脈血栓症の高リスク群では単独の使用では効果が乏しいことなどが欠点としてあげられている[22]．

他方，弾性包帯はさまざまな足の形に応用可能であることが利点であり，正しく装着すれば弾性ストッキングと同様の効果が得られると考えられている．しかし，弾性包帯は，包帯を巻く実施者の技術によって圧に個人差があること，時間とともに圧迫圧が低下してくることが欠点としてあげられる[23]．弾性ストッキングや弾性包帯による深部静脈血栓症の予防は，薬物療法と比較すると有効性に関するデータが限られている．そのため，今後もさらなる検討が必要とされている．

2 姿勢保持・変換のための援助

期待される効果
- 長時間，同一体位をとることによって生じるさまざまな症状の出現を防止する
- 寝たきりの予防・改善につながる
- 姿勢の変換によって生じる症状や問題を防止する
- 日常生活行動を起こすことにつながる

❖ 安全で安楽な臥位に変換する

・安定した体位になるよう調整する

体位の「安定性」は，①支持基底の面積，②支持基底と重心線の関係，③重心の高さ，④物体の質量，⑤摩擦力，⑥構造の分節性，⑦心理的要因，⑧生理学的要因の8つの要素からなる[24]．姿勢の崩れがないか，部分的に圧迫されている箇所がないか，ズレがないか，体軸が自然な流れになっているかを観察・評価し，体位を調整することが必要である（図4-5）[24, 25]．

・全身状態をアセスメントし，適宜体位変換をする

人間は，入眠中でさえほぼ15分に1度の寝返りを行い，特定の部位への圧迫を避け末梢の循環の保持に努めている．臥床により生じるさまざまな症状の出現を最小限にするために，体位を適宜変換し，正しい姿勢を保持できるようポジショニングをする必要がある．

褥瘡予防の観点から，基本的に2時間以内の間隔で体位変換をすることが推奨されている（**表4-5**）[26]．米国褥瘡諮問委員会（National Pressure Ulcer Advisory Panel, NPUAP），ヨーロッパ褥瘡諮問委員会（European Pressure Ulcer Advisory Panel, EPUAP）が発表しているように，体位変換の頻度は，患者の組織耐久性や活動性および可動性のレベル，全身状態，治療の目的，皮膚の状態のアセスメントによって決定すること，患者の皮膚状態やどうしたら快適かを評価し，体位変換計画で期待どおりの反応が得られない場合は，体位変換の頻度と方法を再検討すること，使用されている体圧分散マットレスに応じて決定すること[27]が重要である．

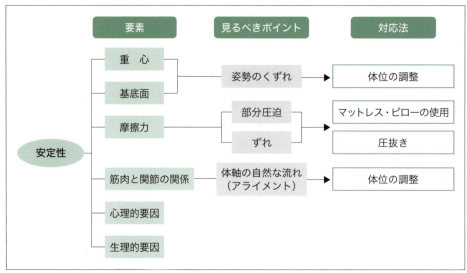

図 4-5 体位の安定性を構成する要素と観察ポイントおよび対応例（齋藤 宏；2012[24]より引用）

表 4-5 体位変換に関する褥瘡の予防ケアと発生後のケア
（日本褥瘡学会編；2015[26]より引用）

	Clinical Question	推奨度*	推奨文
予防ケア	ベッド上では，何時間ごとの体位変換が褥瘡予防に有効か	B	基本的に2時間以内の間隔で，体位変換を行うよう勧められる
	体圧分散マットレスを使用する場合，何時間ごとの体位変換が褥瘡予防に有効か	B	粘弾性フォームマットレスを使用する場合には，体位変換間隔は4時間以内の間隔で行うよう勧められる
		C1	上敷二層式エアマットレスを使用する場合には，体位変換間隔は4時間以内の間隔で行ってもよい
	ベッド上の体位変換では，どのようなポジショニングが褥瘡予防に有効か	B	30°側臥位，90°側臥位ともに行うよう勧められる
	重症集中ケアを必要とする患者にはどのような体位変換が褥瘡予防に有効か	C1	ローリング機能付き特殊ベッドによる体位変換を行ってもよい
発生後ケア	関節拘縮を有した患者には，どのようなポジショニングを行うとよいか	C1	体圧分散用具・クッションを用い，ポジショニングを行ってもよい
	殿部の褥瘡を保有する患者には，どのようなポジショニングが褥瘡治癒促進に有効か	C1	30°側臥位・頭部挙上位以外のポジショニングを行ってもよい
	重症集中ケアを必要とする，褥瘡を保有する患者にはどのような体位変換が褥瘡予防に有効か	C1	基本的に2時間以内の間隔で体位変換を行ってもよい

*：推奨度とは，過去に発表された論文をエビデンスレベルに分類し，そのエビデンスレベル等から治療やケアとしてどのくらい推奨できるのかを示している．
A：十分な根拠があり，行うよう強く勧められる．
B：根拠があり，行うよう勧められる．
C1：根拠は限られているが，行ってもよい．
C2：根拠がないので，勧められない．
D：無効ないし有害である根拠があるので，行わないよう勧められる．

Chapter 4 活動の援助技術

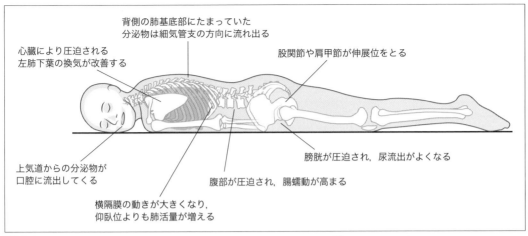

図4-6 腹臥位療法が生体機能に及ぼす影響（小板橋喜久代，他；2007[28]）を参考に作図）

応用技術 ▶ **腹臥位療法を実施する．**

腹臥位療法とは，仰臥位あるいは半側臥位を中心とした生活に，目的意識的に腹臥位を取り込むものであり，廃用症候群の予防・改善，急性呼吸窮迫症候群や下側肺障害などの呼吸器系疾患への療法である（図4-6）[28]．180°体位を変える時に生じる刺激によって，仰臥位時とは逆転した部位が身体の下の位置になって重力作用を受けて，さまざまな生体機能に影響を及ぼす[28]．

> **実証報告**
> 住吉ら[29]は，在宅療養中の寝たきり高齢者を対象に，1週間に2〜3回腹臥位療法を実施し，身体機能，精神機能の変化を調査した．腹臥位療法前後で嚥下機能には変化はみられなかったが，排便量の変化，呼吸の副雑音が消失した．また午前中の覚醒，自発語の増加，周囲への関心，周りの状況を理解した会話の出現がみられた．

> **さらに検証**
> 大宮[30]が，腹臥位療法の技術化が図れることにより経験法則としての根拠が成立し，そこから新たに科学的な根拠を導き出す可能性が生まれると述べているように，具体的にどのように体位変換するか，麻痺や拘縮がある患者にはどのように実施するとよいのかといった実践報告の集積が求められる．

⚠ **禁忌**

・重度の心疾患，意識障害，腰椎疾患，四肢や脊柱の骨折，高度の骨粗鬆症がある場合は腹臥位療法を行わない，または実施について多職種で慎重に検討する

❖ 安全に不快なく起き上がり，座位になれるよう援助する

仰臥位から長座位になる時，長座位から端座位になる時の自然な起き上がり，基本的な座位姿勢（図4-7）[31]を参考に，患者が起き上がり，座位になるにはどのように介助すると安全なのかを検討する．

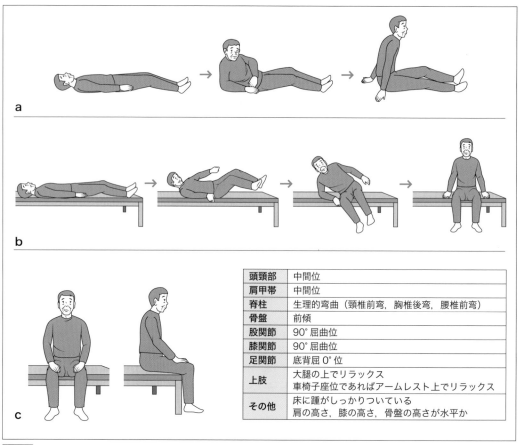

図 4-7 座位動作と基本的な座位姿勢（加藤真弓；2014[31]）を参考に作成）
a：仰臥位から長座位，b：仰臥位から端座位，c：基本的な座位の姿勢．

長座位は，支持基底面積は広いが，重心が支持基底面の中心よりも後方にある．安定性が悪く，常に腹筋に力を入れる必要があり，ハムストリングスの十分な伸張性がないと後方に倒れてしまう[31]．

転倒することなく立位になれるよう援助する

・転倒のリスク因子を明らかにする

患者の現病歴，症状を確認し，その患者にはどのような転倒のリスク因子があるのかを明らかにする．転倒のリスク因子は，多種多様な要因が相互に関連し合っている（図 4-8）[32]．患者の「活動と運動」を看護の視点からアセスメントするなかで，転倒のリスクがあるか，どの程度あるのかを判断することが必要である．

・転倒のリスク因子の軽減を図り，立ち上がりの援助をする

転倒のリスク因子のアセスメント結果を活用し，患者の状態に合わせて，血圧の変動を起こさないようにケアをする，薬剤の見直しをする，ベッドサイドの環境の調整をする，リハビリテーションを行うなどの援助を実施する．

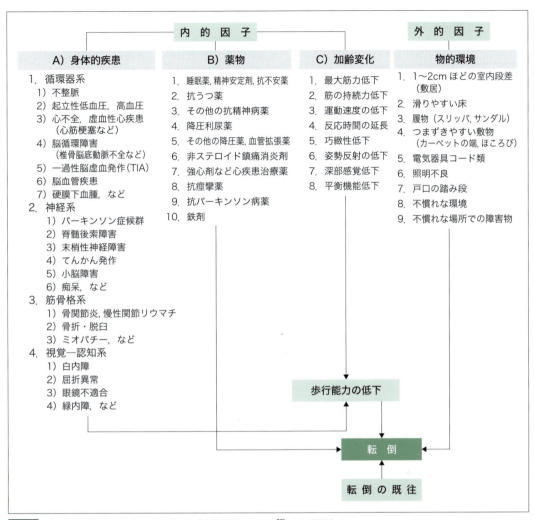

図4-8 転倒のおもなリスクファクター（鈴木隆雄；2003[32]）より引用）

❖急激な立位を回避する

　臥位から立位に体位変換すると，血液が胸腔内から腹部や下肢に移行するため，心臓への静脈還流量は減少する．それに伴い，心拍出量の減少や血圧低下が生じる．このような血圧低下による循環動態の変化を大動脈や頸動脈洞に存在する圧受容体が感知し，賦活されることにより代償的に心拍数増加，心収縮力増加，末梢血管収縮（末梢血管抵抗増加）が生じて，起立時の血圧が維持される．健康な人では，圧受容体反射が適切に働き，起立時の過剰な血圧低下を抑制している．しかし，起立性低血圧症を起こしやすい高齢者や利尿剤を服用している患者は，圧受容体反射が十分機能せず，また循環血液量の減少により，起立時の血圧低下を抑制できず，著明な血圧低下が生じる[33]．

　起立性低血圧は健康人でもしばしばみられ，6時間の安静仰臥位を続けた直後に起立すると，この病態が出現すると報告されており，病気療養中である患者は起立性低血圧を生じる可能性があることを予測してかかわることが必要である．

> **実証報告**
>
> 川口ら[34]は，急な姿勢変化に伴って起こる起立性低血圧の予防法として「見込み制御」が有効であると報告している．研究結果から，起立することを予告しておくと事前に交感神経が活性化し，起立する準備状態に入り，起立に向けてスムーズな移行が行われたと述べている．

3 歩行の介助

期待される効果
- 歩行機能の改善・維持を図り，活動性の低下を防止する
- 今いる場所から別の場所に移る動作ができる
- 日常生活行動を起こすことにつながる

❖ 適切な歩行補助具を選択する

まず，患者の歩行を観察し，立位が維持できるか，足踏みができるか，左右の一側下肢に体重を支持できるかを確認する．そして，歩行の安全性の向上，歩行時の荷重や疼痛の軽減，歩行効率の向上の3つの観点から，患者の歩行機能に応じた歩行補助具を選択する（**表 4-6**[35]，**図 4-9**[35]～4-11）．杖や松葉杖を使用する場合は，体格に合わせて長さを調節することが必要である．

❖ 転倒することがないように歩行を介助する

介助者は，基本的には患者の後方かつ患側（不安定な側）に立つ（**図 4-12-a**）．患者の姿勢が崩れた時にすぐに対応できるように患者との距離を近づけ，腰部や背部を支持する[36]．

運動麻痺を有する片麻痺患者の場合，股関節周囲の筋力低下により，麻痺側に荷重すると股関節屈曲位になり麻痺側の腰が後方に引け，膝が急激に屈曲してしまうことがある．このような歩行は転倒につながる危険性があるため，介助者は後方から患者の骨盤に手を当てて，腰が後方へ引けないように支える[37]（**図 4-12-b**）．

表 4-6 歩行補助具の適用と留意点（村田 伸；2014[35]を参考に作成）

種類	適用	留意点
杖 （図 4-9）	・立位のバランスが悪い場合 ・歩行練習の初期段階	三脚杖や四脚杖は荷重時の安定性は高い．しかし，凹凸がある路面，段差など，体重を垂直に支持できない場所では不安定になりやすい
松葉杖 （図 4-10）	・下肢の骨折，靱帯損傷などにより体重を免荷する場合 ・脊髄損傷による対麻痺がある場合	・標準型松葉杖を使用するには上肢の筋力が必要となる ・腋窩で体重を支持すると，腋窩を圧迫し橈骨神経麻痺を起こす危険がある
歩行器 歩行車 （図 4-11）	・立位のバランスが悪い場合 ・協調運動障害，平衡障害がある場合	後方に転倒する可能性があるため，重心を前方に位置する必要がある

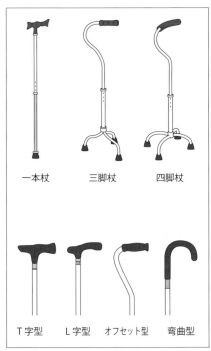

図4-9 杖と杖のグリップの形状（村田 伸；2014[35]）を参考に作成）

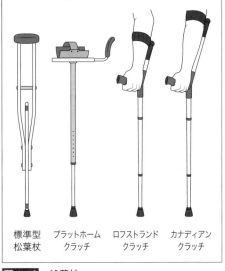

図4-10 松葉杖

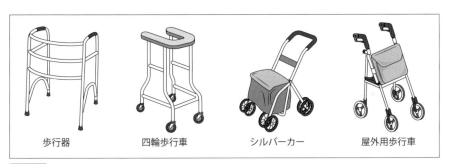

図4-11 歩行器・歩行車

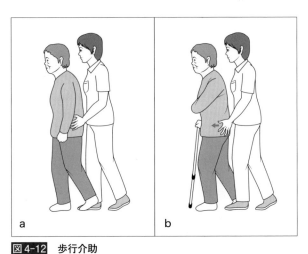

図4-12 歩行介助
　　　a：介助時の立ち位置の例，b：股関節伸展の介助例．

4 移動動作の介助

期待される効果
- 今いる場所から別の場所に移る動作ができる
- 日常生活行動を起こすことにつながる

❖端座位の状態から車椅子に安全に移乗する

・ベッドと車椅子の距離をできる限り短くする

患者がベッド上に端座位になっている状態から車椅子に移乗する時には，患者の歩く距離を短くしたほうが，立位や歩行によって姿勢が不安定になる状態を最小限にすることができる．また，距離だけではなく，車椅子の設置位置についても留意する必要がある．方向転換する角度が大きすぎると，ステップを踏んだり，歩行したりする距離が長くなり，立位のバランスを崩しやすくなる．ベッドに対して30〜45°になるように車椅子を置く（図4-13）．

運動麻痺を有する片麻痺患者の場合，健側（非麻痺側）に車椅子を配置する方法が一般的である．患者が車椅子の遠位側のアームレストをつかみ，健側の下肢を軸にして方向転換して，車椅子に腰をかけられるよう介助する（図4-14）[38]．

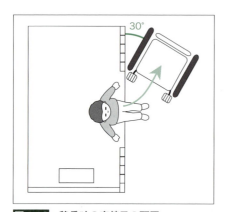

図 4-13 移乗時の車椅子の配置

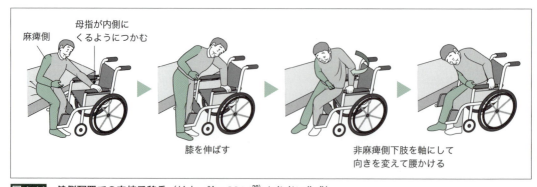

図 4-14 健側配置での車椅子移乗（杉本 諭；2014[38]を参考に作成）

・患者の状態，機能に合わせて道具を使用する

動的なバランスが不安定な患者の場合，座位から立位になる時などに介助バー，置き手すりなどを用いることによって，立ち上がり時の前方への重心移動を促し，方向転換時の立位のバランスをとりやすくする．

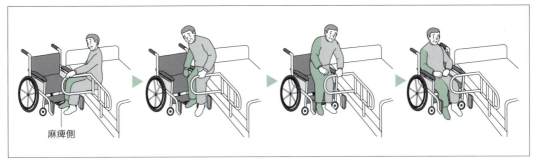

図 4-15 患側配置での車椅子移乗（右片麻痺の場合）（西田直子，他；2006[39]）を参考に作成）

> **実証報告**
> ・先述のとおり，片麻痺患者の車椅子への移乗動作を支援する際の原則として，健側に車椅子を置き，健側から接近することがいわれている．西田らは脳卒中片麻痺患者を対象として，ベッドから車椅子への移乗を健側配置および患側配置の二条件で動作解析を行った[39]．患側配置で介助バーを用いて移乗動作をすると，重心の左右方向の位置変化が大きく，回旋も大きいため，健側配置のほうが安定性があるといえる．しかし，患側下肢に支持力がある場合は，行動範囲の拡大をねらいとして患側配置で移乗したほうが実用的であることを報告している（図 4-15）．
> ・勝平らは，移乗動作の介助時にスライディングシートやトランスファーボードを片膝立ちで使用すると，腰部負担が軽減したことを報告している[40]．

> 💡 **ポイント**
> ・立位になることが困難な患者の場合は，移乗補助具（リフト，スライディングシート，トランスファーボードなど）を用いる．

●褥瘡予防を考慮し，安定した座位を保持する

車椅子に乗車している時に，体幹，頭頸部，骨盤，股関節，膝関節，足関節などの身体各部の位置がどのようになっているかを確認する（図 4-16）[41]．

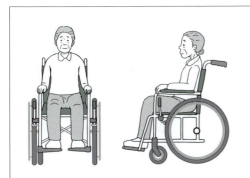

頭部	中間位，垂直，目水平
脊椎	腰椎軽度前弯，胸椎軽度後弯，頸椎軽度前弯での垂直姿勢
肩甲骨	中間位，上肢の機能的肢位
上肢	アームサポートまたは大腿の上でリラックス
骨盤	わずかな前方傾斜，側方傾斜，回旋はない
股関節	屈曲約 90° わずかな外転と外旋
膝関節	屈曲約 90°
足関節	足底中立位

図 4-16 車椅子移乗時の身体の位置（岩谷清一；2014[41]）を参考に作成）

また，患者の状態や機能，座位になる時間や目的，使用環境を考慮して，基本的な座位姿勢あるいは，その人に合った座位姿勢になるように，座面，背面，フットレスト，アームレストを調整して安定した座位を保持し，クッションなどを用いて尾骨部，坐骨部の除圧を図る．

　車椅子の適合（フィッティング）には，リハビリテーションや介護にかかわるさまざまな専門職が患者の機能をアセスメントし，患者の目標を確認したうえで適したものを検討，選択することが求められる．

❖ 移送時は速度や振動に留意する

- 車椅子による移送

　車椅子移送の原則は，振動を最小限にしてゆっくりと進む，段差がある場合は前輪を持ち上げて段差を越える，下り坂の場合は後ろ向きに進むことである．

- ストレッチャーによる移送

　ストレッチャー移送時に，上下，左右方向の振動加速度，角速度が生じることで，患者は不快を感じる．ストレッチャー移送の原則は，2人で移送する，患者の足が進行方向に向くようにする，傾斜がある場合は頭部を高くする，揺れや振動を最小限にしてゆっくり進むことである．

> **実証報告**
>
> ・佐川ら[42]は，看護師が普段ストレッチャーを移送する時の歩調である毎分130歩の速さで，①曲がりながら進む回転法，②頭を中心にした回転法，③足を中心にした回転法，④ストレッチャー中央を中心とした回転法の4つの方法で方向回転を行い，回転を伴う移送中の加速度と角速度を測定し，乗り心地を評価した．その結果，方向転換時の加速度，頭足方向に作用する加減速や回転時の遠心加速度が乗り心地に影響を及ぼすことが明らかになった．そして，回転前はゆっくり減速して静止し，回転中は頭部を中心にして回転してゆっくり加速することによって患者をより快適に移送することができると報告している．
>
> ・尾黒ら[43]は，ストレッチャーによる移送時の速さの違い（時速3km，5km，7km）が方向転換時の加速度と乗車中の頭部の重心移動にどう影響を及ぼすのか調査した．その結果，速さが増すにつれて，左右方向，前後方向の加速度が大きくなり，頭部の重心移動距離も大きくなることが明らかになった．
>
> ・尾黒ら[44]のストレッチャー移送（時速5km，7km）が乗車者の自律神経系に及ぼす影響の調査によると，移送によって皮膚電位反応（skin potential response，SPR），呼吸数，視覚的評価スケール（visual analog scale，VAS）に変化があり，移送に伴うVASの変化と呼吸数の変化との間に相関がみられたと報告している．
>
> これらのことから，ストレッチャーに乗車している患者の状態や状況を把握し，不安や緊張を取り除くケアをしながら，ストレッチャー移送の原則に基づき，速度や加速度，回転時の遠心加速度に留意して移送することが必要であるといえる．

文献 / URL

1) 牧迫飛雄馬：老化とフレイル―早期発見と効果的介入をデータから考える―．理学療法の歩み，28（1）：3-10，2017．
2) 荒井秀典：フレイルの意義．日本老年医学会雑誌，51（6）：497-501，2014．
3) 葛谷雅文，雨海照祥編集：フレイル 超高齢社会における最重要課題と予防戦略．pp.2-17，医歯薬出版，2014．
4) 葛谷雅文：老年医学におけるSarcopenia & Frailtyの重要性．日本老年医学会雑誌，46（4）：279-285，2009．
5) 長寿医療研究開発費平成26年度総括報告：フレイルの進行に関わる要因に関する研究（25－11）．http://www.ncgg.

go.jp/ncgg-kenkyu/documents/25-11.pdf（2018年10月5日閲覧）
6）厚生労働科学研究補助金（長寿科学総合研究事業）高齢者における加齢性筋肉減弱現象（サルコペニア）に関する予防対策確立のための包括的研究 研究班：サルコペニア：定義と診断に関する欧州関連学会のコンセンサス—高齢者のサルコペニアに関する欧州ワーキンググループの報告—の監訳．https://www.jpn-geriat-soc.or.jp/info/topics/pdf/sarcopenia_EWGSOP_jpn-j-geriat2012.pdf（2018年10月5日閲覧）
7）日本整形外科学会 ロコモ チャレンジ！推進協議会：ロコモパンフレット2015年度版．https://locomo-joa.jp/check/pdf/locomo_pf2015.pdf（2018年10月5日閲覧）
8）前掲書3），荒井秀典：サルコペニアとフレイル．pp.18-22．
9）Xue QL, et al：Initial manifestations of frailty criteria and the development of frailty phenotype in the Women's Health and Aging Study Ⅱ．The Journals of Gerontology, Series A：Biological Sciences and Medical Sciences, 63（9）：984-990, 2008．
10）曷川 元：今すぐ始めよう！ 早期離床—安全に施行するためのひとワザ，ふたワザ．EBNursing, 10（4）：652-672, 2010．
11）曷川 元，横川浩康：実践！ 早期離床 完全マニュアル．pp.140-144, 慧文社，2007．
12）大橋正洋：廃用症候群の治療．「標準リハビリテーション医学」．上田 敏監修，第3版，pp.252-257, 医学書院，2012．
13）日本循環器学会，他：肺血栓塞栓症および深部静脈血栓症の診断，治療，予防に関するガイドライン（2017年改訂版）．http://www.j-circ.or.jp/guideline/pdf/JCS2017_ito_h.pdf（2018年10月5日閲覧）
14）佐藤憲明：臨床実践フィジカルアセスメント．pp.137-140, 南江堂，2012．
15）医療情報科学研究所編：フィジカルアセスメントがみえる．メデックメディア，2015．
16）冷水陽子，他：下肢深部静脈血栓症予防に対する間歇的下肢加圧装置の有用性．日本手術医学会誌，22（1）：28-31, 2001．
17）太田覚史，他：静脈血栓塞栓症に対する各種理学的予防法の静脈血流増加効果についての検討．静脈学，15, 89-94, 2004．
18）森 明子，他：足関節底背屈運動が腓腹筋の血行動態に及ぼす影響について．川崎医療福祉学会誌，18（1）：163-167, 2008．
19）平井正文，他：深部静脈血栓症予防における運動，弾力ストッキング，間欠的空気圧迫法の臨床応用．静脈学，15：59-66, 2004．
20）森 知子：静脈血栓塞栓症の予防法 早期離床と下肢の運動．EB Nursing, 7（3）：306-311, 2007．
21）木内和江，他：麻痺のある脳梗塞患者における深部静脈血栓症予防としての足関節底背屈運動の効果—運動前後の大腿静脈流速の変化より—．国立看護大学校研究紀要，14（1）：11-19, 2015．
22）山田典一，他：弾性ストッキングの現状とエビデンス：深部静脈血栓症・肺血栓塞栓症の予防．静脈学，23（3）：233-238, 2012．
23）木下桂子：静脈血栓塞栓症の予防法 弾性ストッキングと弾性包帯．EB Nursing, 7（3）：312-318, 2007．
24）齋藤 宏，他：姿勢と動作—ADL その基礎から応用．メヂカルフレンド社，2012．
25）田中マキ子：写真でわかる看護技術 日常ケア場面でのポジショニング．pp.2-10, 照林社，2014．
26）日本褥瘡学会：褥瘡予防・管理ガイドライン（第4版）．日本褥瘡学会誌，17（4）：487-557, 2015．
27）EPUAP（European Pressure Ulcer Advisory Panel）ヨーロッパ褥瘡諮問委員会，NPUAP（American National Pressure Ulcer Advisory Panel）米国褥瘡諮問委員会：褥瘡の予防＆治療 クリックリファレンスガイド．http://www.epuap.org/wp-content/uploads/2016/10/qrg_prevention_in_japanese.pdf（2018年10月5日閲覧）
28）小板橋喜久代，新村洋未：エビデンスから読み解く腹臥位療法の有効性．コミュニティケア，9（1）：54-57, 2007．
29）住吉和子，他：寝たきり在宅高齢者に対する腹臥位療法の効果．日本看護技術学会誌，11（2）：62-66, 2012．
30）大宮裕子：あらゆる対象・時期に応用できる看護技術における腹臥位療法の展望．「看護技術の科学と検証 第2版—研究から実践へ，実践から研究へ—」．菱沼典子，川島みどり編，第2版，pp.17-23, 日本看護協会出版会，2013．
31）加藤真弓：起居・移動動作②起居動作．「日常生活活動学テキスト 改訂第2版」．細田多穂監修，第2版，pp.87-99, 南江堂，2014．
32）鈴木隆雄：転倒の疫学．日本老年医学会雑誌，40（2）：85-94, 2003．
33）西崎光弘：低血圧を伴う病態 起立性低血圧症．治療，92（11）：2512-2516, 2010．
34）川口孝泰：循環生理反応から見た起立介助時のエビデンス．「ケア技術のエビデンス—実践へのフィードバックで活かす」．深井喜代子監修，pp.148-157, へるす出版，2006．
35）前掲31）村田 伸：補装具（移動補助具を中心に）．pp.67-71．
36）中川雄樹：運動学で根拠がわかる生活動作別の転倒・転落予防 5歩行：応用編．リハビリナース，8（3）：37-41, 2015．
37）前掲36）和田陽介：4歩行：基礎編．31-36．
38）前掲31）杉本 諭：中枢神経障害に対するADL指導．p.152．
39）前掲34）西田直子，高柳智子：患者の移動動作のエビデンス．pp.158-167．
40）勝平純司，他：移乗補助具の使用，種類，使用部位の違いが移乗介助動作時の腰部負担に与える影響．人間工学，46（2）：157-165, 2010．
41）岩谷清一：座位のポジショニング（シーティング）2 車椅子・クッションの選択と調整．リハビリナース，7（6）：571-576, 2014．
42）佐川貢一，他：ストレッチャーの移送法と乗り心地の関係．人間工学，46（1）：23-30, 2010．
43）尾黒正子，他：ストレッチャー移送時の速さの違いが方向転換時における加速度と頭部重心移動に及ぼす影響．日本看護技術学会誌，13（1）：66-74, 2014．
44）尾黒正子，他：ストレッチャー移送が乗車者の自律神経系・心理的指標に及ぼす影響．日本看護技術学会誌，16：1-9, 2017．

Chapter 5

睡眠・リラクセーションの援助

―― 看護援助の必要性 ――

　人はなぜ日中に活動し，夜間に睡眠をとるのでしょうか．現在は多様な生活スタイルを可能にする環境があることから，夜間に活動する人もいますが，多くの人は日中活動し，夜間に睡眠をとる生活をおくっています．この繰り返し起こるリズムは概日リズム（サーカディアンリズム circadian rhythm）とよばれています．脳の視床下部に内在する生体時計の周期性により，私たちの体は約24時間の周期で変化しています．日中の活動は，生命維持のために身体の各臓器の機能を大脳がコントロールしています．夜間の睡眠には，こうした日中の活動による疲労を回復する効果があると考えられています．したがって，人間には適切な睡眠が必要です．

　概日リズムの乱れは，疲労や不眠などの症状を引き起こします．睡眠のリズムの乱れは，疲労，不眠，判断力の低下などを引き起こし，日中の活動にも支障をきたします．また，身体機能の低下が生じることから，その人らしく安楽に生活することが難しくなります．近年，睡眠に関する研究が進むなか，睡眠の問題は健康増進や quality of life（QOL）向上のために取り組むべき重要な課題として認識されています．さらに，睡眠障害が疾病に罹患するリスクを高めるということもわかってきました．

　フロレンス・ナイチンゲールは，『看護覚え書』のなかで，より良い眠りの必要性と，そのための環境整備の重要性について言及しています．また，ヴァージニア・ヘンダーソンは，「患者の休息と睡眠を助ける」ことを基本的看護の一つとしてあげ，自然な眠りへの援助の重要性を述べています．

　睡眠のリズムを整えるためには，概日リズムのメカニズムを考慮することに加え，安心して安楽に過ごせる環境を確保し，精神的安寧を保つ技術が必要です．

　人が安楽に過ごすためには，睡眠だけでなく，身体的，精神的緊張から解放された時間をつくることも重要です．概日リズムでは活動と休息のバランスが大切ですが，休息とは睡眠だけでなく，心身を解放してリラックスした状態で過ごすことも含みます．リラクセーションはストレスの緩和にもつながります．

　本稿では，成人の睡眠に焦点をあて，睡眠への援助について確認するとともに，リラクセーションについても検討します．

対象者の睡眠の看護アセスメントに必要なミニマムデータ

- 概日リズムの状態（日常生活のパターン）
- 就寝時間・起床時間・睡眠時間
- 睡眠に対する満足感の有無
- 睡眠時の呼吸状態（睡眠時無呼吸発作の有無）
- 睡眠中のいびき・歯ぎしりなどの有無
- 睡眠薬利用の有無（既往の有無）
- 入眠に30分以上かかるか
- 睡眠の途中で覚醒して眠れなくなるか
- 早朝目覚めて，眠れなくなるか
- 午睡の有無と程度
- 夢（悪夢）の有無

睡眠の援助の概念図

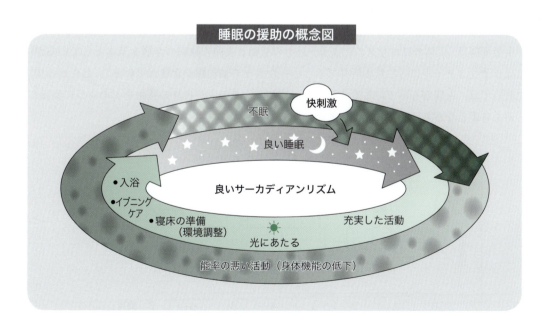

1 入眠の援助

> **期待される効果**
> ・生体にとって必要な睡眠がとれる
> ・睡眠に対する満足感が得られる
> ・覚醒後の活動がスムーズである

❖規則正しい生活をする

　概日リズムに合わせ，日中は活動し，夜間は睡眠をとる．そのリズムを保ちながら生活することで，一般に質の良い睡眠が得られる．

　睡眠の際の一般的な現象には，意識の消失，感覚作用の消失，意志発動の消失がある．また，睡眠は，急速眼球運動（rapid eye movement）を伴うレム睡眠とノンレム睡眠の2種類の眠りが組み合わさって成り立っている．レム睡眠は，脳が覚醒に近い状態であり，いわゆる「浅い眠り」の状態である．一方，ノンレム睡眠は「深い眠り」を意味し，熟睡している状態である．就寝後，大脳を活性化させるためのノンレム睡眠が起こり，その後，大脳を沈静化させるためのレム睡眠が出現する．これらの睡眠が約90分周期で交互に出現し，ノンレム睡眠から目覚めに至る（図5-1）[1]．それぞれの睡眠単位の終了時は目覚めやすいとされている．

　一般的に，入眠までの時間が短く，中途覚醒がなく睡眠が安定し，朝に気持ち良く目覚めることができる場合には，良い睡眠が確保されているといえる．満足できる睡眠であること，その人がもつ本来の睡眠覚醒のリズムが保たれること，それによって生活の質が向上することが望ましい．

　人の生活形態は，生体の概日リズムにより，日中の活動と夜間の睡眠の2層を基本としているが，そこにはライフスタイルに応じた生活リズムといった人々の個別性が含まれている[2]．したがって，睡眠においては，人間がもっている生体のリズムに加え，その人が自身の睡眠をどのように実感しているかを考慮しながら援助していくことが大切である．

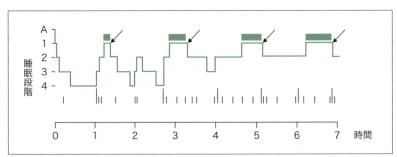

図5-1 睡眠の周期（Dement W, et al；1957[1]）を参考に作成）
【睡眠段階】A：覚醒，1〜4：ノンレム睡眠，緑帯：レム睡眠．
図中矢印は睡眠周期の終了時点を示す．
下段の縦棒は寝返りなどの粗体動（長）と局所的な体動（短）を示す．

> **実証報告**
> - 睡眠時間が翌日の認知・運動機能に及ぼす影響を評価した研究がある[3]．健康な男子学生 6 名を，6 時間睡眠群と 3 時間睡眠群に分けて比較した結果，3 時間睡眠群で主観的負担感が高く，知覚機能，思考機能，記憶機能の低下がみられた．
> - 睡眠不足による疲労は眼の調節機能を低下させるという報告がある[4]．
> - 地域在住高齢者の睡眠状況と QOL の関係を調査した研究では，高齢者に関しては，睡眠の量よりも質が QOL への関与が大きいことが示唆された[5]．
>
> 睡眠不足は日中の思考低下や活動低下を引き起こし，それがふたたび夜間の睡眠に影響を及ぼすという悪循環につながることを考えると，生活リズムを整えることは大切である．

> **さらに検証**
> 高齢者の高血圧と夜間睡眠中の覚醒との関係について検討した研究がある[6]．65 歳以上の地域在住高齢者を高血圧群と非高血圧群に分けて比較した結果，高血圧に関与する変数として夜間覚醒回数が見出された．両群での夜間覚醒回数は 1 回がもっとも多く，次いで 2 回となっているが，高血圧群では 4 回以上との回答が多くみられ，高血圧が睡眠の質を低下させる可能性があることを報告している．高齢者では，加齢による身体的変化や疾患の影響により何らかの睡眠障害が生じる可能性があるとされている．こうした研究成果は，生理学的な観点から睡眠への援助を検討することの必要性を示唆している．

❖睡眠に適した安楽な環境にする

・光環境を調整する

　就寝前や就寝中の寝室空間および寝具の環境は睡眠に影響を与えるとされている．感覚器からの刺激が増大すると，体が緊張し，眠りから覚醒方向の反応につながる．眼球から入る光の情報は視神経を通って大脳の視覚情報処理にかかわる後頭葉視覚野を経て，概日リズムをつかさどる視交叉上核に伝達される．そのため，就寝前や就寝中に光刺激が加わると，睡眠が中断されたり眠れなくなったりする．

　睡眠に必要なホルモンの一つにメラトニンがある．光刺激によってメラトニンの分泌が抑制されると，眠りを妨げてしまう．寝室空間の明るさは 30 ルクス未満が望ましいとされており，快適な睡眠のためには，光環境を適切に整える必要がある．

> **実証報告**
> - 戸田・野口[7]は，日常生活における光曝露条件が夜間のメラトニンの分泌にどのような影響があるかを検証している．照明条件の異なる健康な男性オフィスワーカー 13 名を対象に，唾液中のメラトニン濃度を測定した結果，日常生活レベルの光曝露条件（顔面照度 100 ルクス）によってメラトニンの分泌抑制が起こりうることが示唆された．
> - ICU に入室している心疾患者を対象とした介入研究では，室内照明，足元や枕元のスポット照明の調整を，起床時，午前中，午後，日没後，消灯前，深夜に条件を変化させることにより，睡眠の持続に一定の効果があるという結果を得ている[8]．
>
> 日常生活程度の光刺激でも睡眠を妨げる可能性があることから，昼夜を問わず照明が必要な病院においても光刺激に留意し，療養環境を調整する必要がある．

> **さらに検証**
>
> 光による人間の体内環境への影響に関する研究は，医学，生理学，生命工学などの領域で行われており，人工照明と睡眠との関連についても知見が蓄積されている．看護学領域の研究では，認知症高齢者施設の光環境について調査したもの[9]や入眠照度に関する研究[10]，病室の向きやカーテンの開閉に関する研究[11]などがある．
>
> ICUの物理的環境に関する調査では，モニタリング中心のベッド配置や，視覚的に昼夜の判断がつきにくい光環境についてふれており，治療が優先される特殊な療養環境下においても，可能なかぎり概日リズムの変調をきたさないような援助の必要性が述べられていた[12]．しかし，こうした療養の場における光環境の研究は少ない．
>
> 今後は，信頼性の高いデータを得るため，サンプルサイズの確保や睡眠の評価方法の確立が望まれる．

- **快適な温度・湿度に調整する**

　睡眠は体温のリズムと密接な関係があるとされている．体温を調整するために，室内の温度と湿度を調整する必要がある．

　一般的に室温は，夏季は26～28℃，冬季は22～23℃，湿度は45～55%がよいとされている．しかし，1病室あたりの人数や，施設の事情によっては夜間の環境調整が難しい場合がある．夏季は冷罨法，冬季は温罨法を用いて睡眠に適した体温調整を図ることが効果的である．

> **実証報告**
>
> 垣鍔ら[13]は，夏期の睡眠時の室温制御による最適な睡眠環境について検証を行った．その結果，就寝時に室温を28℃より低めに設定し，睡眠中徐々に上昇させて起床時にふたたび28℃になるように室温制御する方法が効果的であるとしている．

> **さらに検証**
>
> 認知高齢者を対象に1日1時間日光浴を行った日と行わなかった日を比較した研究では，日光浴を行った日のほうが1日の鼓膜温の振幅が大きく，また，レム睡眠時間の短縮とノンレム睡眠時間の延長がみられ，日光浴が良質な夜間睡眠に寄与する可能性が示唆された[14]．
>
> 看護学領域においては生体の変化と睡眠に関するエビデンスは多いとはいえず，十分な検証が必要である．

- **騒音を除去する**

　睡眠の環境には35dB以下が望ましいが，音の大小だけでなく不快と感じるかどうかも重要である．また，長時間持続している音より，突発的に起こる音のほうが覚醒しやすい．

　夜間，病棟で患者が不快に感じる音には，ワゴンの音，心電図モニターや輸液ポンプのアラーム音，ナースコールの音などがあり，このような環境は睡眠を妨げる要因となっている[10]．こうした不快と感じる音を軽減していくためには，物品の改良や病棟・病室の構造の検討も必要となる．

❖ 寝具・寝衣の調整をする

　睡眠に影響を与える因子は，寝室環境に関する因子と生体に関する因子の2種類に大別できる（図5-2）[15]．光や音，温熱などに加え，寝衣や寝具を整えることも大切である．安静時の成人の不感蒸泄量は，1日に約900mL程度とされている．安静時でも皮膚や呼気から水分が蒸発していることから，発熱や発汗時はさらに多くの水分が排泄される．したがって，睡眠中も皮膚の生理機能を保てる寝具・寝衣が望ましい．

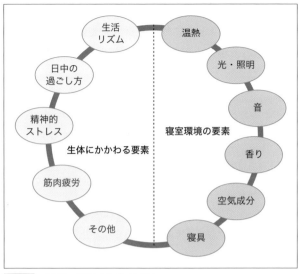

図 5-2　睡眠に影響を与える因子（北堂真子；2005[15]）をもとに作成）

　寝衣や寝具には世代や地域による文化的側面が反映されるが，皮膚を保護し，関節の動きを制限しない，体を締めつけないものが適している．

> **実証報告**
> 青年期の成人に低体温傾向が増加していることから，低体温傾向が寝床気候に及ぼす影響を検証した研究がある[16]．大学生6名を対象にした調査では，低体温傾向あるいは冷え性の自覚のある学生は，寝つく寝床環境に至るまで30分以上を要することが報告されている．低体温や四肢末梢の冷感がみられる場合，深部体温を下げることが難しくなるため，それらの症状を改善するような足浴などの援助が必要である[17]．

❖就寝の儀式を援助する

　習慣化した行動はそれ自体リラックスでき，睡眠の導入に効果がある．人には，それぞれ毎日当たり前のように入眠前に行っている行動がある．儀式というと特別なことに思えるが，そうではなく，それを行うことによって安心することである．入眠前にナースコールが手元にセットされているか，手の届くところに飲み物が置いてあるかなど，それができていないと気になることを援助することが大切である．以下に述べるイブニングケアや入浴などもこれにあたる．

・イブニングケアを行う

　洗面や更衣，入浴など，就寝前の行為を援助することである．イブニングケアが習慣的な行動になっている場合は，就寝の儀式と同様に睡眠導入の効果が期待できる．

　病院では，少ない夜勤の人数でイブニングケアがいきとどいていないという現状がある．また，疾患や治療によっては，家庭での生活習慣を尊重したイブニングケアを行うことが困難な場合もある．安心して眠りにつけるように健康の段階に応じた援助が必要である．

・入浴を行う

　入浴は，イブニングケアとしてリラックスを得られる点に加え，体温の変化を生じるという点で効果がある．

就寝直前の入浴や熱い風呂は体温を上昇させ，交感神経系を興奮させるため，円滑な入眠が困難となる．副交感神経を優位にし，心身ともにリラックスして眠りにつくためには，就寝の30分〜1時間前に38〜40℃のぬるめのお湯で入浴することが望ましい．入浴が困難な場合は，足浴によって入浴に近い効果が得られる．

> **実証報告**
>
> ・古島ら[18]は，不眠を訴える患者を対象に足浴の効果に関する検証を行った．その結果，心拍数，交感神経活動，主観的睡眠感において，就寝前の足浴が不眠の改善をもたらすことが示された．さらにその後，古島らは対象者を追加し，就寝前の足浴の効果を検証している[19]．それによると，足浴の実施により，入眠前の段階的な心拍数の低下，交感神経活動の低下を認め，主観的にもよく眠れていることが示された．
>
> ・夜間頻尿のある高齢者への夕方の足浴実施について，その効果を検証した研究[20]では，足浴非実施群に比べ，足浴実施群は睡眠効率の上昇がみられ，中途覚醒回数も有意に減少したことが示されている．

> **さらに検証**
>
> 足浴が血液循環を促し，疲労回復や睡眠に一定の効果があることは報告されているが[21]，高齢者においては，少しの加温であっても血圧を中心とした循環動態に変化をきたすことから[22]，援助の際は全身状態に留意して実施する必要がある．
> 睡眠の援助に関する看護技術は確立されているとは言い難く，今後も実証性の伴ったエビデンスの蓄積が必要である．

2 リラクセーションの援助

期待される効果
- 鎮静や緊張の緩和が期待できる
- 血液やリンパの流れを促進する効果が期待できる
- 気分転換の効果が期待できる

❖ 効果的な呼吸法の実践を促す

　看護におけるリラクセーション技法には，筋肉を弛緩させる方法，呼吸法，イメージ法などがある．呼吸法については，腹式呼吸，胸式呼吸，口すぼめ呼吸などさまざまな看護技術がある．そのなかでも腹式呼吸は，リラクセーションに関係する自律神経系への影響が大きいと考えられている．呼吸法は，健康な人では気分転換や緊張の緩和が期待でき，臨床では倦怠感の減少や精神的な落ち着きに効果があることが報告されている[23]．

> **実証報告**
>
> 健康な成人女性を対象とした腹式呼吸法の効果を検証した研究[24]では，表5-1に示した長息呼吸と短息呼吸を30秒のインターバルをおいて繰り返した結果，腹式呼吸が下肢末梢の血流を促進させる可能性があることが示唆された．

表 5-1　腹式呼吸法によるリラクセーション
（川村真由美，他；2014[24]）をもとに作成）

- 長息腹式呼吸……呼気は吸気の2～3倍の時間をかける
  - できるだけ深く，ゆっくり呼吸する
  - 2秒で息を吸い，1秒止め，4秒かけて息を吐く
  - 息を吐く時は全身の力を抜くようにイメージする
- 短息腹式呼吸……できるだけ深く早く呼吸する
  - 腹部を強く縮小させ，一気に息を吐く

・対象者の容態に合わせて実践する．
・30秒程度のインターバルをおく．

さらに検証

開腹による子宮筋腫手術患者に対し，術前不安の軽減を目的とした呼吸法の効果を検証した研究[25]では，呼気を吸気の約2倍の長さで実施した腹式呼吸の実施によって術前不安が軽減したことを報告している．一方，がん患者への補完代替療法についてまとめた研究では，リラクセーションを目的とした呼吸法は，効果，安全性の両方の面が十分検証されておらず推奨には至っていないことが示された[26]．臨床での活用には，安全性，効果についてさらなるエビデンスの蓄積が必要である．

指圧・マッサージを行う

指圧やマッサージは，体に直接触れることを通してリラクセーション効果を導き出す方法である．マッサージは，頭部，背部，四肢に対して行うが，筋肉に圧力を加えるように輪状に揉む揉捏法や，手を皮膚に密着させて適度な圧力を加えてなでたりさすったりする軽擦法がある（表5-2）[27]．

実証報告

脳卒中後遺症の痛みしびれに対する足浴後マッサージの効果を検証した研究がある[28]．脳卒中後遺症の痛みしびれのある患者と，症状のない患者に足浴後マッサージを行った結果，両群間に有意な差はなかったが，痛みしびれのある群は，副交感神経活動の亢進，交感神経活動の抑制が顕著にみられた．足浴後マッサージは，脳卒中後遺症の痛みやしびれのある患者にリラクセーション効果をもたらすことが示唆された．

⚠ 禁忌

- 指圧やマッサージによって疼痛などの苦痛が出現した場合はすぐに中止する
- 皮膚に炎症性の病変がある場合は指圧やマッサージを行わない
- 体に触れられることを好まない患者には指圧やマッサージを行わない
  （文化的に体に触れることがタブーな場合もある）
- 頸部マッサージの際は循環状態に留意し，強い圧迫は避ける

アロマセラピーを取り入れる

アロマセラピーは芳香療法ともいわれ，香り成分である精油を用いてリラクセーションを導く療法である．香りは呼吸によって体内に入り，香りの情報は大脳辺縁系に至り，情動や記憶の中枢を活発にするとされている[29]．看護においては，芳香浴やマッサージ，足浴で実施されている．精油は1種類のみを用いる方法，2～6種類程度を組み合わせて用いる方法がある．精油にはそれぞ

表 5-2 マッサージの方法（鍼灸・手技教育研究会編；2002[27]）を参考に作成）

手法名		基本手技の方法	生理的作用
(手掌軽擦法)	軽擦法（けいさつほう）	・手を皮膚に密着させて適度の圧力を加えて適度な速さで，手を往復させず，一定の方向になで・さする ・各実施部位の始めと終わりに必ず2～3回ずつ行う	・直接的な触圧刺激と反射による皮膚および筋の循環機能に対する効果が期待できる ・皮膚の知覚受容器や皮膚腺・汗腺などの機能が亢進する（代謝機能の亢進） ・知覚神経を刺激して爽快感を与える
	揉捏法（じゅうねつほう）	・筋肉に圧力を加えるように，縦横または輪状にもむ方法	・筋肉内の循環を改善することで，代謝産物の排泄を促し，疲労を回復させる
	強擦法（きょうさつほう）	・軽擦法と揉捏法を合わせたような方法（関節部に応用することが多い）	・皮膚の知覚神経に対して抑制する作用がある ・関節の可動域の改善や拘縮の予防が期待できる
(手掌叩打法)	叩打法（こうだほう）	・開いたり・握ったりして，速くリズム良く叩く方法	・叩き方や叩く強さ，速さ，リズムによって神経の興奮の程度が変わる（弱い力で短時間の場合は神経を興奮させる．また，強い力で長時間の場合は鎮静作用がある）
(牽引性振戦法)	振戦法（しんせんほう）	・実施部位に軽い圧を加えながら，振わせて，振動を伝える方法	・筋，神経，内臓などの機能の亢進を期待できる

表 5-3 代表的な精油とその香り，作用（今野葉月；2013[30]より引用）

精油名	香り	作用
ラベンダー	フローラル系	鎮痛，抗痙攣，解熱，駆風，通経，収斂 など
グレープフルーツ	柑橘系	抗うつ，利尿，抗菌，健胃，解毒，収斂 など
ベルガモット	柑橘系	抗うつ，利尿，抗菌，健胃，抗菌，抗痙攣 など
オレンジスイート	柑橘系	抗うつ，鎮痛，抗菌，健胃，解熱，駆風 など
ローズマリー	ハーブ系	鎮痛，利尿，血圧上昇，通経，発汗，収斂 など

駆風：胃腸内に溜まったガスを排出させる作用，通経：月経を促す作用，収斂：皮膚を引き締める作用，健胃：胃の働きを高める作用．

れ効能があるとされているが（表 5-3）[30]，心地よい香りとは，当事者の過去の香りの体験や体調，主観により異なるため，看護において精油を用いる場合には，十分なアセスメントが必要である．

> **実証報告**
> ・健常者を対象とした脊髄神経機能の興奮性に関する研究では，ラベンダー精油1滴または3滴をフリーザーバッグ内のティッシュペーパーに滴下し，2分間自然呼吸を行った結果，ラベンダーの刺激終了後に，上肢での脊髄神経機能の興奮性が低下することが報告されている[31]．

> **さらに検証**
> ・アロマセラピーの効果を検証する指標は感情プロフィール検査（profile of mood states, POMS）や状態 - 特性不安尺度（State-Trait Anxiety Inventory, STAI）などの既存のスケールを用いたり，睡眠・覚醒状況，ストレスチェックリストなどを独自のスケールで測定したりとさまざまであり，評価方法について検討の余地があるほか，精油選択の知識や手技に課題があるとしている[32]．
> ・アロマセラピーの効果の根拠に結びつく研究はまだ少なく，実践での活用が強く推奨される段階には至っていないという現状がある．しかし，アロマセラピーに関する研究は 2000 年以降増加傾向にあることから，実践での使用も増加していることが推察される．今後の研究の蓄積に期待したい．

文献 / URL

1) Dement W, Kleitman N：Cyclic variation in EEG during sleep and their relation to eye movements, body motility and dreaming. Electroencephalography and Clinical Neurophysiology, 9（4）：673-690, 1957.
2) 大橋久美子：看護における「生活リズム」：概念分析. 聖路加看護学会誌, 14（2）：1-9, 2010.
3) 瀬尾明彦, 他：睡眠時間が翌日終日の認知・運動機能に与える影響. ITヘルスケア, 3（2）：96-105, 2008.
4) 桝田浩三, 他：睡眠不足による疲労時の調節機能への影響. あたらしい眼科, 25（1）：119-122, 2008.
5) 白岩加代子, 他：地域在住高齢者の睡眠状況とQuality of Lifeの関係. ヘルスプロモーション理学療法研究, 3（3）：103-107, 2013.
6) 青沼亮子, 松田ひとみ：地域在住高齢者の高血圧と夜間睡眠中の覚醒との関係. 日本老年医学会雑誌, 54（1）：56-62, 2017.
7) 戸田直宏, 野口公喜：実生活を想定した光曝露条件による夜間メラトニン分泌抑制効果. 日本生理人類学会誌, 16（1）：39-42, 2011.
8) 川鍋由紀, 他：心疾患患者のICU入室における睡眠の援助を考える—サーカディアンリズムの同調因子を活用したケアを考える—. ICUとCCU, 27（6）：582-586, 2003.
9) 萩野悦子, 他：睡眠に障害をもつ認知症高齢者の生活の場における光環境の実態とケアの方向性. 日本認知症ケア学会誌, 5（1）：9-20, 2006.
10) Uğraş GA, Oztekin SD：Patient perception of environmental and nursing factors contributing to sleep disturbances in a neurosurgical intensive care unit. The Tohoku Journal of Experimental Medicine, 212（3）：299-308, 2007.
11) 飯島満枝, 他：病室の向きと間仕切りカーテンの開閉が病室環境に与える影響. 人間-生活環境系シンポジウム報告集, 38：17-20, 2014.
12) 田口豊恵, 他：ICU入室中の患者のサーカディアンリズム調整に対する看護師の認識とせん妄予防を目的としたケアの実態およびICUの物的環境に対する調査報告. 日本クリティカルケア看護学会誌, 12（1）：73-79, 2016.
13) 垣鍔 直, 川島 庸：体温のサーカディアンリズムを考慮した夏期の睡眠時の温熱環境条件の評価. 日本生理人類学会誌, 15（3）：57-63, 2010.
14) 田中佑佳, 他：認知高齢者における日光浴と深部体温および睡眠覚醒リズムに関する研究. 福井県立大学論集, （42）：73-83, 2014.
15) 北堂真子：良質な睡眠のための環境づくり—就寝前のリラクセーションと光の活用—. バイオメカニズム学会誌, 29(4)：194-198, 2005.
16) 神宮寺陽子, 他：青年期の低体温傾向が寝床気候に及ぼす影響. Biomedical Thermology, 36（2）：56-62, 2017.
17) 吉永亜子, 吉本照子：睡眠を促す援助としての足浴についての文献検討. 日本看護技術学会誌, 4（2）：4-13, 2005.
18) 古島智恵, 他：不眠を訴える入院患者への足浴の効果. 日本看護科学学会誌, 29（4）：79-87, 2009.
19) 古島智恵, 他：不眠を訴える入院患者への就寝前の足浴の効果. 日本看護技術学会誌, 15（1）：56-63, 2016.
20) 小林たつ子, 他：夕方の足浴が夜間頻尿高齢者の夜間排尿と睡眠状態に与える効果. 山梨県立大学看護学部紀要, 16（1）：1-9, 2014.
21) 山本美輪, 他：高齢者看護における足浴が睡眠に与える影響. International journal of Japanese nursing care and practice and study, 5（1）：51-56, 2016.
22) 美和千尋, 他：足浴時の自律神経機能の変化と加齢の影響. 日本温泉気候物理医学会雑誌, 78（2）：130-137, 2015.
23) 近藤由香, 小板橋貴久代：1997～2004年のリラクセーション研究の文献レビュー—適用分野と主な効果を中心に—. 日本看護技術学会誌, 5（1）：69-76, 2006.
24) 川村真由美, 他：健康な成人女性における腹式呼吸法による下肢末梢血流への影響：Laser Speckle Flowgraphy（LSFG-ANV）を用いて. 了徳寺大学研究紀要,（8）：151-160, 2014.
25) 熊倉（小林）美咲, 小林たつ子：開腹による子宮筋腫手術患者への呼吸法—STAI・自律神経活動測定による術前不安の軽減の検討—. 日本看護技術学会誌, 14（3）：248-256, 2015.
26) 相原優子, 他：がん看護実践に活用可能な補完代替療法の効果と安全性のエビデンスに関する文献検討. 沖縄県立看護大学紀要,（13）：1-16, 2012.
27) 鍼灸・手技教育研究会編：はり師きゅう師・あん摩マッサージ指圧師国家試験全科の要点. pp.376-396, 医歯薬出版, 2002.
28) 登喜和江, 深井喜代子：脳卒中後遺症としての痛みしびれに対する足浴後マッサージの効果. 日本看護技術学会誌, 13（1）：47-55, 2014.
29) 政岡ゆり, 本間生夫：香りと脳機能—総説—. 日本アロマセラピー学会誌, 7（1）：15-20, 2008.
30) 今野葉月：リラクセーション：アロマセラピー.「看護ケアの根拠と技術」. 村中陽子, 他編, 第2版, p.112, 医歯薬出版, 2013.
31) 由留木裕子, 他：アロマセラピーが上肢での脊髄神経機能の興奮性に与える影響について. 臨床神経生理学, 42（4）：87-99, 2014.
32) 鈴木彩加, 他：看護分野におけるアロマセラピー研究の現状と課題. 聖路加看護大学紀要,（35）：17-27, 2009.
33) 土井由利子：日本における睡眠障害の頻度と健康影響. 保健医療科学, 61（1）：3-10, 2012.
34) 角濱春美：看護における「SLEEP PROMOTION」の概念分析：認知症高齢者の睡眠を整えるケアの概念モデル作成の基盤として. 聖路加看護学会誌, 11（1）：29-37, 2007.
35) 川添郁夫, 他：看護学生に対する呼吸法・漸進的筋弛緩法によるリラクセーション法の効果. 保健科学研究, 6：29-39, 2016.
36) 小出恵美, 澤井正子：光環境と睡眠. 公益社団法人空気調和・衛生工学会近畿支部 環境工学研究会. http://www.kinki-shasej.org/upload/pdf/hikari.pdf（2018年10月5日閲覧）
37) 井上昌次郎：日本睡眠学会 睡眠科学の基礎. http://jssr.jp/kiso/kagaku/kagaku.html（2018年10月5日閲覧）
38) 鈴木圭輔, 他：高齢者の睡眠関連運動障害. 日本老年医学会雑誌, 54（3）：329-334, 2017.

Chapter 6

苦痛の緩和

―― 看護援助の必要性 ――

　患者のもつ苦痛は，全身的苦痛としてとらえる必要があります．身体的苦痛として，疾病からくる発熱や疼痛などの症状に伴う苦痛，手術や検査などの治療・処置に伴う疼痛，同一体位による痛みなどがあります．これらは身体的苦痛にとどまらず，精神的・心理的な苦痛をも引き起こします．たとえば，疾病の予後に対する不安や死の恐怖，発熱，疼痛に伴う不安，治療・処置や検査に伴う不安，動けないことからくる不安などです．

　また，慣れないベッド環境や同室者，医療者との人間関係などからくる不快感や不眠，不安などの苦痛もあります．さらに，入院生活を送るうえでは，家族や仕事から離れることによる不安や心配，経済的な悩みなどの苦痛もあります．これらは在宅で療養する場合も同様です．

　このような患者のもつ種々の苦痛の緩和に努め，安楽な生活を送れるように援助することは，看護を行っていくうえで欠くことができません．看護において，安楽への援助は目的でもあり，また，「援助時には苦痛を与えないように実践する」というように，看護技術を駆使する時の原則として，さらには援助した結果の評価基準ともなる概念です．

　安楽への援助方法としては，安楽な体位の保持や温熱・寒冷刺激を与える援助，病床や病室内の温度，湿度，光，音などの環境調整の援助，人間関係の調整，患者と対峙しゆっくり話を聴くことなどがあります．

　苦痛は主観的なものですから，個々の患者のもつ感覚により，苦痛の受け止め方が異なること，またその表現方法も異なるということを認識し，患者個々の病理的状態や苦痛の内容，程度を的確にアセスメントし，安楽に向けた援助をする必要があります．

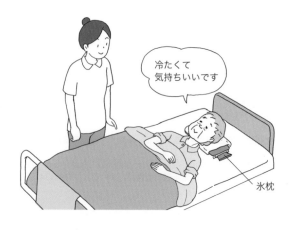

苦痛の緩和に必要なミニマムデータ

- 疼痛の有無，部位，程度，持続時間，原因となる疾患や治療・処置の内容，創傷の有無，発熱性疾患の有無，発熱（低体温）の有無と随伴症状，四肢末梢の循環動態，水分の出納バランスの状態，局所的な炎症徴候の有無，身体の可動性と活動状態，睡眠状態
- 疾病の予後に対する不安や死の恐怖の有無
- 病室環境（寝具，設備，同室者との関係）
- 医療者，家族との関係における悩みの有無と内容
- 仕事上，経済上の悩みの有無

患者の苦痛の原因を的確にアセスメントし，苦痛の受け止め方や表現の違いを理解したうえで，患者に合った方法を選択して援助します．

苦痛の緩和の概念図

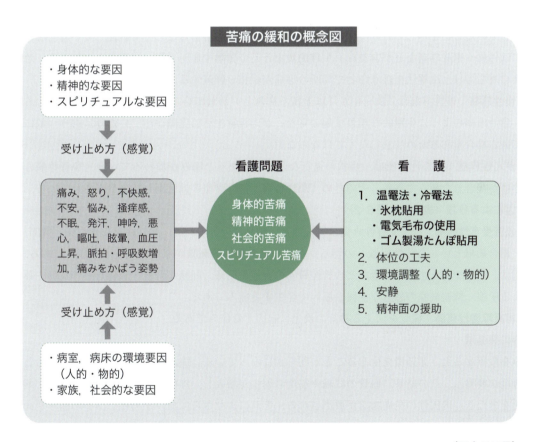

（玉木ミヨ子）

❖「痛み」の基礎知識

　国際疼痛学会（International Association for the Study of Pain, IASP）の定義に基づくと,「痛み」とは,「組織の実質的あるいは潜在的な障害に伴う,あるいは,そのような障害を表す言葉で表現される不快な感覚あるいは情動体験」である．同様の損傷や刺激を受けたとしても,感じ方には個人差があり一定ではないため,痛みは主観的な体験である．

　がん患者の70％が主要な自覚症状として痛みを体験している[1]．がん患者の多くは,身体的な痛みだけではなく,精神的苦痛（不安・恐怖など）,社会的苦痛（仕事・他者との関係など）,スピリチュアルな苦痛（人生への問い）を抱えており,それらが互いに影響し合っている．

　がん患者の痛みを評価し緩和するためには,痛みを全人的苦痛（total pain）として理解することが重要である（図6-1）[2]．全人的苦痛とは,シシリー・ソンダース博士ががん患者とかかわった経験から,患者が経験している複雑な苦痛を表した概念である[3]．

- 痛みの分類[4]

1. 時間による分類

　1）**急性疼痛**：急性疼痛は通常,身体の障害に続いて起こるもので,障害の治癒に伴い消失する．痛みそのものは不快な体験ではあるが,外部からの侵襲または体内に生じた痛みは,生体内に異常が発生していることを示しており,体を損傷から守るための警告信号としても機能している．急性疼痛には外傷や術後疼痛などが含まれ,生理的現象として発熱や血圧上昇,頻脈などが起こる．急性疼痛に対しては,冷罨法を行うことで局所の疼痛が緩和・軽減する．

　2）**慢性疼痛**：慢性疼痛は,3～6カ月以上続く痛みといわれている．痛みが長期に続いているため,急性疼痛のように生理的な現象は起こらないが,日常生活に支障が出ていたり,抑うつ的になっている場合もあるため注意しなくてはならない．

　3）**がん性疼痛**：がん性疼痛は,病状の進行などにより次々と痛みが加わっていき,急性疼痛と慢性疼痛が複合した痛みである．そのため,急性疼痛と慢性疼痛とは区別して分類がされている．

2. 原因による分類（表6-1, 図6-2）[5]

　1）**侵害受容性疼痛**：侵害受容性疼痛は体性痛と内臓痛に分けられる．体性痛は皮膚や骨,関節,筋肉,結合組織といった体性組織への切る,刺すなどの機械的刺激が原因で発生する痛みである．内臓痛は,食道や胃,小腸,大腸などの管腔臓器の炎症や閉塞,肝臓・腎臓・膵臓などの炎症や腫瘍による圧迫,臓器被膜の急激な伸展が原因で発生する痛みである．

　2）**神経障害性疼痛**：痛覚を伝える神経の疾患に起因する痛みである．

- 痛みの悪循環

　痛みを放置すると,悪循環を生じることが明らかになっている．痛みにより脊髄反射が生じると運動神経が興奮し,その結果,血管の収縮や筋肉の緊張が増大し,疼痛局所やその周辺の組織が酸素欠乏をきたし,内因性の発痛物質が放出される．それによりさらに痛みが増幅し,その痛みが同じメカニズムでさらなる痛みを生じ,悪循環を繰り返すといわれている[6]．痛みはできるだけ早期に対処し,心身への負担を減少させていくことが重要である．

- 痛みの症状に応じた薬物療法

　痛みの治療では,一度で痛みをゼロにすることは困難である．がん疼痛治療の成績向上を目指し

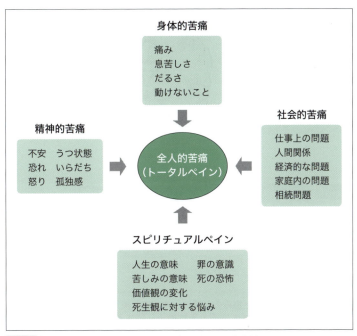

図6-1 全人的苦痛（トータルペイン）をもたらす背景
（国立がん研究センターがん対策情報センター；2012）[2]

表6-1 痛みの神経学的分類（日本緩和医療学会 緩和医療ガイドライン作成委員会編：がん疼痛の薬物療法に関するガイドライン2014年版．p.18, 金原出版, 2014. より許諾を得て転載）

分類	侵害受容性疼痛		神経障害性疼痛
	体性痛	内臓痛	
障害部位	皮膚，骨，関節，筋肉，結合組織などの体性組織	食道，胃，小腸，大腸などの管腔臓器 肝臓，腎臓などの被膜をもつ固形臓器	末梢神経，脊髄神経，視床，大脳などの痛みの伝達路
痛みを起こす刺激	切る，刺す，叩くなどの機械的刺激	管腔臓器の内圧上昇 臓器被膜の急激な伸展 臓器局所および周囲組織の炎症	神経の圧迫，断裂
例	骨転移局所の痛み 術後早期の創部痛 筋膜や骨格筋の炎症に伴う痛み	消化管閉塞に伴う腹痛 肝臓腫瘍内出血に伴う上腹部，側腹部痛 膵臓がんに伴う上腹部，背部痛	がんの腕神経叢浸潤に伴う上肢のしびれ感を伴う痛み 脊椎転移の硬膜外浸潤，脊髄圧迫症候群に伴う背部痛 化学療法後の手・足の痛み
痛みの特徴	局在が明瞭な持続痛が体動に伴って増悪する	深く絞られるような，押されるような痛み 局在が不明瞭	障害神経支配領域のしびれ感を伴う痛み 電気が走るような痛み
随伴症状	頭蓋骨，脊椎転移では病巣から離れた場所に特徴的な関連痛*を認める	悪心・嘔吐，発汗などを伴うことがある 病巣から離れた場所に関連痛を認める	知覚低下，知覚異常，運動障害を伴う
治療における特徴	突出痛に対するレスキュー薬の使用が重要	オピオイドが有効なことが多い	難治性で鎮痛補助薬が必要になることが多い

*：関連痛とは，病巣の周囲や病巣から離れた場所に発生する痛み．

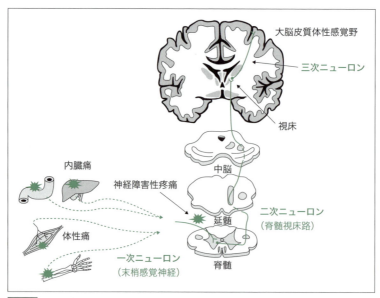

図6-2 がん疼痛の種類と痛みの伝達（日本緩和医療学会 緩和医療ガイドライン作成委員会編：がん疼痛の薬物療法に関するガイドライン2014年版. p.20, 金原出版, 2014. より許諾を得て転載）

表6-2 鎮痛薬使用の5原則（日本緩和医療学会 緩和医療ガイドライン作成委員会編：がん疼痛の薬物療法に関するガイドライン2014年版. p.39, 金原出版, 2014. をもとに作成. **太字**が引用部）

①経口的に（by mouth）
　もっとも簡便な方法である．服用が困難な場合には，投与経路（直腸内投与，持続皮下注，持続静注，貼付剤）を変更する．

②時刻を決めて規則正しく（by the clock）
　時刻を決めて一定の使用間隔で投与する．痛みが出現してから鎮痛薬を使用する頓用の方式ではない．

③除痛ラダーにそって効力の順に（by the ladder）
　生命予後にかかわらず，痛みの程度に応じて必要な鎮痛薬を選択する．

④患者ごとの個別的な量で（for the individual）
　適切な医療用麻薬の量には個人差があり，痛みが消えて眠気などの副作用が問題とならない量である．

⑤そのうえで細かい配慮を（with attention to detail）
　患者への説明や副作用への対策を十分に行う．

て作成されたWHO方式がん疼痛治療法[5, 7]においても，痛みのマネジメントでは現実的かつ段階的な目標設定をすることが大切であるとされている．すなわち，第一の目標は，痛みに妨げられずに夜間の睡眠時間が確保できること，第二の目標は，日中の安静時に痛みがない状態で過ごせること，第三の目標は，起立時や体動時の痛みが消失することである．

　痛みの治療において中心となる鎮痛薬の使用に関して，WHO方式がん疼痛治療法では，「鎮痛薬使用の5原則」と，痛みの強さによる鎮痛薬の選択・使用法を示した「三段階除痛ラダー」を提

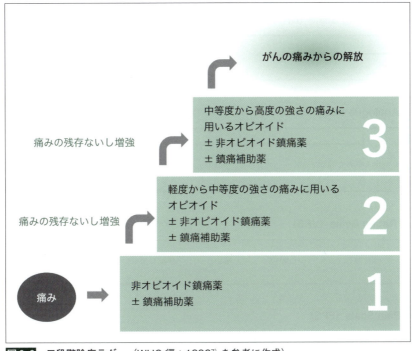

図6-3 三段階除痛ラダー（WHO編；1996[7]）を参考に作成）

唱している（表6-2, 図6-3）[5, 7]．鎮痛薬は病状や予後に合わせて選択するのではなく，三段階除痛ラダーに則って，痛みの強さに合わせて選択する．

1 痛みのアセスメントとケア

期待される効果
- 痛みに伴う苦痛を軽減することができる
- 安楽に過ごすことができる

❖客観的データと患者の訴えを把握し，継続的に痛みの評価を行う

アセスメントを行う際に，痛みは主観的な体験であることを念頭におき，客観的データと患者の訴えを把握し，患者とともに継続的に痛みの評価を行い，効果的に疼痛緩和を図る必要がある．

- 痛みの性質

部位ごとに痛みの性質を確認することは，効果的なコントロール方法の検討に役立つ．人体図などを用いて疼痛部位などを指し示してもらうとわかりやすい．

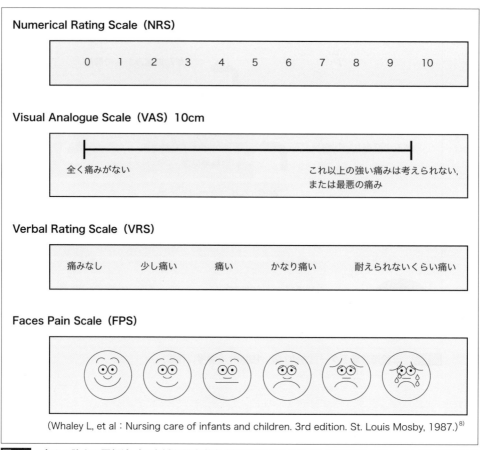

図6-4 痛みの強さの評価法（日本緩和医療学会 緩和医療ガイドライン作成委員会編：がん疼痛の薬物療法に関するガイドライン2014年版. p.32, 金原出版, 2014. より許諾を得て転載）

- 痛みの強さ

痛みを客観的に評価するため，患者が使いやすいスケールを使用する．ペインスケールには，数値で評価するNRS（Numerical Rating Scale），視覚的な評価尺度であるVAS（Visual Analogue Scale），痛みの程度を表情で評価するフェイススケール（Face Pain Scale）などが用いられる（図6-4)[5,8]．VASは理解力が不十分な場合や身体・視力障害のある人には適さない．NRSは口頭での評価において有用性が高い．フェイススケールは3歳以上の子どもでも使用できるが，表情によってはバイアスがかかるとの指摘がある[5]．

- 痛みの持続時間，変化，リズム

日常生活における痛みの変化を知ることによって，痛みを生じさせる行動や，痛みを軽減させる方法を推測できる．たとえば，体の向きを変える時に痛みが生じる，排泄動作で痛みが生じるなど，痛みの出現するタイミングがわかると，事前に薬剤を使用して痛みの緩和を図ることができる．

- 痛みによる影響

痛みによって日常生活や心理面にどのような影響が生じているのかを把握する．痛みによって活動が制限されているか，睡眠に影響が出ているか，精神面への影響はどの程度かなどを確認する．

Chapter 6 苦痛の緩和

> 💡 **ポイント**
> - 患者は痛みがあっても訴えないことがある．看護師は患者の行動から，痛みを感じている様子がみられないかをよく観察する
> - 痛みをすぐにとってほしい患者もいれば，そっとしておいてほしいと考えている患者もいる．患者自身が痛みをどのように受け止めているのかも確認する
> - フローシートなどを活用して，患者・家族と医療チームが痛みの情報を共有する

> ⚠ **禁忌**
> - 痛みの身体的原因を探索せずに，心因性の痛みと判断することは慎まなくてはならない
> - ペインスケールは患者自身に答えてもらうものであり，フェイススケールであっても他者が勝手に当てはめてはいけない

❖痛みが最小限となるように，体動時の援助や体位を工夫する

　痛みをもつ患者にとっての良肢位とは，痛みの部分に荷重がなく，多少は自分で細かく位置が変えられる体位である[9]．骨転移のある患者は体重を支える支持力が低下し，また過剰な負荷がかかると骨折と同様の痛みを引き起こし，体動や荷重により疼痛が増強する．そのため疼痛部位の荷重が最小限となるように，周囲の筋肉や関節の緊張を和らげるような体位をとる（図6-5）[9]．

　体位交換の際には，痛みが最小限ですむように体の下にバスタオルを敷くなどし，痛みのある部位に荷重がかからないように複数の看護師で行う．

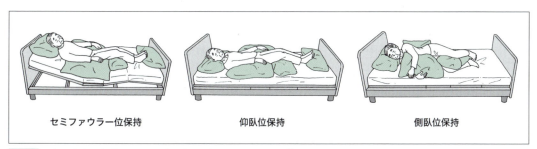

図6-5 痛みをもつ患者がとる良肢位の例（梅田 恵；2010[9]を参考に作図）

❖気分転換（注意転換法）を促す

　音楽やユーモア，会話を楽しむといった気分転換は，一種の感覚遮断の手段であり，聴覚や視覚，触覚など，痛覚以外に意識を集中させることにより，痛みの感覚から自己を遮断する方法である．たとえば，家族との会話を楽しんでいる時や好きな音楽を聴いている間は痛みを忘れていたという場合もある．

> **実証報告**
> スローテンポの音楽を聴くことで疼痛閾値が上昇し，疼痛が緩和されたという報告[10]がある．

> **さらに検証**
> 急性疼痛に対しては，音楽療法や芳香療法の効果がみられなかったとの報告もある[11]．疼痛緩和の基本は原因に対する治療であり，医療用麻薬や鎮痛薬を使用し疼痛緩和を図ったうえで，さらに痛みの閾値を上げるための看護援助について検討する必要がある．

▶**応用技術** **痛みの増悪因子や痛みの閾値を低下させる因子を最小限にするとともに，痛みを軽快させ，痛みの閾値を上げるケアを行う．**

先述したとおり，痛みは主観的なものである．痛みが心理状態に影響を及ぼしたり，逆に心理状態が痛みの感じ方に影響を及ぼしたりというように相互に密接にかかわっている．心理状態は痛みの閾値（痛みの感じやすさ）に影響し，痛みがあることで日常生活に支障をきたしたり，周囲への興味・関心が低下して気分転換を図ることができず，痛みに関心が集中してしまうという悪循環をきたす[12]．Twycross は痛みの感じ方を増強させる因子，軽減する因子を表6-3[13]のように示している．看護師は痛みを増悪させる刺激を避け，痛みを緩和する方法をとり，患者の身体的な苦痛の緩和を支援する必要がある．また，痛みの閾値を低下させる因子を最小限にし，痛みの閾値を上昇させる働きかけを行うことで，身体的な痛みの緩和につながる．

表6-3 痛みの感じ方を増強させる因子・軽減する因子（Twycross R, et al；2010）[13]

痛みの感じ方を増強させる因子	怒り，不安，倦怠感，抑うつ，不快感，深い悲しみ，不眠，疲労，痛みについての理解不足，孤独感，社会的地位の喪失
痛みの感じ方を軽減する因子	症状の緩和，睡眠，不安の減退，創造的な活動，気分の高揚，休息，共感，説明，人とのふれあい

▶ **疼痛を抱えている患者の困難さを軽減できるよう支援する．**

疼痛を抱えながら外来通院を続ける患者は，患者自身が日常生活を送るなかで変化する痛みに向き合い，鎮痛薬の管理・調整に苦慮する「痛み治療を一部担う困難」を抱えている[14]．2007年より施行された「がん対策基本法」に基づき，2008年に緩和ケアの普及と充実を目的とする「がん性疼痛緩和指導管理料」が新設され，医療用麻薬を投与しているがん患者に対して，薬剤の効果・副作用の説明や療養上の説明を行うように定められた．患者の感じる困難さを軽減するために，患者自身が痛みの程度に応じて内服のタイミングを判断し，副作用への対策を行うことができるように支援する必要がある．

今後は，早期から服薬指導が適切に実施できるような体制づくりや，必要な知識を患者に提供するだけではなく，患者の求める情報を提供することが重要になってくる．患者の生活やQOLを考慮した患者指導や評価方法の検討が必要である．

> **ポイント**
> ・医療用麻薬の使用による副作用について，十分なモニタリングを行う
> ・せん妄症状などが出現している患者には，医療用麻薬を減量するなどの対応が必要となる

（太田亜紀子）

氷枕の貼用

期待される効果

- 発熱，頭痛に伴う不快感を軽減できる
- 急性炎症や外傷による局所の疼痛が緩和・軽減できる

❖氷枕には容量の約 1/2 〜 2/3 の氷と，コップ 1 〜 2 杯の水を入れる

　氷枕内に入れる氷が大きいほど融解時間は長く，水と接していないほうが氷は溶けにくい．しかし，水を入れないと氷の凸凹によって器具が破損したり，貼用部位が安定せず不快感が生じたりする可能性がある．

　冷却効果を持続したい場合には氷の量を多くしたいところだが，融解により空気が発生することを考慮すると，氷の量が氷枕の容量の 2/3 以上であると氷がすべて融解した後の氷枕内に空気の層ができ，貼用部位（頭部など）が不安定になる．また，氷枕内の圧によって留め金が外れるおそれもある．

　氷の結晶構造は H_2O 分子の規則的な 3 次元配列で，水素結合によってつなぎとめられ規則正しく並び，分子と分子の隙間が大きい．水（液体）よりも氷（固体）のほうが密度は小さい（体積が大きい）．氷の粒子は常に熱振動によって動いており，熱温度が上昇すると熱振動が激しくなり，水（液体）となる．氷が大きいほど分子の形成数が多いので，融解時間は延長される．

　氷枕に氷のみを入れ，空気を抜いて密閉したつもりであっても，氷の形状によっては氷と氷の隙間が多くなるが，水を入れることでその隙間を減らすことができる．氷が融解するにしたがって，氷は固体から液体（水）へと形状を変化させる．氷がすべて水になってしまうと，氷枕中の水温は一定時間冷却効果を認めるが，効果は短時間である[15, 16]．

実証報告

野村[17]が行った氷枕内の氷が完全に融解した後の空気量の測定では，2cm 角の氷と水で作った氷枕と，フレーク状の氷のみで作った氷枕では，フレーク状の氷で作った氷枕のほうが空気量が 3 倍以上多かったことが確認されている．氷と氷は融合しやすい性質をもつので，フレーク状の氷は氷と氷の間に空気を内包しながら融合するため空気の発生が多くなると考えられる．氷と氷が融合する前に隙間を水で埋めることで氷枕内の空気の量を少なくすることができる．

ポイント

- 氷の角をとって使用する
- 氷枕内の水を利用して空気をできるだけ抜く
- 氷の大きさに合わせて水分量を調節する

> ⚠️ **禁忌**
> - **対象の状態によっては冷水のみの水枕とし，氷を使用しない**
>   たとえば，乳幼児は体表面積や熱放散が大きく，体温調節機能が未熟であるため，急激な体温の下降を起こしやすく，さらに外的環境条件によっても体温が変化しやすい．

応用技術　貼用部位や患者の状態に合った材質・形状の氷嚢を選択する．

外側がポリエステルあるいはコットン素材の氷嚢（図6-6）が製品として販売されている．ゴム製の氷嚢と異なり，リング部分をベルトなどで押さえ，肩や膝部の貼用時に固定しやすくなっている．商品紹介では，表面素材がコットンの場合には冷却・圧迫時のムレがなく違和感が少ないとされているが，検証報告はまだみられない．

また，中にジェル状の冷却物質の入ったコールドパックもあり，冷凍室で冷やしておけば，そのまま氷嚢の代わりに使用できる．

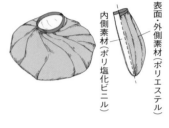

図6-6 外側がポリエステル素材の氷嚢

> **実証報告**
> - 工藤ら[18]の調査では，後頭部の冷罨法として看護師25名中11名が氷枕を選択し，14名がアイスパック製品を選択していた．その選択理由は，「アイスパック製品は寝心地が悪く，氷枕のほうが安楽だろうと思い，基本的に氷枕を使用する」「高熱時には氷枕を使用する．何となく冷え方が強力な気がする」「氷枕作りに手間がかかる」などであった．
> - 局所の冷罨法に関しては，点滴漏れ，薬剤による静脈炎への援助，骨折や術後の患部冷却療法としてのコールドパック，保冷剤などを使用した冷却効果や冷罨法の適正温度に関する報告がある[19〜22]．冷却効果が強すぎるために不快や局所の凍傷，血行障害を示す事例もあるため，冷罨法は患者の状態に合わせた物品を選択し，不必要に冷却しすぎないようにする必要がある．

> **さらに検証**
> - 人体の皮膚の温度刺激は温度受容器によって受容され，全身に分布している．その密度は温点より冷点のほうが高く，同じ温度刺激であっても部位によって異なる（**表6-4**）[23, 24]．

表6-4 ヒトの冷点，温点の分布（1cm² あたりの数）

部位	冷点*	温点**	部位	冷点*	温点**
前額部	5.5〜8		手背	7.4	0.5
まぶた		±	手掌	1〜5	0.4
鼻	8〜13	1	指（手掌側）	2〜4	1.6
口	16〜19	±	指（手背側）	7〜9	1.7
その他の顔面部	8.5〜9	1.7	指末節部	0.7	
胸部	9〜10.2	0.3	大腿部	4.5〜5.2	0.4
腹部	8〜12.5		下腿部	4.3〜5.7	
背部	7.8		足背	5.6	
上腕部	5〜6.5		足底	3.4	
前腕部	6〜7.5	0.3〜0.4			

*：Strughold H et al；1931[23] より引用，**：Rein H；1925[24] より引用．
±：点としてとらえられない．

> **さらに検証**
> ・野口ら[25]がICU看護師を対象に調査したところ,発熱とみなす体温は37.5〜38℃,冷罨法の開始体温は38〜38.5℃,中止体温は37〜37.4℃で,21.1%の看護師が「冷罨法(氷枕・氷嚢)による解熱効果がある」と回答していた.他の研究でも後頭部冷罨法の実施目的を「解熱」と回答している看護師がおり,安楽を目的として冷罨法を実施した場合には実施後の評価を行わない看護師が多いという報告がある[18].今後,安楽目的で開始した冷罨法を除去するタイミングについても検証する必要がある.
> ・石井ら[16]はアイシング時のカバーの有無,カバーの種類に関する冷却効果の検討を行っている.頭部に氷枕を貼用する際に使用するカバーの材質・厚さなどによる冷却効果の検討も必要と考える.

❖氷枕内の空気を抜く

空気の熱伝導率は0.0237λ(W/m℃)で,水の伝導率(0.598λ)のおよそ1/25である.氷枕全体を熱源として考えた時に,氷枕の内面と氷との空間が少ないほど効果的な寒冷刺激を作り出すことが可能となる.氷枕を作製する時点で空気を抜かないと,氷の融解に伴って氷と氷の隙間に存在する空気や,氷に内包された空気が発生することによって空気の層が多くなり,氷枕の表面温度の下降に時間が必要となる.

また,氷枕を頭部に貼用すると,頭部の重さによって氷枕内の空気が氷枕の辺縁に移動する.氷枕内の空気の量が多いと,移動した空気層によって氷枕の厚みが増すため,頸部の生理的彎曲を損ね,安定感が損なわれる.また,先述のとおり空気層の存在は熱伝導率を低くし,冷刺激を感じるまでの時間にも影響を与える.

応用技術 ▶ 貼用中は,氷枕内の氷の融解度や表面温度だけでなく,氷枕内の空気量も観察する.空気の量によっては途中で空気を抜き,冷却効果が持続できるようにする.

> **実証報告**
> ・野村[17]は,氷枕内の空気を抜いた場合とそうでない場合の氷枕表面温度,室温で氷の融解に伴い発生する氷枕内の空気量と,氷枕の表面温度をそれぞれ測定している.氷枕内の空気を抜いた場合とそうでない場合の氷枕表面温度を比較すると,空気を抜いた氷枕のほうが5.6℃低かったこと,また,融解に伴い発生する氷枕内の空気を途中で抜くと一時的な表面温度の下降がみられ,実験開始から4時間後の氷枕の表面温度は0.8℃の上昇であったと報告している.
> ・塚越[15]は,38.0〜38.5℃に設定したプレート上に氷枕(2cm大フレーク状の氷900g+水300mL,カバーなし)を置き,表面温度の測定と触知による氷の有無を調べている.加温から2時間後に氷枕内部の氷はすべて溶けていたが,表面は冷たく(5.0±0.4℃),その後の表面温度の推移は加温3時間後10.2±2℃,4時間後20.4±1.9℃,5時間後27.2±1.4℃,6時間後31.5±1.1℃であった.氷が溶けてから表面温度の上昇が加速していたことから,氷枕内部の状態を確認したうえで除去あるいは交換すべきであると述べている.

❖氷枕表面に付着した水滴は拭き取る.カバーが乾燥した状態を維持する

空気中には水蒸気が含まれており,急激な温度差によって空気中の水蒸気は水へと変化する.これが結露であり,氷枕では貼用する表面に結露が生じる.結露の発生時間や量は,外環境の温・湿度と氷枕内の温度(氷の使用量)との差によって異なる.

氷枕の作製過程で表面に付着した水を拭き取っても,氷の融解とともに結露が発生する.結露によってカバーが湿潤すると,熱の伝導率が上昇し,氷枕の表面温度より低温になる可能性がある.また,水滴によって表面温度が急激に低くなり不快感を引き起こす.

🔧 **応用技術** ▶ カバーの素材によって表面温度や保冷効果は異なるため，貼用部位・面積や対象者の頭髪状態によってカバーの厚さを調節する．

▶ 循環障害や血栓を形成しやすい状態の患者には，カバーの調節だけでなく貼用面積も調節する．

▶ アイスバックを皮膚に直接当てる方法により効果的なアイシングが期待できるが，実施は30分以内にとどめる．

> **実証報告**
> 石井ら[16]はアイスバックを用いた局所の冷却効果を皮膚温の変化から検討している．アイスバックを皮膚に直接当てる群と，病衣・タオルなどを介して当てる群を複数設定し比較したところ，直接当てた群は，開始後20分で皮膚温が13.3℃に低下していた．病衣・タオルを介して当てた群では皮膚温が14℃以下になるまでに要する時間は延長し，タオルが1枚以上介在する群と，直接当てる群の皮膚温の低下には有意な差（$p<0.001$）がみられた．このことから効果的なアイシングはアイスバックを直接当て，30分程度を目安に実施すべきと述べている．

> **さらに検証**
> 先述の塚越[15]の研究では，恒温プレートに氷枕を置いて表面温度を測定しているが，人体に氷枕を貼用する際には曲面での接触となることを考えると，接触面積を考慮する必要がある．さらにカバーをかけたうえで，氷枕の表面温度と人体の接触面の表面温度（カバー上層の表面温度），または貼用部位の皮膚温の経時的変化を検証する必要がある．

⚠ **禁忌**

- **乳幼児や高齢者では氷枕を直接貼用しない**
乳幼児や高齢者では，急激な冷刺激によって体温低下によるショックを引き起こす可能性があるため直接貼用しない．

3 電気毛布の使用

期待される効果
- 寝床内温度を上昇させ，悪寒，戦慄に伴う不快感を軽減する
- 保温により低体温を予防する

❖ 寝具を温める

環境への熱放散と体内での熱産生によって，体温は一定範囲内に保たれている．寝具によって身体の周囲に形成される快適な寝床内気候は室内の温度20±2℃，湿度40±5%，青年女子で温度30〜34℃，湿度40〜50%といわれており[26]，寝室の気候，寝具，人体の熱産生と放散のバランス，寝返りなどの体動によって影響を受ける．

通常，人間が臥床していない寝具内の温度は寝室の温度の近似値を示し，湯たんぽや電気毛布などの暖房器具によって寝床内温度は上昇する．電気毛布は頭頸部以外を被い，掛け物としても機能し，保温性を維持する．

体熱の放散は皮膚を介して行われ，外界温と皮膚温の差に比例する．寝床内気候の場合には寝床内気流がわずかである．これらのことから，体熱の放散（輻射）と加温によって寝床内温度は上昇し，産生される体熱に変化がなければ，体熱は体内に留まり体温が上昇する．

意識が明瞭で身体を自由に動かすことが可能であれば，掛け物を調節し寝床内気候を整えたり，頻回に寝返りしたりすることで対流による熱の放散を助け，不感蒸泄量の増加，発汗によって体温が生理的範囲内に調節されていることはいうまでもない．

実感温度（実際に感じる温度）は，気温，湿度，放射熱などの皮膚に接する外気条件の影響を受け，快適な温度かどうかが決定される．悪寒時の不快感の測定を試みた報告はないが，佐々ら[27]が健康な女子を対象に，快適と感じる気温の個人差や，その個人差に影響を及ぼす要因を検討した．快適感温度設定気温と快適感の関係（図6-7）から，気温20℃でもっともばらつきがみられ，低温時の快適感評価の個人差が大きいのではないかと報告している．本報告を参考にすると，悪寒が出現した時の身体は体熱の産生が必要であり，実感温度が低いと考えることができるので，悪寒時の不快感の感じ方は個人差が大きい可能性があると考えられる．

応用技術
▶ 高齢者に電気毛布を使用する場合には，皮膚の水分含有量の少なさに加え，電気毛布使用による不感蒸泄量の増加を考慮する．

▶ 低温熱傷の危険性を考慮し，皮膚に密着させて身体を直接温めるのではなく，掛け物を温め間接的に身体を保温する．

▶ 電気毛布は，周手術期，特に全身麻酔による手術中あるいは手術後の低体温予防の目的で使用される[28, 29]．
全身麻酔からの覚醒状況，手術による侵襲などによって患者自身の快適感，温冷感が観察しにくい場合には，電気毛布の使用を継続するか否かを客観的に判断する必要がある．

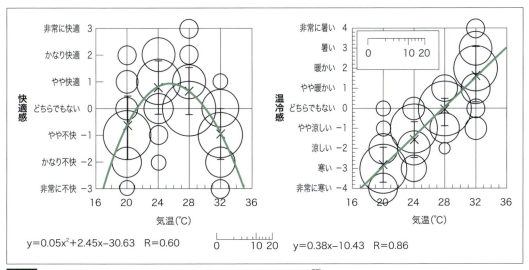

図6-7 設定気温と快適感・温冷感の関係（佐々尚美，他；1998）[27]

実証報告

- 術後の発熱の原因として，手術による吸収熱があげられる．しかし，術後の体温管理に電気毛布を使用した場合，使用中止の明確な指標をもたずに保温していることによって発熱を誘発している可能性も否定できない[30]．
- 加地ら[31]は両足部を外踝まで電気毛布で包む足部温罨法と，両足部を外踝まで温湯に浸漬させる足浴とを比較したところ，睡眠潜時，総睡眠時間，末梢皮膚温に有意差がないこと，さらに，主観的睡眠感，「眠気」「温かさ」「心地よさ」においても有意差がなかったと報告している．
- 岡村ら[32]は膝掛け電気毛布により下肢の術前保温を行ったところ，保温群では麻酔開始から210分間は $36.0 \pm 2°C$ で経過したと述べている．

これらの報告から，電気毛布による保温の範囲を全身から部分へと変更することで体温上昇を予防できると考えられる．

さらに検証

- 体温調節に影響を与える要因は多様である．患者自身の身体的側面だけでも，手術の種類，手術に要した時間，出血量，補液量などがあり，それに手術室内の温度，手術台の保温方法などの環境要因が加わることになる．さらに，温冷感や快適感などの指標を加味し，これらの要因と寝床内温度の関係も追究していく必要があると考える．
- 近年，電気敷き毛布が普及してきている．電気掛け毛布よりも低温で使用できるため寝床内温度が過度に上昇しないという利点がある．今後，電気敷き毛布の保温効果や快適さ，低温熱傷の危険性などの検証が望まれる．

ポイント

- 寝具を温め，継続した加温を行わない
- 皮膚トラブルの早期発見に努める
- 適宜，水分補給を促して脱水を予防する

禁忌

- 電気掛け毛布と，電気敷き毛布，湯たんぽなど他の暖房器具を同時に使用しない
 複数の暖房器具を併用すると故障の原因になる．
- 電気毛布を「強」のまま使用しない
- ECGモニタなどのME機器を使用している患者の保温では電気毛布の使用は避ける
 交流障害（ハム）の発生により，心電図などにノイズが混入するおそれがある．

（蒲生澄美子）

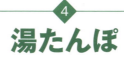

4 湯たんぽ

期待される効果

- 疼痛や筋緊張が緩和・軽減できる
- 精神的な安楽を図ることができる
- 腸管の蠕動運動を促進できる
- 寝床内の保温により安眠を図ることができる

❖安全性の高い湯たんぽを選び，その製品の使用方法を守る

　湯たんぽには，現在，表6-5[33]のような種類があり，大きさや形状，素材の異なるさまざまな製品が販売されている．

　消費者庁等が収集・公開している「事故情報データバンク」に，2009（平成21）年1月から2013（平成25）年1月までに寄せられた湯たんぽに関する事故情報[34]は146件であった．事故原因としては製品自体の問題，誤使用・不注意など使い方の問題などがあり，誤使用・不注意による事故の内容としては，「電子レンジ加熱式湯たんぽを，規定時間をこえて加熱したことにより，取り出した時に破損し熱傷を負った」，「金属製湯たんぽの口金を緩めた状態のまま電磁調理器で加熱したところ，大きな音とともに湯たんぽが飛んだ」，「湯たんぽを布団の中に入れたまま就寝し，長時間足に接触していたため，低温熱傷（後述）を負った」などの事故が起こっている．

　使用目的に応じてより安全性が高い湯たんぽを選択し，その製品の使用方法をよく確認したうえで，製品に破損などがないか点検し，安全な方法で使用する必要がある．

実証報告

奥山ら[35]は，3種類の湯たんぽの湯温の違いによる表面温度の経時的変化を調査して，安全性を検討した．ゴム製湯たんぽは，厚さ2mmのネルカバーを掛けた場合には湯温50℃で，バスタオルで3層に巻いた場合には湯温55℃で安全性が確認された．蓋付きのプラスチック製湯たんぽは湯温60℃で安全であると思われたが，80℃の湯温では低温熱傷を起こす危険性が示唆された．市販のネルカバーで覆った金属製湯たんぽは，容量2,500cc，湯温60℃の場合でも低温熱傷を生じる危険性が高いと述べている．

表6-5　湯たんぽの種類と方式（製品評価技術基盤機構ホームページ[33]より）

湯たんぽの種類	方式など
電子レンジ加熱式湯たんぽ	電子レンジで内部の蓄熱材を温めるもの
樹脂製湯たんぽ	湯を入れて使用するもの．材質はポリエチレン樹脂，ポリ塩化ビニル樹脂など
ゴム製湯たんぽ	湯を入れて使用するもの
金属製湯たんぽ	湯を入れて使用するもの．直火で加熱して使用できるものを含む
電気蓄熱式湯たんぽ	電気で内部の熱媒体・蓄熱材を温めるもの

❖身体に直接貼用する場合，湯たんぽの表面温度は 38 〜 40℃程度にする

　直接的な局所加温の効果として，筋緊張の緩和や疼痛緩和，四肢冷感の軽減や腸蠕動運動の促進などの実証報告があるが，先述のとおり，湯たんぽによる低温熱傷の事故が多く報告されているため，直接貼用においても注意が必要である．低温熱傷とは，数秒から数分の短時間の接触では損傷を起こさない程度の温度に長時間接触することによって起こる熱傷性の損傷である．

　直接的に加温する場合の湯たんぽの表面温度は 38 〜 40℃ とし，使用目的に応じて貼用方法（部位・時間・カバーの選択など）を考慮する必要がある．

> **実証報告**
> - 飯田ら[36]のマウスによる低温熱傷の実験では，熱源が銅の場合，42℃で 5 時間，43℃で 2 時間，45℃で 20 分間の加温で皮膚全層が壊死に至っている．このように，低温熱傷にはおもに温度と時間が関与し，温度が高いほど短い時間で熱傷を起こす．
> - 北澤ら[37]は，局所加熱による皮膚温および筋温の加熱効果の最適温度は 38 〜 40℃ であると報告している．そして，健康な成人での 40℃以下での低温熱傷事例は見当たらない．
> - 中吉ら[38]の調査では，クロロプレンゴム製の湯たんぽに 72℃の湯を入れ，成人女性の下肢に貼用したところ，20 分時点の貼用部の表面皮膚温度が 39.8±0.6℃であり，身体に温熱効果をもたらし，かつ安全な温罨法であると述べている．

❖間接的に使用する場合は，臥床直前に湯たんぽを除去するか，身体に接触しない位置に貼用する，または湯たんぽの表面温度を 40±2℃とする

・臥床直前に湯たんぽを除去する

　湯たんぽの間接的な使用は，寝床内の保温による安眠などの効果がある．寝床内の保温を目的として湯たんぽを使用する場合は，臥床の 1 時間前から湯たんぽを入れて布団を温め，臥床直前に取り出すと低温熱傷の危険がない．

> **実証報告**
> - 太田ら[39]の湯たんぽによる寝床内温度の調査では，臥床 1 時間前に 80℃の湯たんぽで温め，臥床する直前に湯たんぽを除去し，寝床内温度を測定したところ，60 分後でも 27.2±2.1℃と下肢側の快適な寝床内温度である 25 〜 29℃を上回っており，保温効果があったと報告している．

・湯たんぽを身体から離して使用する

　離床できない対象の場合は，湯たんぽを身体から離して使用するが，湯温や湯たんぽからの距離，環境温・湿度，対象者の体温，寝具の状態によって寝床内保温の効果は変化する（図 6-8）．

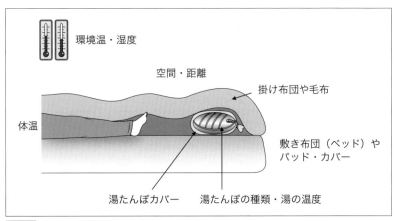

図6-8 湯たんぽ使用時の寝床内温度に影響する要因

> **実証報告**
> ・環境温22〜24℃でのプラスチック製湯たんぽを用いた大西ら[40]の調査によると，湯温60℃の場合は5cm，80℃の場合は10cm離れた位置に湯たんぽを貼用することで，貼用約20分後には快適とされる寝床温度（32〜34℃）が得られ，約4.5時間持続すると報告している．
> ・環境温20℃，湯温80℃のプラスチック製湯たんぽを用いた久賀ら[41]の調査では，畳上の寝具内の寝床温度は，湯たんぽから10cm離れた場所で180分後に27℃台となり，100cm離れた場所では1.0℃未満の上昇にとどまり，快適な寝床温度には達しなかったと報告している．

・湯たんぽの表面温度を40±2℃とする

　身体から離して湯たんぽを貼用しても，寝返りなどの体動により湯たんぽが直接皮膚に接し，低温熱傷を起こす危険性がある．湯たんぽの表面温度が42℃以上で長時間接触していると皮膚の損傷が起こる可能性があるため，上述のように皮膚に接触しない場所に貼用するか，湯たんぽの表面温度が40±2℃にとどまるように調整する必要がある．

　以上より，寝床内の保温効果を得るために湯たんぽを間接的に使用する場合は，臥床の1時間前から湯たんぽを入れ寝床内を温めて，臥床直前に取り出す，または，身体に接触しない位置に湯たんぽを置き，万が一身体が接触しても熱傷を起こさないよう表面温度を40±2℃とする．また，湯たんぽの使用中は湯たんぽと皮膚の観察を十分に行う必要がある．特に，乳幼児・高齢者，意識障害，知覚障害，心疾患，脳血管障害がある患者への使用時は注意する．

> **⚠ 禁忌**
> ・炎症，出血部位への直接貼用はしない
> ・全身衰弱，激しい血圧変動，出血傾向のある対象には貼用しない

応用技術 ▶ 使用目的や対象に合わせて湯たんぽの種類やカバーを選択し,湯温,貼用方法,貼用時間,寝床環境を調節する.

▶ 目的に合わせたより効果的な方法として,湯たんぽ以外の温罨法の道具である温湿布やホットパック,あんかなどの利用も検討する.

実証報告

- 温罨法による疼痛緩和に関する研究では,細野ら[42]が膝関節痛を自覚する高齢者への湿熱加温によって,膝関節症機能評価尺度の有意な改善が示され,膝関節痛の緩和に有効であることを報告している.
- 温罨法による便秘症状の改善に関する研究として,菱沼ら[43]の蒸気温熱シートを用いた腰部への温罨法の調査では,60℃,10分の貼用で66.7%に排便回数の増加がみられ,40℃,5時間の貼用で75.0%が便秘を自覚する週数が減少し,64.3%が排便のなかった日数が減少している.
- 温罨法による筋緊張の緩和に関する研究として,西本ら[44]の調査では,重症心身障害児に間接的に湯たんぽを貼用したところ,温罨法実施後半に下肢の筋緊張が軽減された.
- 後頸部への温罨法の効果に関する加藤ら[45]の研究では,入院患者に対する後頸部温罨法により,唾液アミラーゼの上昇を伴う活動的快と唾液アミラーゼの低下を伴う休息的快が生じ,手掌の皮膚温上昇をもたらし,睡眠を促す可能性があると報告している.
- あずきや玄米を布袋に入れて電子レンジで加熱して使用する温罨法の効果も報告されている[46,47].

さらに検証

在宅での湯たんぽの需要が多いなか,さまざまな素材,形状,使い方が異なる湯たんぽが作られており,湯たんぽに関連する事故が続いている.在宅で使用する場合には,安価で,簡単に,安全に使用できる湯たんぽが望ましい.今後は,在宅での使用に適したより安全な湯たんぽやカバーの開発,安全性の検証が求められる.さらに,使用目的や対象に応じて,より効果的な温罨法の道具や方法についても検証していく必要がある.

(宮﨑素子)

文献

1) 高橋美賀子:ターミナル期にある人の苦痛の緩和 がん疼痛と援助.「絵でみるターミナルケア 改訂版」.佐藤禮子監修,浅野美知恵編集,pp.220-236,学研メディカル秀潤社,2015.
2) 国立がん研究センターがん対策情報センター:がんの冊子 がんと療養シリーズ がんの療養と緩和ケア.p.2,国立がん研究センターがん対策情報センター,2012.
3) 大山直子,他:がん患者の痛みの特徴.ターミナルケア,11(10月増刊号):2-5,2001.
4) 高橋美賀子:痛みの起こるメカニズム,痛みのアセスメント.「ナースによるナースのためのがん患者のペインマネジメント」.高橋美賀子,他編,新装版第2版,pp.17-37,日本看護協会出版会,2015.
5) 日本緩和医療学会緩和医療ガイドライン作成委員会編:がん疼痛の薬物療法に関するガイドライン2014年版.金原出版,2014.
6) 江川幸二:健康危機状況における看護方法の検討.「ナーシング・グラフィカ23 成人看護学 健康危機状況」.安酸史子,他編,pp.62-81,メディカ出版,2005.
7) 世界保健機関(WHO)編,武田文和翻訳:がんの痛みからの解放―WHO方式がん疼痛治療法.第2版,金原出版,1996.
8) Whaley L, et al:Nursing care of infants and children. 3rd edition. St. Louis Mosby, 1987.
9) 梅田 恵:安楽な体位の工夫.「がんの症状緩和ベストナーシング」.田村恵子編,pp.71-73,学研メディカル秀潤社,2010.
10) 武井賢郎,他:音楽が疼痛閾値に与える影響.松本歯学,40(1):40-49,2014.
11) 佐伯由香,他:Pricking Painの疼痛緩和における音楽療法と芳香療法の効果.日本看護技術学会誌,2(1):76-83,2003.
12) 藤原由佳:疼痛による心理的苦痛のアセスメントとケア.がん看護,15(2):242-245,2010.
13) Twycross R, 他著,武田文和監訳:トワイクロス先生のがん患者の症状マネジメント.第2版,pp.13-18,医学書院,2010.
14) 平岡玲子:痛み治療を継続するために外来通院するがん患者が直面する困難と取り組み.日本看護医療学会雑誌,17(1):21-32,2015.

15) 塚越みどり：38℃加温における冷罨法用具・冷却枕の温度変化．横浜看護学雑誌，6（1）：57-60，2013．
16) 石井兼太，他：効果的なアイシング方法について：当院における術後アイシング方法の見直し―．みんなの理学療法，27：26-30，2015．
17) 野村志保子：氷枕・湯たんぽの安楽性．看護技術，43（9）：987-991，1997．
18) 工藤由紀子，他：後頭部冷罨法実施時における看護師のアセスメント．秋田大学医学部保健学科紀要，17（1）：31-40，2009．
19) 大﨑　真，他：点滴による静脈炎に対する冷罨法の適正温度に関する基礎研究．日本看護技術学会誌，14（3）：231-237，2015．
20) 葛西英子，他：点滴漏れ時の院内ケアマニュアルの使用経験．日本看護技術学会誌，13（3）：230-236，2014．
21) 荻原菜穂，他：下腿骨骨折患者の固定用具を使ったクーリング方法の改善―ずれに着目して―．日本看護学会論文集 急性期看護，45：39-41，2015．
22) 加瀬田暢子，他：放射線皮膚障害に対する安全な冷罨法の患者指導とその効果：乳房温存手術後の放射線治療で皮膚障害を生じた1ケースの分析．日本看護学会論文集 成人看護Ⅱ，42：195-198，2012．
23) Strughold H, et al：Die Dichte der Kaltpunkte auf der Haut des menschlichen Körpers. Zeitschrift für Biologie, 91：563-571, 1931.
24) Rein H：Über die Topographie der Warmempfindung. Beziehungen zwischen Innervation und Receptorischen Endorganen. Zeitschrift für Biologie, 82：513-535, 1925.
25) 野口綾子，他：ICU看護師の冷罨法に関する意識調査．日本集中治療医学会雑誌，19（2）：273-276，2012．
26) 氏家幸子：病床気候に関する基礎的技術．大阪大学医療技術短期大学部研究紀要 自然科学・医療科学編，6：6-11，1978．
27) 佐々尚美，他：温熱的快適性の個人差．日本建築学会　環境工学委員会　熱環境小委員会　第28回熱シンポジウム，pp.1-8，1998．
28) 高橋美樹，他：人工股関節置換手術の体温低下予防の効果―術前・術中加温方法の改善を試みて―．日本看護学会論文集　成人看護Ⅰ，43：7-10，2013．
29) 三木葉子，他：術後患者の寒さ感覚と低体温に関連する要因の検討．滋賀医科大学看護学ジャーナル，5（1）：105-108，2007．
30) 工藤真紀子，他：プラスチック製湯たんぽと電気毛布が生体に与える影響―皮膚温・皮膚血流量，主観的感覚から―．保健科学研究，2：25-36，2012．
31) 加地博之，他：電気毛布を用いた足部温罨法による入眠効果の検討．日本看護研究学会雑誌，35（3）：121，2012．
32) 岡村さと子，他：全身麻酔下で手術を受ける患者への術前下肢保温の効果．長野県看護研究学会抄録集，32：31，2011．
33) 製品評価技術基盤機構（NITE）製品安全センター：電気こたつ，ゆたんぽ等の冬場の事故防止について（注意喚起）平成24年2月23日．http://www.nite.go.jp/data/000005143.pdf（2018年10月5日閲覧）
34) 消費者庁消費者安全課：News Release ゆたんぽでの低温やけどを防ぎましょう　平成25年2月27日．http://www.caa.go.jp/policies/policy/consumer_safety/release/pdf/130227kouhyou_1.pdf（2018年10月5日閲覧）
35) 奥山真由美，他：湯たんぽの表面温度の経時的変化からみた安全性の検討―湯たんぽの種類と湯温の違いから―．岡山県立大学保健福祉学部紀要，13（1）：57-65，2006．
36) 飯田智恵，他：低温熱傷発症条件に関する実験的検討．日本看護研究学会雑誌，27（1）：43-50，2004．
37) 北澤大樹，他：局所加温が僧帽筋血流量および温度に与える影響．名古屋大学環境医学研究所年報，48：41-44，1997．
38) 中吉陽介，他：湯たんぽの下肢直接貼用による温熱効果の検証―貼用部の皮膚温と主観的評価の変化から．広島国際大学看護学ジャーナル，13（1）：3-13，2016．
39) 太田一輝，他：湯たんぽの貼用方法の違いが生体と寝床内温度に与える影響．日本看護研究学会雑誌，36（3）：134，2013．
40) 大西由紀，他：湯たんぽによる寝床内温度の経時的変化と保温範囲．日本看護技術学会誌，9（2）：14-20，2010．
41) 久賀久美子，他：湯たんぽによる低温熱傷を予防するための安全な使用方法の検討．北海道科学大学研究紀要，43：1-6，2017．
42) 細野恵美，井垣通人：膝関節痛を自覚する高齢者への湿熱加温による疼痛およびQOLの改善効果．臨床体温，29（1）：26-31，2011．
43) 菱沼典子，他：腰部温罨法の便秘の症状緩和への効果．日本看護技術学会誌，9（3）：4-10，2010．
44) 西本理恵，他：筋緊張の強い重症心身障害児における温罨法の効果についての検討―ゴム製の湯たんぽで筋緊張の軽減が図れるか．中国四国地区国立病院機構・国立療養所看護研究学会誌，5：241-244，2009．
45) 加藤京里：入院患者に対する後頸部温罨法と生理学的指標，主観的睡眠および快感情の関連．日本看護技術学会誌，10（3）：10-18，2012．
46) 中島弘樹，他：重症心身障害者の手足の冷えに対して，あずきを使用した温罨法の効果．日本看護学会論文集 ヘルスプロモーション，46：204-207，2015．
47) 中西喜美子，他：玄米温罨法の肩こりへの効果の検証．日本看護学会論文集 慢性期看護，47：207-210，2016．

Chapter 7

清潔・衣生活援助技術

―――― 清潔援助の必要性 ――――

　身体を清潔にする目的は，人の全表面を覆っている皮膚の生理機能を維持することです．また，人は清潔にする行為によって，気分が爽快になったり疲れを癒したりすることもできます．

　人間にとって皮膚は，身体と外界との境界であり，外からの直接的なストレスから身体内部を保護する役割を果たしています．また，皮膚は顔色や表情で身体の状態や感情などを表し，肌と肌を合わせて親近感を確認し合うスキンシップなど社会的コミュニケーションにも重要な役割を果たしています．そのため，皮膚の機能が破綻すると，疾病や感染の悪化を招いたり，自尊心が傷つき社会的・精神的に影響を及ぼしたりする場合があります．さらに，生活パターンの変化などで新陳代謝が変動すると，皮膚のトラブルが発生しやすくなります．皮膚トラブルは痒みや痛みを誘発しやすく，それが原因となって睡眠不足となる，イライラして落ち着きがなくなるなどの精神的苦痛をもたらすこともあります．したがって，身体を清潔に保つことは健康的な生活を営むために重要な生活行動の一つです．

　しかし，人は健康が障害されると，自ら清潔ニードを満たすことができなくなります．傷病時にも皮膚の機能を維持し，皮膚トラブルを最小限に抑え，健康な時と同じように清潔の維持ができるケアが重要になります．

　看護師が清潔ケアを実施する場合，対象者の種々の条件や清潔ニードを総合的に判断し，各種の清潔方法を組み合わせて個別的な清潔援助を決定します．そのためには，清潔ケアが局所および全身に及ぼす影響と心理的な効果を理解しておくことが重要になります．

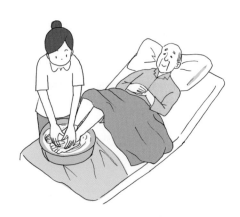

清潔・衣生活の看護アセスメントに必要なミニマムデータ

- 皮膚の清潔パターン
  （入浴あるいは清拭回数，所要時間，好みの湯温）
- セルフケア能力
- 皮膚の汚れや悪臭
- 皮膚湿潤や乾燥の要因
- 運動障害および制限の部位・程度
- 知覚障害のレベル
- バイタルサインの異常と変動
- 衣服の好み
- 更衣の頻度
- 衣服の洗濯頻度（家族の協力の有無）

清潔・衣生活援助技術の概念図

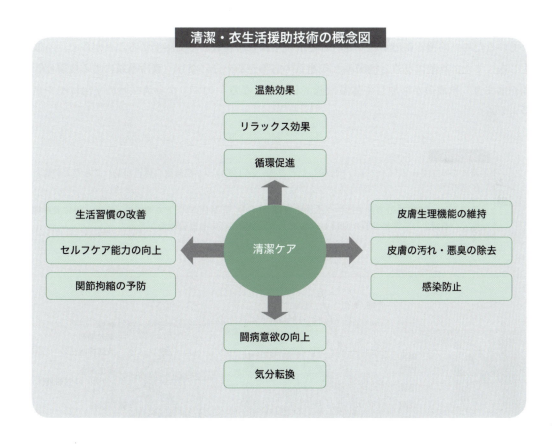

全身清拭

期待される効果

- 皮膚の汚れを除去し，皮膚の生理機能を維持する
- 全身の観察を行う機会となり，予防的な処置や異常に対する早めの対処が可能になる
- 皮膚に付着する病原微生物を除去して感染を予防する
- 清潔行動を日常生活レベルに近づけ，回復意欲を促進する
- 清潔ケアの継続により気分転換を図り，健康観を維持または改善する

　清拭は安静臥床に近いエネルギー消費量で，生理的負荷をほとんど伴わないため，すべての対象者に適応できる援助である．しかし，実施者の技術が未熟だと対象者にとって苦痛になることがあるので，清拭技術に習熟しておくことは重要である．

❖ 室温は 23℃以上に設定する

　皮膚の感覚受容器（図 7-1）には外界の温度を検出する温度受容器がある．冷覚は温覚より多く存在しているため，被覆と露出が繰り返される清拭中は寒冷刺激として感受することが多く，不快感を生じる．また，高齢になると循環系と代謝系の応答が不十分になり，寒冷曝露による皮膚血管の収縮が弱まり，熱放散が増加して体温は低下しやすくなる[1]ので，全身清拭時の室温はやや高めに設定する．

実証報告

- 清拭中の室温を 20℃と 24℃で比較したところ，24℃のほうが皮膚温の低下が防止できるとの報告がある[2]．
- 室温 17 〜 29℃での清拭では生体への影響はないが，室温 23℃以上で清拭を行うと，単に安静仰臥でいる時よりも末梢血管が弛緩し，副交感神経が優位になるとの報告がある[3]．

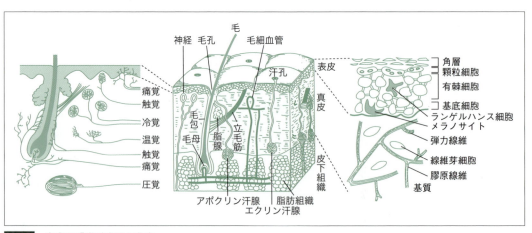

図 7-1 皮膚の感覚受容器の分布

❖清拭用タオルは単回使用か対象者専用のものを使用し，タオルの表面温度は42℃に維持できるようにすすぎの湯を準備する

　清拭用タオルに起因する感染を防止するため，単回使用または対象者のみの使用とする．清拭中に対象者が温かいと感じるタオルの表面温度は42℃で，この温度を全身清拭に要する約20分間維持するためには，タオルをすすぐ湯はプラスチック製のバケツに温度55℃程度で準備する．

> **実証報告**
> ・委託業者から納入されたタオルの細菌汚染例の報告がある[4]．
> ・汚染されたタオルを使用すると，細菌がカテーテルなどを経由して血流感染を起こすことがある[5]．
> ・約50℃のお湯でウォッシュクロスを絞ると，ウォッシュクロスの表面温度が42℃程度となり，皮膚と接触するウォッシュクロスが適温になる[6]．
> ・54℃の湯10Lをポリバケツに放置すると，10分間で約3℃の割合で湯温が低下し，さらに，身体の1カ所を15〜30秒拭いたウォッシュクロスを湯に浸けると，湯温は0.5〜1.0℃低下する[7]．
> ・プラスチック製洗面器にいれた55℃の湯は，室温下で11分後，すすぎを繰り返すと5分後に50℃まで低下する[8]．

> **ポイント**
> ・バケツを2つ用いて約55℃の湯（最初に使う）と約58℃の湯（後に使う）を準備し，上半身（前面）用と下半身（後面）用に分けて使用する．バケツが1つの場合は，足し湯用に温度が高めの湯をピッチャーに準備しておく
> ・熱刺激による耐痛閾値は実施者によって個人差があり，50〜52℃と幅があるため，湯が熱い時はゴム手袋を利用してタオルを絞る
> ・感染予防の面からは，対象者に皮膚疾患や傷がなく，血液その他の体液，分泌物の排泄がない正常な皮膚を拭く場合には，手袋を使用する必要はない[9]

❖体温が低下しないように，バスタオルや綿毛布を効果的に使う

　常温安静状態での不感蒸泄は約900g（520kcal）/日で，そのうち皮膚表面からは約630g（364kcal）/日の水分が蒸発し，この気化熱による熱放散で体温調節を行っている[10]．したがって，清拭時，拭いていない部分の皮膚まで露出していると不必要に体温を奪われ，低体温の原因になる．また，水1gの蒸発につき0.58kcalの気化熱が失われるため，清拭中の拭き取りが不十分だと皮膚の湿り気が蒸発し，より多くの熱が失われる．さらに，掛け物が動く際に起こる風も気化熱による体温の喪失を助長するので，被覆を行う．

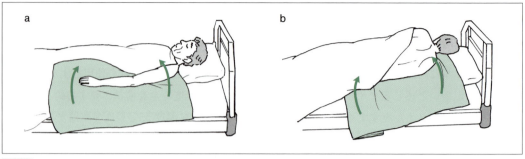

図7-2 皮膚から気化熱を奪われないようにするための被覆
　a：バスタオルを広げて敷き，清拭後はバスタオルで覆って水分を拭き取る．
　b：バスタオルを背中に挟み込んで，清拭後は背中全体を覆う．

> **実証報告**
> ・背部清拭において乾布を実施すると，乾布を実施しない場合に比べて皮膚湿度は低く経過し，末梢まで温まり快適感を与えることができたとの報告がある[11]．
> ・身体の一部を温めるだけでも，その直後に被覆をすれば皮膚温および体温は維持できるが，露出したままでは皮膚温・体温はゆっくり低下する[12]ため，必ず被覆をする．

> 💡 **ポイント**
> ・清拭後はすぐに乾布タオルで水分を拭き取る（図7-2-a）
> ・バスタオルや綿毛布を体側に挟み込んで，隙間を作らないよう被覆する（図7-2-b）
> ・バスタオルや綿毛布を掛けたり外したりする時は静かに行う

❖ 洗浄剤には薬用石けんを使用せず，患者の皮膚の状態に応じて刺激の少ないものを選択する

　健康な皮膚の表面（角質層）は，皮脂膜，角質層に存在する天然保湿因子（NMF），角質細胞間脂質の3つの因子によって10～30％の水分が保持され，弱酸性（pH4.2～6.4）に保たれている（図7-3）．角質層に存在する埃や塵，汗は水（湯）で落とすことができるが，油性成分の皮脂の除去には界面活性剤を含む洗浄剤が有効である．しかし，洗浄力に優れた洗浄剤を使用すると皮脂が過剰に除去され，表皮内にあるNMFや角質細胞間脂質まで溶け出すため，皮膚の水分保持能が低下する．また，表皮から保湿成分が減少すると皮膚は乾燥し，角質細胞が剥がれ（落屑），バリア機能が低下し，隙間から細菌などが侵入しやすくなる．また，皮膚は年齢，病状，環境などによって変化するので，皮膚の状態や肌質に合わせて洗浄剤を選択する．

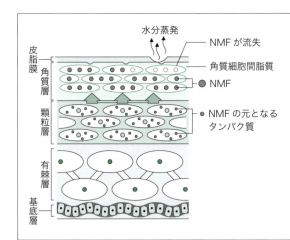

図7-3 表皮細胞の保湿メカニズム
基底細胞は時期がくると皮膚表面に向かって押し出され，有棘細胞，顆粒細胞，角質層と分化し，最終的に皮膚から脱落する．これを「角化」といい，約1カ月の周期で繰り返している（ターンオーバー）．顆粒層の細胞内には天然保湿因子（NMF）の元となるタンパク質があり，ターンオーバーによって，角質層に押し上げられた時にNMFへと変化する．

実証報告

- 石けんは泡立てたほうが脂溶性の汚れまで取り除くことができ，洗浄後の皮膚のきめも細かくなめらかになり，水分保持能も亢進すると報告されている[13]．
- 石けんと泡沫洗浄剤をそれぞれ使用しての清拭で3回の拭き取りを実施したところ，皮膚の油分・水分には差がなかったが，石けんの場合，清拭60分後までpHは高値であった[14]．
- 洗浄剤はよく泡立たせると洗浄力が高くなり，汚れを吸着して閉じ込める働きがあるので，泡で簡単に汚れを除去できる．

応用技術
▶ 石けんは柔らかいタオルや手のひらで十分に泡立てて，泡を皮膚にのせれば，強く擦らなくとも拭き取り用タオルで泡を拭き取ることで清拭できる．
▶ 泡沫洗浄剤は，顕著な汚れがなければ皮膚に塗布して温かい数本のタオルで拭き取るだけなので，水や温湯が不要であり，わずかな物品で清拭できる．
▶ 沐浴剤は油脂成分を多く含有するので，沐浴剤を溶かした温湯でタオルをすすぎ，清拭するとよい．

ポイント

- 石けんは水の1.5〜2.0倍の洗浄効果があり[15]，皮脂の除去や顕著な汚染の分解には適している
- 泡沫洗浄剤は皮脂や汚染の除去において石けんより洗浄力は劣るが，皮膚への刺激が少なく弱酸性で保湿剤も配合されているので，高齢者や皮脂分泌の低下した人に適している
- 沐浴剤は油性成分を多く含有するため，乾燥肌の人や皮膚の乾燥が明らかな場合に使用すると皮膚表面が保湿され，皮膚を保護してくれる

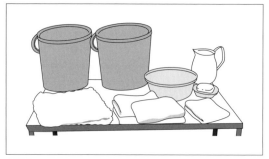

図7-4 清拭時に準備する物品
湯温の異なるバケツ2個（あるいはバケツ1個と足し湯用のピッチャー1個），石けんと石けんを泡立てる洗面器，洗い用タオル，バスタオルなどを準備する．

> ⚠ **禁忌**
>
> **・薬用石けんは使用しない**
> 薬用石けんに含有されているトリクロサンなど19種（抗菌剤）は，①すすぎ後の排水によって河川などに生息する動植物に固有の毒性をもち，②ヒトでも長期に使い続けることで健康被害が生じること，③普通石けんより殺菌効果があるという根拠はないことを理由に，米国食品医薬品局（FDA）が販売停止の措置を発表した．これを受けて，厚生労働省も2016年に対象成分を含有しない製品へ切り替えるよう製造販売業者に通知した．

❖石けん分は拭き取り用タオルで十分に拭き取る

一般に石けんはアルカリ性（pH9〜10）であるため，石けん分が皮膚に残ると，肌の弱い人にとっては刺激になることがある．弱いアルカリの石けんであれば，皮膚表面は石けん使用後10〜20分で弱酸性に戻る性質があるが，アルカリ中和能が低下していれば，石けん分の残留が皮膚本来のバリア機能を低下させるので十分拭き取る．

> **実証報告**
> 石けん分の拭き取り回数が多いほど，皮膚のpH値は清拭前のpH値に近づく．これまでの報告を真砂[16]が整理した結果，3〜4回の往復の拭き取りを行えば石けん分の残留は少なくできる．

▶ **応用技術** タオルをすすぐ湯の石けん分の残留を最小にするために，石けんを泡立てる湯と拭き取り用の湯を分けて用意する（図7-4）．

❖循環促進を期待する場合は熱布清拭を併用する

局所の温熱刺激を伴った清拭（熱布清拭）によって血管は拡張され，血流が増加するため，末梢循環の改善や促進が必要な患者に有効である．

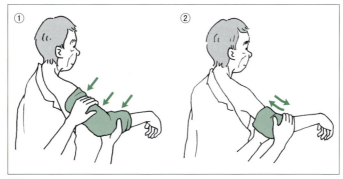

図 7-5　上肢の熱布清拭
　① 2つ折りしたフェイスタオルで上肢を覆い，押さえる．
　② その後，拭き取る．

> **実証報告**
> 温熱刺激（熱布貼用）に摩擦刺激を加えた熱布清拭群と，温熱刺激（熱布貼用）だけの熱布貼用群を比較したところ，熱布清拭群のほうが皮膚温が高く維持された[17]．

応用技術　石けん分を拭き取る際，2つ折りにしたフェイスタオルで清拭部位を覆い，7～10秒押さえ拭きをした後で拭き取ると[18]，清拭中に熱布を取り入れることができる（図 7-5）．

> **⚠ 禁忌**
> - 乾燥や落屑がみられる場合は，過度に皮膚を擦らない
>   ウォッシュクロスで皮膚を適度な強さで擦ることは，マッサージ効果による循環促進を期待できるが，過度に擦ると角質細胞を剥がしてしまうため，乾燥や落屑のある患者には適さない．

陰部洗浄

> **期待される効果**
> - 排泄物による化学的刺激から皮膚を守り，陰部を清潔に保つ
> - 悪臭と掻痒感が除去され，爽快感が得られる
> - カテーテル挿入患者では 2 次的な尿路感染を防止する

　陰部は皮膚と粘膜の 2 つの面が接する部分があり，排泄物や分泌物によって不潔になりやすい．また，湿潤状態にあるため，皮膚の浸軟（ふやけ）や発赤から，びらんなどの皮膚障害を起こしやすい部位である．さらに，腸内細菌が付着することが多く，カテーテル挿入中の場合は尿路感染の原因にもなるため，陰部の清潔は感染予防としても重要になる．

❖外尿道口は毎日洗浄する

　外尿道括約筋の収縮と膀胱括約筋の弛緩によって尿を排泄しているため，膀胱内は通常外部とは遮断されている．しかし，外尿道口付近は粘膜と陰毛で構成され，粘液の分泌腺が多数開口しているため分泌物が多く，常在菌も生息しており，清拭だけで清潔を保つには限界があるので洗浄が適している．米国疾病管理予防センター（Centers for Disease Control and Prevention；CDC）ガイドライン2009[19]においても，尿道口やカテーテルの汚染物の除去により細菌数を減少させ感染リスクを減らすことができるため，毎日の洗浄は適切であると提言している．

❖陰部洗浄にはよく泡立てた石けんを使用し，十分な量の微温湯で洗い流す

　陰部の内側は非角化重層扁平上皮（粘膜）であり，強い刺激を加えると損傷するため，十分に泡立てた石けんで包むように洗浄する．また，微温湯による洗浄だけでは悪臭源になる皮脂分泌物は残る可能性があるため，石けんを用いて洗浄する．

> **実証報告**
> 尿道カテーテルが留置されている場合，尿道口をポビドンヨードやクロルヘキシジンで消毒した群と無処置の群では尿路感染率がほぼ同等であるため[20]，消毒薬を使用する必要はない．

❖尿道カテーテルが留置されている場合は，挿入部，カテーテルともに洗浄する

　細菌は尿道カテーテル外と尿道粘膜面に沿って膀胱に移動してくることがあるので，洗浄によって細菌数を減少させ，侵入を防ぐ必要がある．

❖陰部洗浄後は十分乾燥させて，肌着（紙オムツ）を新しいものに交換する

　湿ったままの皮膚は皮膚トラブルの原因になる．洗浄後はガーゼで押さえるようにしっかり水分を拭き取り，新しい肌着や紙オムツに交換する．

> **ポイント**
> ・差し込み便器を使用する場合は，洗浄液がシーツなどを汚染しないようにセミファウラー位に上体を起こしてから差し込み式便器を挿入する
> ・腰が上げられない場合は，ゴム便器を腰の下へ挿入してから膨らませる．ゴム便器がない場合，処置用紙パッドを敷いて，洗浄液を染み込ませる
> ・殿部の洗い残しがないかを側臥位にして確認する
> ・細菌の繁殖を防止するため，陰部洗浄用ボトル使用後は消毒薬に浸漬後洗浄する[21]

3 洗 髪

期待される効果

- 頭皮と毛髪に付着しているフケや汚れを除去する
- 痒みや悪臭を防ぐ
- 頭皮の血行を良くし，髪の成長を助ける
- 身だしなみを整えることで気分爽快になる

　頭皮は皮脂腺や汗腺が多く，発汗や皮脂分泌量が増加すると不潔になりやすい．不潔にしていると微生物の栄養源となる皮脂やフケが増加し，細菌の温床になるのみならず[22]，掻痒感や悪臭も生じるため，頭皮は清潔にしておく必要がある．

❖洗髪は最低3日に1度の頻度で実施することが望ましい

　頭皮は表皮保護作用があるトリグリセリド（中性脂肪）を分泌し，頭皮に存在する常在菌のリパーゼにより分解され，遊離脂肪酸になる．遊離脂肪酸は洗髪後3日目以降に増大し，毛包の炎症や痒み，悪臭の原因となる．

　頭髪の汚れは外観上も審美性を損ないやすく，人と交流する場合は印象に残りやすい．そのため，3日以上洗髪していないと外出意欲が減退するなど社会的な不快が増すことになる．

　臨床では洗髪の実施頻度が低く，患者の要望に応じて週1～2回実施されているが，積極的な実施の検討が必要である．

実証報告

- 有害作用をもつ遊離脂肪酸は洗髪後48時間で表皮保護作用をもつトリグリセリドと同量になり，72時間以降には遊離脂肪酸が増大し，自覚的不快感もこれに準じて強くなっていた．したがって，洗髪は最低3日に1度行うとよいと考えられる[23]．
- 洗髪を5日間制限することにより，約3割の被験者が1日目より「痒み」「べとつき」「臭気」の不快を訴えており，3日目になると8割以上が「人との交流を避けたい」と答えている．こうした心理的な変化からも3日が限界と考えられる[24]．
- 頭髪には多量の細菌が付着しており，洗髪後も40～60%は付着したままであるため，感染源にならないように注意する[25]．

❖洗髪は短時間（10分程度）で実施する

　洗髪中は体位を保持するためにエネルギー代謝量が安静時より増加し，湯を用いて洗浄するので交感神経系の活動も促進される．生体への負担を最小限にするため，短時間で行うことが望ましい．

実証報告

洗髪時間が7分の場合，終了後の血圧・心拍数は生理的範囲内で減少し，交感神経系活性も低下した[26]．

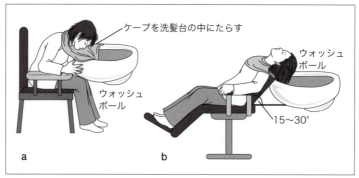

図 7-6 洗髪台使用時の安楽な体位
　　　　 a：前屈姿勢．すすぎ時は顔全体に湯がかかるため，すばやく行う．
　　　　 b：半座位．美容室にあるようなリクライニングの椅子で行う．

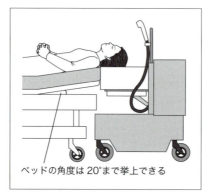

図 7-7 洗髪車使用時の安楽な体位

❖シャンプーを泡立てて汚れを除去し，十分なすすぎで洗浄剤を洗い流す

　界面活性剤（シャンプー）は，泡によって汚れが浸透，溶解，乳化，分散して吸い込まれ除去できるので，手のひらで十分泡立てて使用する．その後は，頭皮への刺激となって皮膚トラブルの原因になるシャンプー成分が残らないように洗い流す．

> **ポイント**
>
> すすぎに必要な湯量は頭髪の長さによって異なるが，13L ± 2L で十分なすすぎが可能である[27]．

❖洗髪中は患者の病状や好みに合わせて苦痛を伴わない体位の工夫をする

- **洗髪台でリクライニングの椅子を使用し，前屈姿勢か半座位で行う（図 7-6）**
　半座位では胸腹部が伸展し頸部後傾位になるが，前屈姿勢と比較してエネルギー代謝量，血圧，心拍数などに差がない[28]ので，体位による障害部位への圧迫や伸展を考慮し，患者と相談して選択する．

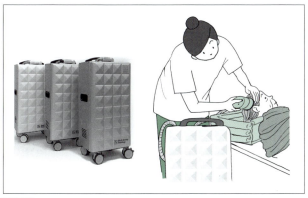

図7-8 ナノミストバスヘッドスパ
（販売元：エイコーグループホールディングス）

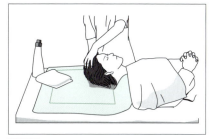

図7-9 洗髪シートを利用した洗髪

• **ベッド上で洗髪車を使用して行う**

頭部の柵を外しベッド上方へ患者を移動し，上半身を20°まで挙上しても（図7-7），洗髪中の生体への負担はないので，安楽性を重視して角度を設定する[29]．

洗髪車よりも軽量でコンパクトなナノミストバスヘッドスパ（販売元：エイコーグループホールディングス）が開発され（図7-8），シャンプー不要で洗髪車に比べて洗髪時間は約半分，使用湯量は1/4Lになった[30]．

• **頸部の挙上が困難な場合は洗髪シートを使用して行う**

1,500mL程度の吸水量があり，ケープと一体化になっているので，シーツや襟元を濡らしにくい構造になっている（図7-9）．

4 寝衣交換

期待される効果
- 皮膚の衛生を守る
- 外気の温度変化に対応する
- 身だしなみを整えることで活気を引き出す

環境から体を守り，皮膚の働きを助け，自分らしさを表現できる寝衣を適切に選択できるように援助する．また，臥床患者は自分で衣服の着替えができないので，一定期間着用して汚れた寝衣の交換を清潔ケアと同時に行う．

❖療養に適した寝衣を選択する

寝衣は1日を通して着用し，直接肌に接触することも多いので，柔らかく肌触りのよい快適なものを選択する．また，身体に障害部位がある場合，機能性を重視して選択する．

> **実証報告**
> ごわごわした肌着を長時間着用した場合，脳の覚醒水準が低下し，副交感神経系，心臓交感神経系も低下する．また，過度の触・圧刺激は皮膚表面に障害を与え，自律神経機能の低下や免疫活動を抑制する[31]．

> 💡 **ポイント**
> - 臥床患者の場合，ほどよいゆとりのある寝衣にすると容易に着替えができる
> - 回復期は動きやすく着くずれしにくい，上下に分かれたタイプの寝衣を選択する

❖ 直接肌に接している寝衣（肌着）は毎日交換する

通常の日常生活を送っている場合にかく汗の量は1L，夏季で3L，成分は99％が水分で，1％が塩分，タンパク質，乳酸である．汗をかくと皮膚上の常在菌が増殖し，汗は常在菌によって分解され，臭いを発生するため，不快感の要因になる．

肌と直接密着する寝衣は水分を吸収し，細菌を付着させ，脱落した皮脂を皮膚から除去しているので，皮膚の衛生を守るために寝衣（肌着）は毎日交換することが望ましい．

> 💡 **ポイント**
> - 汗をかいて湿った寝衣（肌着）は放湿性が低下し皮膚への密着が大きくなり，熱放散を助長させて体温を低下させるので，ただちに交換する
> - 清潔ケアを実施する時に寝衣（肌着）の交換も同時に行うと，さっぱりした気分になり，清潔感が増す

❖ 着脱は身体の障害部位に合わせて行う

寝衣の着脱を身体の障害部位に合わせて行うことにより患部の安静を保持することができる．また，苦痛を伴わないように，寝衣交換時には無理な動きを最小限にする．

> 💡 **ポイント**
> - 患側は関節可動域が狭いため，寝衣を誘導して交換を行う
> - 麻痺がある場合には，脱衣時は健側から，着衣時は患側から行う
> - 下着と寝衣がある場合，2枚を重ねて準備し一度に交換すると，体位変換や移動を最小限にできる

> **応用技術** ▶ 点滴静脈注射（以下，点滴）を受けている患者の場合の寝衣の着脱
> ①点滴をしていない側の袖を脱がせてから点滴側の袖を脱がせる．この時，注射針刺入部位を圧迫しないように注意する．
> ②袖が上肢から抜けた後に，点滴ボトルを袖にくぐらせる．
> ③袖口が点滴ボトルより小さい場合，輸液ルートの接続部を外して行うが，確実な清潔操作で行う．
>
> **実証報告**
> 血管内カテーテル留置時の微生物の侵入経路の1つに輸液セットの接続部があり，接続部からの微生物侵入を防ぐには適切な消毒薬を使用する必要がある[32]．

5 部分浴

期待される効果

- 手足に付着した汚れを落として皮膚の清潔を保つ
- 手足に付着している病原微生物を除去し，感染を予防する
- 手足の加温によって，局所の血管拡張と血流量を増大させ，全身の循環を促進する
- 部分浴で全身浴を代替し，爽快感や快適感を得る
- 皮膚への温熱刺激で疼痛を緩和する

　動静脈吻合血管の発達している足や手の部分浴は，血管拡張により血流量が増大し，温められた静脈血が還流するため皮膚温は上昇し循環を促進する（図7-10）[33]．さらに，温熱作用による鎮痛やリラックス効果を得ることもできるもっとも簡便な清潔ケアとして，居室やベッド上でも提供できる．

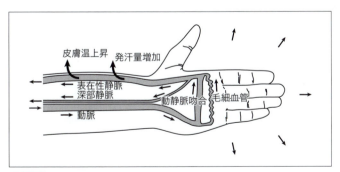

図7-10　動静脈吻合血管の拡張時
（Hirata K, et al；1993[33]）を参考に作成）

❖部分浴の湯温は40±2℃の範囲とし，浸水時間は10分程度とする

　下腿部や前腕部を湯に浸けると，皮膚温上昇と皮膚血流量増加が起こるが正常な生理的反応の範囲内であり，生体への影響はない．しかし，障害のある患者や高齢者に対しては，心身への作用の変化を理解して，反応を確認しながら温度や時間を決定する．

> **実証報告**
> - 成人女性を対象に，足首までと膝下までを湯温40℃に10分間浸けたところ，どちらの場合も副交感神経系が優位になり，リラクセーション効果が得られた[34]．
> - 健常者を対象に，膝下10cmまでを湯温38℃，40℃，42℃に30分間浸けて比較したところ，38℃では生理的な変化はほとんどないが，足浴時間が15分以上になると湯温が高くなるほど交感神経系が賦活化された[35]．
> - 前腕部温罨法と密閉式足浴法のいずれの場合も，実施後に交感神経活動が減少し，主観的な疲労回復を実感していたが，密閉式足浴法のほうが汗ばむ感じがあった[36]．
> - 健常者および片麻痺患者に20分間足浴を実施した結果，健常者は足浴直後から下腿皮膚血流量が増加し，片麻痺患者では麻痺側で足浴11分後から，健側で足浴7分後から有意に増加を認め，心拍数も足浴中に徐々に増加した[37]．
> - 足浴時の自律神経機能を高齢者と若年者で比較すると，高齢者のほうが血圧変動は大きかった[38]．

❖不眠がある場合，睡眠を促すために部分浴を実施する

　部分浴による皮膚温の上昇が体幹部にまで波及するため，全身の皮膚血流量が増加する．それにより体内で熱産生が抑制され放熱が増加し，夜間睡眠中の体温低下と同じ状態が作り出されることで眠りに誘う．

> **実証報告**
> - 不眠を訴える入院患者に対して，就寝前に足浴を実施すると，実施しない日に比べて交感神経活動の低下がみられ，主観的睡眠感も高値であった[39]．
> - 前腕浴または下腿浴を43℃・20分実施すると，深部体温は前腕浴で0.6℃，下腿浴で0.4℃上昇し，下腿浴のほうが熱さを感じるという結果であった[40]．

❖褥瘡ケアや慢性疼痛の緩和ケアとして部分浴を実施する

　温浴による血流増加と皮膚温上昇は組織への酸素供給量増加をもたらし，交感神経を抑制させ，上皮細胞の活性化を高めて，組織の修復や創傷の治癒に有効である．

> **実証報告**
> - 足浴により踵部の創部，創周囲の皮膚温は有意に上昇し，創治癒促進に有効である[41]．
> - 一側の手にギプスや点滴などをしている場合，片側のみの手浴でも，交感神経活性が低下して[42]，反対側の手の痛みを緩和する効果がある．

> ⚠ 禁 忌
> - 足部に褥瘡を有する患者の足浴実施に明確な基準はないが，褥瘡部に明らかな感染を認める場合，閉塞性動脈硬化症による重度な虚血肢を伴う場合は，苦痛を招くことがあるので実施しない
> - 重度虚血肢の動脈性潰瘍や腱の露出を認める場合の足浴の可否は医師と検討する

❖手浴は感染予防のケアとして実施する

手指は身体のなかでも汚染されやすい部位で，活動制限のある患者ほど汚染されている．手指は接触感染の原因にもなるので，拭くだけに留まらず，可能なかぎり食事の前後や排泄後には洗い流す方法で清潔を保つ．

> **実証報告**
> - 自力で手洗い場に行けない患者の手指は高度に細菌で汚染されている [43]．
> - 日常生活行動のなかでもっとも手指汚染が増強するのは起床後と食事後であった [44]．

応用技術 ▶ 手浴が不可能な場合，除菌が目的であれば速乾性消毒液を使用する，あるいは汚染除去率は手浴の半分程度であるがウェットティッシュを代用する [45]．おしぼりタオルで付着菌は減少しない [46]．

▶ 手を湯に浸けることが困難な場合，泡立てた石けん分を手に塗って浸透させる．その後，数回押さえ拭きして泡を除去する（図7-11）．

▶ 手を湯に浸けておくと汚れが軟化し除去しやすくなる．さらに，拘縮がある場合でも指が弛緩するため洗いやすくなる．また，傷をつけないようにガーゼや軟らかいブラシを使用して汚れを除去する．

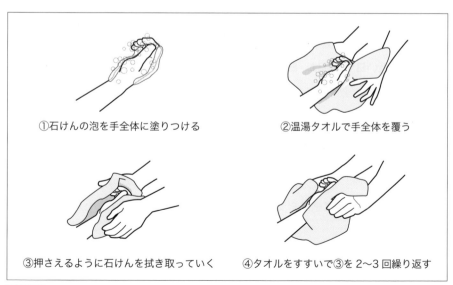

① 石けんの泡を手全体に塗りつける
② 温湯タオルで手全体を覆う
③ 押さえるように石けんを拭き取っていく
④ タオルをすすいで③を2～3回繰り返す

図7-11 手を湯に浸けることができない場合の清拭方法

⑥ 入浴介助

期待される効果

- 全身を清潔にして，感染を予防する
- 組織温の上昇によって皮膚・皮下組織・筋肉の代謝を亢進して，全身の協調運動を高める
- 血管拡張により血流が促進され，全身に栄養や酸素を補給する
- 老廃物の代謝を促進する
- 皮膚の温度知覚を刺激する

入浴は皮膚や粘膜を清潔にし，生理機能と新陳代謝を高めるが，全身の代謝が亢進するため身体への負担も大きいので，入浴の生理作用を理解して対象の状態に適した方法で援助する．

❖脱衣室と浴室の室温は 26 〜 28℃に温めておく

衣服を脱ぐ脱衣室の室温が低いと皮膚温が下降し，末梢血管の収縮によって静脈還流量および末梢血管抵抗が増加するため血圧は上昇し，心筋梗塞や脳血管障害の誘因になる．このため浴室との温度差は少なくしておく．

実証報告

- 入浴事故による死亡例は 11 〜 5 月の寒い時期に多発し，年齢が高くなるほど増加する傾向にある[47]．
- 浴室温を 14℃，28℃に設定し，入浴（40℃・10 分間）における循環動態の影響を検討したところ，浴室温 28℃のほうが皮膚温の低下を防止でき，出浴時の血圧の変化も少なかったとしている[48]．

応用技術 ▶ 浴室暖房が備わっていない場合，冬期は入浴 10 分くらい前に浴槽の蓋を取って蒸気で浴室を温めておき，夏期は換気を行い高温になりすぎないように注意する．
▶ 気温の低い日や冬期は，日中の気温が上昇している時間帯に入浴する．

❖湯の温度は 37 〜 39℃の微温浴にする

入浴温度が 41℃以上では交感神経優位，微温浴（37 〜 39℃）では副交感神経優位になり，諸臓器に影響する（図 7-12）[49]．人体にもっとも鎮静的に働き，快適感を得るのは微温浴であるが，入浴による温熱刺激は皮膚の温度感覚を支配している自律神経系を刺激するため，目的に合わせて湯の温度を調節する（表 7-1）．

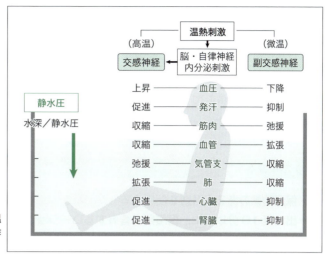

図7-12 温熱による自律神経の反応
（日本温泉気候物理医学会，日本温泉療法医会編；1999[49]）を参考に作成）

表7-1 目的別の効果的な入浴法

湯温	目的	入浴法	効果／注意点
41℃以上	眠気を覚ます	5〜10分程度の入浴か，2〜3分間シャワーを浴びる	交感神経を刺激して一過性に血圧が上昇するため，高血圧患者は注意する
37〜40℃	腰痛を軽くする ストレスを解消する 夜間ぐっすり眠る	全身浴もしくは半身浴で20〜30分ゆっくり浸かる	血液循環を良くし，浮力効果により，関節にかかる体重の負担を減らす 副交感神経が優位になり，身体の緊張がほぐれ，自然に眠りに入る

実証報告

- 37℃，39℃，41℃で10分間全身浴をした場合，41℃入浴で交感神経系活動への影響が強く，39℃以下ではほとんど影響がなかった[50]．
- 高齢者の場合でも，41℃の入浴で，収縮期血圧，脈拍，鼓膜温が有意に上昇し，38℃の入浴よりも心肺機能に負荷を及ぼすことが明らかになった[51]．
- 38℃の温度で入り，その後41℃まで上げる加温入浴は血圧上昇を軽減し，体温は上昇する[52]．

💡 ポイント

- **静水圧を小さくするには，下半身浴か臥位入浴を行う**
- **心肺機能不全患者や高齢者の座位入浴は注意する**
  座位入浴10分後の静水圧で，胸囲1.4cm，腹囲0.5cm，大腿0.5cmと周径は有意に減少する[53]．静水圧による身体全体の形態変化により，体液は静水圧の小さいほうへ移動し，静脈還流量は増加するため，心肺機能不全患者や高齢者の座位入浴には注意を要する．
- **出浴の際の起立性低血圧に注意し，上肢に冷水をかける**
  立位になると静水圧がなくなり，血流は全身に戻り，温熱作用で拡張している動静脈の血流増加を引き起こして心臓への還流が減少するため，血圧低下を起こす．出浴前に上肢を浴槽から出して冷水をかけると末梢の血管は収縮するため，急激な血圧下降を抑制できる．

❖ 入浴後は乾燥防止のためにスキンケアを行う

　水自体に溶解性がある浴水に全身を浸けるため，表皮の水分を保持している皮脂膜は入浴中に水に溶け出し洗浄される．さらに，入浴直後は角層に水分が十分吸収されるため一見皮膚はみずみずしくみえるが，放置して10分後くらいから皮膚水分の蒸散が始まり，乾燥が生じる．乾燥した角質細胞は剥がれやすく，その隙間から刺激物質や細菌が入り込みスキントラブルの原因になる．

> **ポイント**
> ・保湿効果のある入浴剤を使用する
> ・出浴後10分以内に，保湿剤を含有するローションなどを外用し保湿を行う

7 シャワー浴介助

期待される効果
・皮膚の汚れを除去でき，爽快感が得られる
・皮膚や毛根に付着している細菌を除去でき，感染を予防する
・身体が温まり，リラクセーション効果が得られる
・活動範囲が拡大し，日常生活行動への自信になる

　シャワー浴は運動機能障害によって浴槽の出入りが困難な場合や，手術後や心疾患によって循環動態が不安定な場合に実施する．シャワー浴は，入浴よりも心肺機能への負担は小さく，皮膚や粘膜の汚れを十分なお湯で洗い流すことができるため，皮膚を清潔にできるもっとも効果の高い援助である．また，皮膚表面を洗浄できるため感染予防としての効果も高い．

❖ シャワー浴に伴う一連の行為が安全に行えるよう準備する

　シャワー浴では，衣服の着脱，物品の準備，シャワー室への移動，身体を洗う，湯温の調節を患者が一人で行える範囲を判断し，介助の程度を把握しておく．また，濡れている床を移動するため転倒予防への配慮が必要になる．なお，シャワー室は入浴時と同じように温めておく．

> **ポイント**
> ・座位が可能な場合，座位保持の程度によってシャワー用の背もたれ椅子か，ベンチタイプを判断して準備しておく
> ・移動の際に，手すりなどつかまるところを確認して，椅子の配置を設定する
> ・ストレッチャーの場合は，身体を支えるために2人で介助する

❖ シャワー浴中に身体が冷えないように，身体の一部を温めながら行う

　全身が濡れた状態でいると，その水分が蒸発する時に気化熱が失われ冷感が増強するので，身体の一部にシャワーをかけるなどして，温めながら実施する．

> 💡 **ポイント**
> ・座位の場合，身体を石けんで洗浄している間は足浴用ベースンに両足を浸水しておく
> ・肩や胸部に浴用タオルをかけて，タオルにシャワーをかけるとしばらくは温かい．タオルの冷め具合を手で確かめて，必要に応じて繰り返しシャワーをかける

> **実証報告**
> シャワーの湯温は 40 ～ 42℃が望ましく，シャワーの湯温や流量が増すにつれて心拍数が上昇する．したがって，シャワーによる個々の生理的負荷を心拍数で監視しながら湯温やシャワー流量を設定するとよい [54]．

❖ 手術前や手術後創部があっても，感染予防のためにシャワーを行い，皮膚を清潔にする

　清潔な環境下で縫合された手術創は，術後 48 時間で皮膚表面が上皮化しバリア機能も保持されている．しかし，創傷治癒過程において，組織の修復は術後 3 週間で損傷前の 20％，6 週間で 70％程度である．そのため，主治医の判断も必要になるが，シャワー浴は感染予防の観点からも皮膚をより清潔に維持できる方法として選択されることが多い．

> **実証報告**
> ・手術前日に，消毒薬を使用したスクラブ法によるシャワー浴を実施したところ，心臓血管外科手術の手術部位感染の発生率が低下した [55]．
> ・移植患者は皮膚の清潔を保つために，可能な限り毎日シャワー浴を行う [56]．

> 💡 **ポイント**
> ・術後 48 時間以上経過した創部への被覆について CDC の勧告はないが，患者に不安があれば被覆材（ドレッシング）で保護してシャワー浴を実施する
> ・シャワー浴後，被覆材の下に湯が入って創面が湿潤した場合，放置すると創は浸軟しバリア機能が破綻するので，シャワー後は消毒して被覆材を交換あるいは除去する

❖カテーテル挿入中の患者の場合，挿入部位を被覆材で保護してシャワー浴を実施する

　カテーテル内への病原体の侵入を防止するため，カテーテルやカテーテル挿入部位を水中に浸してはならないが，不浸透性のもので保護するなど措置を講じた場合は水をかけても差し支えない．

📖 文献 / URL

1) Khan F, et al：Cutaneous vascular responses and thermoregulation in relation to age. Clinical Science, 82（5）：521-528, 1992.
2) 山本敬子，他：室温の違いによる背部清拭が皮膚温，鼓膜温および温熱感覚に及ぼす影響．日本生理人類学会誌, 8（4）：217-223, 2003.
3) 嶋田ラク子，他：高室温時および低室温時における全身清拭の生理機能におよぼす影響．熊本大学医療技術短期大学部紀要, 6：13-22, 1996.
4) 石原由華，他：清拭タオルの Bacillus cereus 汚染を高感度に検出する改良ビーズ抽出法．日本環境感染学会誌, 32（2）：85-88, 2017.
5) 国立大学附属病院感染対策協議会：自治医科大学附属病院における Bacillus cereus group 血流感染症アウトブレイクに関する国立大学附属病院感染対策協議会による改善支援調査報告書．2007.
6) 高松悦子，他：清拭時に使用する湯の温度とウォッシュクロスの表面温度の関係について．クリニカルスタディ, 15(3)：226-230, 1994.
7) 深井喜代子，關戸啓子：清拭時の湯温と皮膚温の変化に関する実習．看護教育, 40（8）：722-728, 1999.
8) 藤野靖博，他：清拭時の湯を適温に維持・管理するための方法の検証．福岡県立大学看護学研究紀要, 10（1）：33-38, 2012.
9) 林田真由美：スタンダードプリコーションの考え方．「院内感染予防必携ハンドブック」．洪 愛子編, pp.32-43, 中央法規出版, 2004.
10) 入来正朗：熱移動・熱損失．「体温生理学テキスト」．pp.45-55, 文光堂, 2003.
11) 田中かおり，他：清拭における乾布の意義．日本看護技術学会誌, 9（3）：56-61, 2010.
12) 岡田淳子，深井喜代子：手浴が皮膚温，温度感覚および快適感に及ぼす影響．川崎医療福祉学会誌, 13（2）：317-323, 2003.
13) 月田佳寿美，他：清拭における石鹸の使用方法の違いによる皮膚表面への影響：皮膚表面解析，皮表角層水分量，皮膚表面のpHを指標として．福井医科大学研究雑誌, 3（1/2）：31-38, 2002.
14) 羽入千悦子：油分・水分・pHを指標とした清拭後の皮膚変化と主観的爽快感の検討：石鹸清拭と泡沫洗浄剤清拭の比較．日本看護技術学会第1回学術集会講演抄録集, 30, 2000.
15) 岡本暉公彦：皮膚洗浄剤．皮膚科の臨床, 21（10）：903-912, 1979.
16) 真砂涼子：全身清拭．月刊ナーシング, 27（4）：32-46, 2007.
17) 松村千鶴，田中輝和：清拭における温熱刺激及び摩擦刺激が心身に及ぼす影響　熱布貼用と熱布清拭の比較．香川医科大学看護学雑誌, 7（1）：21-32, 2003.
18) 宍戸 穂，矢野理香：高齢者への清拭における有効な温タオルの貼用時間の検討—貼用なし清拭と貼用あり（7, 10秒）清拭との比較—．日本看護技術学会誌, 15（2）：188-194, 2016.
19) Centers for Disease Control and Prevention（CDC）：Guideline for prevention of catheter-associated urinary tract infections. 2009. https://www.cdc.gov/infectioncontrol/pdf/guidelines/cauti-guidelines.pdf（2018年10月5日閲覧）
20) Koskeroglu N, et al：The role of meatal disinfection in preventing catheter-related bacteriuria in an intensive care unit：a pilot study in Turkey. Journal of Hospital Infection, 56（3）：236-238, 2004.
21) 土橋直子，他：細菌検査を利用した陰部洗浄用ボトル取り扱いの統一化の試み．日本環境感染学会誌, 21（4）：269-271, 2006.
22) 工藤綾子，他：高齢患者の頭髪細菌汚染状況と感染予防を目的とした洗髪方法の検討．順天堂医療短期大学紀要, 12：46-54, 2001.
23) 加藤圭子，深田美香：洗髪援助に関する実験的検討　頭皮の皮脂と自覚症状について．鳥取大学医療技術短期大学紀要, 32：67-76, 2000.
24) 橋本綾子，他：洗髪ニードの未充足がもたらす不快の解析．福岡県立看護専門学校看護研究論文集, 25：85-94, 2002.
25) 池田七衣，他：頭髪に付着した院内感染起因菌の生残にシャンプー洗髪が与える影響．日本看護研究学会雑誌, 29（5）：19-25, 2006.
26) 室田昌子，他：看護技術「洗髪」における安楽の効果　生理学的, 生化学的, 心理学的指標を用いて．京都府立医科大学看護学科紀要, 21：7-16, 2011.
27) 本多容子，他：基礎看護技術洗髪における「すすぎ」の研究　界面活性剤残留濃度と洗浄量の分析（第1報）．藍野学院紀要, 18：95-103, 2004.
28) 橋口暢子，他：洗髪台使用時における洗髪動作が生理心理反応に及ぼす影響　洗髪体位の違いによる検討．日本生理人類学会誌, 6（2）：57-64, 2001.
29) 中川真帆，他：洗髪車を用いた洗髪における生体負担　水平仰臥位と上半身20°挙上位の比較．日本看護技術学会誌, 5（1）：51-57, 2006.
30) 横山友子，他：洗髪におけるナノミストシャワーの有用性．日本看護技術学会, 12（3）：24-33, 2014.

31) Watanuki S, Mitarai S：Effects of Tactile Stimulation of Underwear on the Autonomic Nervous Activity.「Recent Advances in Physiological Anthropology」．Sato M, ed., 九州大学出版会，pp.97-101, 1999.
32) Yébenes JC, et al：Efficacy of three different valve systems of needle-free closed connectors in avoiding access of microorganisms to endovascular catheters after incorrect handling. Critical Care Medicine, 36（9）：2558-2561, 2008.
33) Hirata K, et al：Increased hand blood-flow limits other skin vasodilation. Journal of Thermal Biology, 18（5/6）：325-327, 1993.
34) 宮下和美，他：自律神経機能への影響からみた効果的な足浴方法の検討．看護人間工学研究誌，2：1-6, 2000.
35) 上馬塲和夫：足浴による生理的・生化学的変化とその温度依存性―安全で効果的な足浴を目指して．aromatopia, 63：11-19, 2004.
36) 吉村美奈子，他：前腕部温罨法と密閉式足浴法が皮膚温，皮膚血流量，皮膚血流脈波形および主観的反応に及ぼす影響．日本生理人類学会誌，14（2）：81-90, 2009.
37) 美和千尋，他：足浴が片麻痺患者に及ぼす影響．日本温泉気候物理医学会雑誌，70（4）：209-214, 2007.
38) 美和千尋，他：足浴時の自律神経機能の変化と加齢の影響．日本温泉気候物理医学会雑誌，78（2）：130-137, 2015.
39) 古島智恵，他：不眠を訴える入院患者への就寝前の足浴の効果．日本看護技術学会誌，15（1）：56-63, 2016.
40) 大重 匡：前腕浴と下腿浴の温熱効果の比較：部分浴としての前腕浴の有効性．日本温泉気候物理医学会雑誌，68（3）：155-165, 2005.
41) 真田弘美，他：褥瘡保有者における足浴の有効性の検討．日本褥瘡学会誌，4（3）：358-363, 2002.
42) 池田理恵，他：手浴が実験的疼痛閾値に及ぼす影響．川崎医療福祉学会誌，12（2）：253-257, 2002.
43) Istenes N, et al：Patients' potential role in the transmission of health care-associated infections：prevalence of contamination with bacterial pathogens and patient attitudes toward hand hygiene. American Journal of Infection Control, 41（9）：793-798, 2013.
44) 岡田淳子，深井喜代子：活動制限のある入院患者の手指汚染度と清潔ケアの検討．日本赤十字広島看護大学紀要，6：21-27, 2006.
45) 先川真未，他：汚染除去効果と満足感が得られる手指清潔ケアの検討．日本看護研究学会雑誌，33（3）：196, 2010.
46) 今西由佳，他：床上安静の患者の手指衛生：おしぼりとウェットティッシュの清浄効果の違い．京都市立病院紀要，31（1）：39-44, 2011.
47) 肥後すみ子，深井喜代子：岡山県内一市における入浴事故発生のリスク要因の検討　最近5年間の消防署記録から―．日本看護技術学会誌，10（3）：29-38, 2012.
48) 美和千尋，他：入浴時の浴室温が循環動態と体温調節機能に及ぼす影響．総合リハビリテーション，27（4）：353-358, 1999.
49) 日本温泉気候物理医学会，日本温泉療法医会編：入浴・温泉療法マニュアル．日本温泉療法医会，1999.
50) 渡邊 智，他：入浴，香りが自律神経系に及ぼす影響．Aroma Research, 11（4）：352-357, 2010.
51) 橲木晶子，他：入浴中の循環動態の変化に関する基礎的研究―高齢者を対象に―．日本循環器病予防学会誌，39（1）：9-14, 2004.
52) 美和千尋，他：加温入浴における循環動態と体温の変化．第39回人間－生活環境系シンポジウム報告集，2015.
53) 倉林 均，他：静水圧による胸囲，腹囲，大腿周径及び下腿周径の変化．日本温泉気候物理医学会雑誌，64（4）：199-202, 2001.
54) 藤井謙治，他：生理心理反応による介護用シャワー浴装置の評価．人間工学，36（5）：273-278, 2000.
55) 和田陽子，他：術前薬液シャワー浴の心臓血管外科手術部位感染に対する予防効果．環境感染，22（1）：19-22, 2007.
56) 日本造血細胞移植学会：造血細胞移植ガイドライン 造血細胞移植後の感染管理 第4版．日本造血細胞移植学会，2017.

Chapter 8

口腔ケア

―― 看護援助の必要性 ――

　口腔には，呼吸，摂食（咀嚼・唾液の分泌・嚥下），発音，表情を表すといった機能があり，人が生活するうえで重要な器官です．口腔機能が低下すると，肺炎などの感染症，摂食障害，コミュニケーション障害などが生じますが，これらの予防や口腔機能の回復には口腔ケアが有効です．

　口腔ケアは，口腔の疾患予防，健康保持・増進，リハビリテーションにより患者のQOL向上を目指した科学であり，技術です．口腔内の歯や粘膜，舌などの汚れを取り除く口腔清掃を主とする器質的口腔ケアと，口腔機能の維持・回復を目的とした機能的口腔ケアから成り立ち，双方のケアがうまく組み合わされることで，効果がさらに高まるとされます．

　また，口腔ケアには，自分自身で行うセルフケアと，歯科医師・歯科衛生士などの歯科専門職らによる専門的歯面清掃および口腔機能に対するリハビリテーション（プロフェッショナルケア）があります．2006年の介護保険制度の改正で口腔機能向上を目的としたサービスが加わったことや[1]，摂食・嚥下障害看護認定看護師の誕生や日本口腔ケア学会認定資格[2]の設置などを背景に口腔ケアの専門化が進み，看護師による口腔ケアの重要性の認識は高まってきています．看護師には，必要に応じて歯科専門職との連携を図りながら，口腔ケアを安全・安楽・効率的に行うことが求められています．

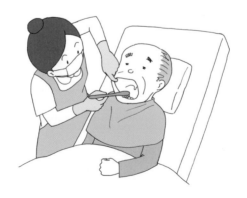

口腔ケアのアセスメントに必要なミニマムデータ

- 一般状態……
  - ①意識レベル
  - ②現病歴・既往歴
  - ③内服・外用薬使用の有無
  - ④感染症の有無
  - ⑤ケア度(介助の有無，レベル)
  - ⑥食事形態
  - ⑦栄養摂取方法
  - ⑧呼吸状態
  - ⑨理解力

- 器質的状態……
  - ①口唇・口腔粘膜・歯肉の状態(色・腫脹・乾燥・出血・硬直)
  - ②歯(齲歯本数，残存歯数，義歯の有無)
  - ③舌(舌苔・腫脹)
  - ④口臭

- 機能的状態……
  - ①咀嚼機能(下顎の開閉と側方運動)
  - ②嚥下機能(第Ⅰ～Ⅲ相)
  - ③構音機能(発声・明瞭・速度)
  - ④感覚機能(触覚・圧覚・温度感覚・痛覚・味覚)
  - ⑤唾液分泌機能
  - ⑥姿勢・体位制限
  - ⑦上肢の運動制限

口腔ケアの概念図

口腔ケア

口腔清掃(器質的口腔ケア)
- 含嗽
- 清拭(粘膜・舌)
- 歯磨き(ブラッシング)
- 義歯の清掃

口腔リハビリテーション(機能的口腔ケア)
- 脱感作(リラクセーション)
- 口腔周囲筋運動
- 咳嗽訓練
- 嚥下訓練
- 発声・構音訓練

感染予防
- VAP(人工呼吸器関連肺炎)予防
- 誤嚥性肺炎予防

口腔疾患の予防
- 齲歯・歯周病予防
- 口内炎改善
- 口腔内乾燥予防

健康・社会性の維持と回復
- 言語明瞭化
- セルフケア能力向上

口腔機能の回復
- 摂食・咀嚼・嚥下機能の改善
- 口腔感覚の向上
- 唾液分泌促進

(鈴木小百合・岡田葉子)

口腔ケア

期待される効果

- 口腔内の細菌を抑制し，誤嚥性肺炎をはじめとする感染症を予防する
- 齲蝕や歯周病などの口腔疾患を予防する
- 口腔内を清潔に保つことで口腔内の不快感を除去し，食欲を増進させる
- 摂食・嚥下機能の改善や食欲の増進により，口腔機能を維持・回復する

❖ 経口摂取の有無にかかわらず，口腔ケアは必ず行う

　経口摂取をしないからといって，口腔ケアを行わなくてよいということではない．通常，食べ物をよく咀嚼することにより唾液が分泌され，自浄作用により口腔内の細菌の増殖を防ぐことができる．しかし，経口摂取をしていない場合は，唾液の分泌量は減少して口腔内の自浄作用が低下し，細菌が繁殖しやすい環境となる．したがって，経口摂取の有無にかかわらず口腔ケアは必要である．

ポイント

- 日常の口腔ケアは毎日実施することが原則で，経口摂取をしている場合は毎食後，それ以外でも時間を決めて実施する[3]
- 睡眠中は唾液分泌が減少し，嚥下反射や咳嗽反射の低下による唾液の誤嚥が多いことから，就寝前の口腔ケアが誤嚥性肺炎の予防に効果的である[4]
- 食物残渣や歯垢（プラーク）の除去，唾液分泌促進，誤嚥性肺炎予防の目的で，食事前に口腔ケアを実施することがある

実証報告

- 誤嚥性肺炎で入院となった10名（誤嚥群）と，その他の疾患で入院となった10名（非誤嚥群）を対象に，唾液分泌量，摂食・嚥下能力，食事の種類，身体活動性などを評価したところ，非誤嚥群に比べ誤嚥群は日中の唾液分泌量が少なく，夜間の唾液分泌量が両群とも低下していた．肺炎の発症予防には，日中の唾液分泌を促す介入や，睡眠前の口腔ケアの実施が重要であると示された[5]．
- 高齢の在宅療養者を対象に，経口摂取群と非経口摂取群の口腔内衛生状態について検討した研究によると，緑膿菌は非経口摂取者で検出率，総菌率ともに有意に多く，高齢の在宅療養中の非経口摂取者の口腔内の衛生状態は不良で，肺炎のリスクが高まることが示唆された[6]．
- 長期療養型病院に入院中の非経口摂取患者を対象に，口腔ケア前後の口腔内細菌数を調査した結果，口腔内細菌数を増加させる患者背景因子として，意識レベルが低い，齲歯，舌苔，口臭の存在があり，これらの要因を併せもつ患者では，口腔内細菌数も多いことが明らかとなった．また，1日あたりの口腔ケアの回数とケア前の口腔内細菌数との間には有意な相関はなく，1日1回の口腔ケアでも口腔内細菌数が抑えられる例が認められた[7]．
- 入院中の高齢者を対象に，口腔ケア実施前とケア6時間後の口腔内細菌数を測定した研究によると，口腔内細菌数の増殖には残存歯の数が関連していること，口腔内細菌数が多い症例でも，残存歯のケアを行うことで口腔内細菌数の増殖を抑えることができ，ケアの間隔は6時間でも十分である可能性があることが示唆された[8]．

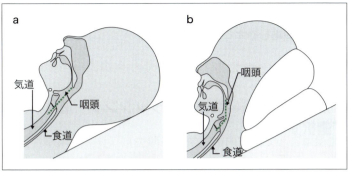

図 8-1 頸部の角度と誤嚥の関係
a：頸部後屈（伸展）位．b：頸部前屈位．
aの頸部後屈（伸展）位では咽頭と気道が直線となり，
誤嚥しやすくなる．

❖誤嚥を防ぎ，かつ疲労しにくい体位に整える

　唾液や吐出した水分の誤嚥を防ぎ，かつ患者がなるべく疲労しにくい姿勢を考慮しながら，患者の全身状態やADLなどに応じて適切な体位に整える必要がある[9]．

> 💡 **ポイント**
>
> ・なるべく座位または頭部挙上30°以上の体位とするが，疲労に注意する
> ・頸部を前屈させることで誤嚥を予防する（図8-1）
> 　頸部後屈（伸展）位では，咽頭が広がり咽頭と気道が直線で結ばれるため，水分が気道に入りやすくなる．頸部前屈位では，咽頭が狭くなり，咽頭と気道に角度がつくことで水分が気道に入りにくくなる．後頭部に枕やタオルを当て，ややうつむき加減に姿勢を整える必要がある[10]．

NOTE

嚥下時の体位

- **座　位**
  体位のなかでもっとも誤嚥しにくい．自力での座位が安定している場合は，椅子や車椅子などで座位とするが，疲れやすいため姿勢保持の時間に注意する．麻痺がある場合には麻痺側に身体が傾きやすくなるため，麻痺側にクッションを入れて傾斜を防ぐ．
- **ファウラー位**
  座位がとれない場合はファウラー位（頭部挙上45～60°程度）をとる．誤嚥しにくいが，やや疲れやすく身体がずり落ちやすい．
- **セミファウラー位**
  セミファウラー位（頭部挙上30°程度）は比較的誤嚥しにくく楽な体位である．さらに顔を横に向ける，側臥位にすることで誤嚥を予防する．片麻痺がある場合は健側を下にした側臥位にし，正常な反射が残っている健側を下にすることで誤嚥を防止する．
- **仰臥位**
  頸部を前屈させるか，顔を横に向けることで，誤嚥を防ぐ．

> ⚠ **禁忌**
> ・頸部の後屈や伸展は，誤嚥しやすくなるため避ける

❖ 口腔清掃は，効果的な方法（洗口・ブラッシング・清拭）を必要に応じて組み合わせて選択する

　口腔清掃には，洗口，歯ブラシによるブラッシング，清拭などがあるが，全身および口腔の状態に合わせて適した方法を組み合わせて選択する．

　洗口のみでは歯垢の除去を期待できないが，大きな食物残渣を物理的に除去できる．歯ブラシによるブラッシングは，歯垢の除去や歯肉炎の予防に有効である．清拭は，歯垢の除去効果は不十分であるが，誤嚥の危険が少なく簡便であるという利点がある．

> 💡 **ポイント**
>
> **・洗口**
> 口に水または洗口液を含み，口の中全体にいきわたるように上下，左右，前後と頬を動かして，「ブクブク」とうがいをする．洗口液は，含嗽水（剤），うがい薬，デンタルリンスなどともよばれ，使用目的に応じて選択し口腔清掃に用いる．洗口は水道水で十分であるが，物理的除去効果，洗浄効果の補助あるいは強化を期待する場合には，過酸化水素水，重曹，界面活性効果のある消毒剤（塩化ベンザルコニウム）などを使用する[11]．
>
> **・歯ブラシによるブラッシング**
> 歯がある人に対しては，歯ブラシを用いたブラッシングが基本となる．ヘッドは小さいものが使いやすい．力を入れすぎないよう，ペングリップで歯ブラシを持つ．歯ブラシの当て方は，スクラビング法，バス法などがあるが（図8-2），歯を1本ずつ磨くつもりで小刻み（2〜3mm）に動かす．毛先が広がった歯ブラシは，口腔粘膜や歯肉を傷つけるため使用しないようにする．歯間や歯と歯肉の境目は食物残渣が残りやすいので，歯間ブラシやデンタルフロスの使用が効果的である[12]．
>
> **・清拭**
> 自歯が1本もない，含嗽ができない，意識障害を伴っている，あるいは重度の嚥下障害のある人では，口腔清拭を行う[12]．歯肉や口腔粘膜（口蓋，舌，頬粘膜）の清掃のほか，保湿剤の塗布などを目的とすることもある．最近ではスポンジブラシの使用が一般的であるが，巻き綿子やスワブ（綿棒），ガーゼを用いることもある．
> スポンジブラシは，表面に適度な凹凸のあるスポンジ部分で，口腔内の粘膜の汚れを取り除く（図8-3）．乾燥したまま使用すると粘膜を傷つけることがあるため，スポンジを水などで湿らせて，かたく絞って水をきってから使用する．水分を含ませすぎると，スポンジから流れ出た水分を誤嚥する可能性があるため注意する．また，口腔内の食物残渣の除去や口腔内のマッサージに使用する物品には，くるリーナブラシやモアブラシ（ともにオーラルケア）などがある（図8-3）．毛先が軟らかいため，過敏で出血しやすい粘膜のケアにも使用することができる[13]．

●スクラビング法	●バス法
歯ブラシの毛先を歯に直角にあて，小刻みに動かす	歯ブラシの毛先を歯と歯肉の境目に45°の角度であて，小刻みに動かす

図8-2 ブラッシングの方法

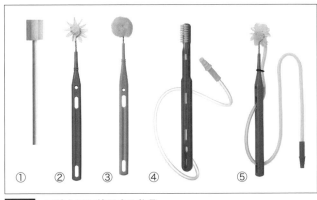

図8-3 口腔ケアに使用する物品
①マウスピュア®口腔ケアスポンジ（川本産業）
②柄付くるリーナブラシ（オーラルケア）
③モアブラシ（オーラルケア）
④吸引ブラシ（オーラルケア）
⑤吸引くるリーナブラシ（オーラルケア）

⚠ 禁忌

- **口腔内に出血があるからといって，安易に歯ブラシによるブラッシングを中止しない**
  出血の原因が局所的な要因（歯周病など）の場合，出血を恐れて歯垢をそのままにしておくと炎症が悪化することがある[14]．歯ブラシによるブラッシングを中止する目安としては，医師から禁止されている場合のほか，激しい悪心がある，歯肉や頬粘膜に重度の口腔粘膜炎があり接触痛が著しい，血小板が 20,000/μL 以下の場合（超軟毛歯ブラシで歯肉から自然出血しない場合は継続），多臓器からの出血が認められる時などがあげられる[15]．

- **舌苔は無理に完全に除去しない**
  舌苔は，舌乳頭に食物残渣，細菌などの微生物，剥離上皮，唾液蛋白などが付着したもので，口臭の原因ともなる[16]．舌のケアは，舌ブラシやスポンジブラシなどで軽く擦過した時に剥がれてくるものを除去する程度とし，舌乳頭を傷つけないように気をつけながら優しく清掃する．

応用技術 ▶ 洗口ができないが流水による洗浄が可能な場合には，歯ブラシやスポンジブラシに「吸引機能」を付けた製品を活用することで確実に吸引でき，誤嚥の予防につながる（図8-3）．

▶ 出血傾向のある場合の歯磨きでは，再出血を防ぐためにも出血部位には触れないようにし，毛先の軟らかい歯ブラシ，あるいはスポンジブラシを使い優しくケアをする[15]．

応用技術 ▶ 口腔ケア時の唾液や水の垂れ込み・誤嚥による肺炎を防止するための方法の一つとして，咽頭に流入しにくいジェルを使用した「水を使わない口腔ケア」がある．

口腔内細菌を含む汚染物を水で洗浄するのではなく，ジェルで絡め取り，吸引嘴管を使ってすばやく口腔外へ除去することで咽頭への流入を予防する．ジェルは，汚れを絡め取るだけでなく，乾燥した口腔粘膜の保湿にも使用できる[17]．

> **実証報告**
>
> - 水道水による15秒間・3回の含漱法は，一般細菌の減少に有用であったが，薬用リステリン（青色）原液，ポピドンヨード30倍希釈液は，一般細菌，カンジダの両者を減少させる効果が高かった[18]．
> - ①ブラッシングのみ，②歯磨剤を使用したブラッシング，③ブラッシング後7％ポピドンヨードにて15秒間含漱の3つの口腔ケアの方法による効果を比較したところ，一般細菌，カンジダともに③ブラッシング後7％ポピドンヨード30倍希釈液にて含漱する方法が，細菌数を減少させるためにはもっとも有効であると示された[19]．
> - 健常者において，①洗浄，②ウェットティッシュでの拭き取り，③スポンジブラシでの拭き取りの3種類の除去方法による口腔内細菌数の変化を比較検討したところ，舌背，口蓋，歯肉頬移行部すべてにおいて，②ウェットティッシュでの拭き取りが口腔内細菌数をもっとも有意に低下させていた[20]．摂食・嚥下障害者への口腔ケアでは，注水洗浄によって誤嚥のリスクを高めるよりも，口腔用ウェットティッシュなどでの拭き取りが汚染物除去に有用である可能性が示された[20]．
> - 全介助の脳卒中患者11名を対象に，従来の流水を用いたケア法（Wash法）と流水を用いない口腔ケア法（Wipe法）の衛生効果を比較検討したところ，Wipe法はWash法に比べてケア後の口臭，舌苔，プラーク残留量において良好なスコアであった．症例数が少ない，短期的な効果を評価しているという研究の限界はあるが，流水を用いない口腔ケア法の有用性が示唆された[21]．
> - ジェルタイプの保湿剤（お口を洗うジェル/日本歯科薬品）が，介助歯磨き後の唾液中細菌数の増加を抑制するか否かを検討するために，健常成人を対象に介助歯磨きを実施し，水使用とジェル使用の場合の唾液中細菌数を比較した[22]．その結果，ジェルを使用すると，口腔ケアで除去された細菌がジェルに留まり，唾液中細菌数の増加が水に比較して1/5に抑制された．このことから，ジェルの使用は，介助歯磨き時の唾液の垂れ込みから誤嚥を引き起こすという口腔ケア関連性誤嚥性肺炎の発症リスクを低下させる可能性が示唆された[22]．

❖粘膜を保湿することで，口腔内乾燥を予防・改善する

口腔内乾燥の原因には，おもに唾液分泌の低下，脱水，開口状態の持続があげられる．唾液分泌の低下は，加齢による唾液腺の萎縮，非経口摂取のほか，一部の抗不整脈薬，気管支拡張薬，胃液分泌抑制薬，抗うつ薬，抗精神薬など，抗コリン作用を有する薬剤の使用，種々のストレスや感覚的，知覚的刺激の減少も原因と考えられる[23]．

乾燥した口腔内では，唾液による自浄作用の低下，剥離上皮の堆積，舌苔の付着，汚れの停滞などに加え，粘膜への接触により痛みを生じ，日常の会話や摂食・嚥下機能にも問題が生じてくる[24]．また，口腔内の微生物の繁殖を助長し，誤嚥性肺炎や口腔カンジダ症などの感染のリスクが高まる[25]．

口腔内乾燥に対しては，粘膜の保湿が重要となる．口腔保湿剤にはリンスタイプ，スプレータイプ，ジェルタイプがあり，リンスタイプは洗口に使用する．スプレータイプは携帯性に優れ容易に使用できるが，湿潤効果が短い，ジェルタイプは粘膜の保護効果が高いといった特徴があり，状況に応じて選択する[26]．

Chapter 8 口腔ケア

ポイント

- 口唇が乾燥している場合は，開口時の亀裂や出血を防ぐため，あらかじめワセリンや保湿剤，リップクリームなどを口唇に塗布する[27]
- 口腔内が乾燥して汚れの付着が激しい場合には，ジェルタイプの保湿剤（保湿ジェル）を適量塗布してから口腔清掃を行うと，痛みを伴わずに汚れを除去できる（図8-4）
  保湿ジェルを塗布して1〜2分後，保湿ジェルにより汚れが軟化したら，清掃用具を使用して汚れを絡めて除去し，次回清掃時までの保湿を目的として再度ジェルを塗布する．
- 保湿ジェルは，水で濡らして絞ったスポンジブラシや手指などにつけて，口唇および口腔内に均一に薄く塗布する（図8-5）[13, 28]
- 保湿ジェルを塗布する前に，ヒアルロン酸配合のスプレータイプの保湿剤で加湿しておくと，さらに効果的である[29]
- シェーグレン症候群や頭頸部の放射線治療による唾液腺障害に基づく口腔乾燥症に対しては，噴霧式エアゾール剤の人工唾液（サリベート）が広く用いられている

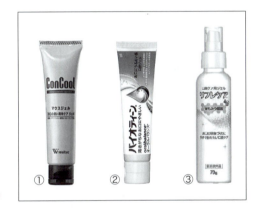

図8-4 口腔保湿剤の例
　①コンクール マウスジェル（ウエルテック）
　②バイオティーン　オーラルバランスジェル
　　（グラクソ・スミスクライン・コンシューマー・ヘルスケア・ジャパン）
　③口腔ケア用ジェルリフレケア（イーエヌ大塚製薬）

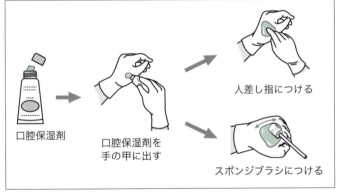

図8-5 口腔保湿剤の使用方法
　（黒岩恭子；2009[13]，日本口腔ケア学会；2017[28]を参考に作成）

⚠ 禁忌

- **口腔内が不潔なまま保湿剤を使用してはいけない**
  口腔内の汚れや乾燥・硬化した保湿剤を除去せず保湿剤を重ねて塗布すると，汚れの除去が困難になるだけでなく，汚れが古い保湿剤を封じ込むことで細菌叢の温床となり感染のリスクが高まる[30]．

> **実証報告**
>
> - 老人ホームに入所中の脳血管障害後遺症患者を対象に，口腔内乾燥予防に保湿ジェルを使用し，使用前年の6カ月間と使用中の6カ月間を比較したところ，使用中の発熱日数が使用前よりも有意に減少した．保湿ジェルを用いた口腔ケアは，脳血管障害後遺症患者に生じる口腔内汚染を誘因とする気道感染や脱水予防に寄与できる可能性が示唆された[31]．
> - 経管栄養あるいは中心静脈栄養管理がなされている要介護者33名を対象に，通常の口腔ケアを1週間継続した状態をベースラインとし，看護師によるリキッドタイプの保湿剤の噴霧を1日5回以上，歯科医師によるベースライン時と4日目の2回の介助歯磨き，2回のジェルタイプの保湿剤の使用を実施した．ベースライン調査，介入後調査ともに膜状物質の形成の有無と部位を確認したところ，保湿剤の使用により剥離上皮膜の形成を減少させる可能性が示唆された[30]．
> - 口腔ケア用ジェルを併用した舌清掃の効果を検討することを目的に，2週間の舌清掃前後の舌苔付着量，水分量，舌表面の総嫌気性菌数およびカンジダ菌数の比較と検討を行った．その結果，舌ブラシのみの清掃では十分な舌苔除去効果を得ることはできなかったが，ヒノキチオール配合口腔ケア用ジェルと舌ブラシを用いた2週間の舌清掃によって，要介護高齢者の舌苔の付着量が減少することが明らかとなった[32]．

（鈴木小百合）

❖意識障害や気管挿管患者では，誤嚥に留意して安全に口腔ケアを実施する

意識障害や気管挿管患者では，口腔機能の低下による唾液分泌の減少，常時開口状態，脱水などによる口腔内乾燥に伴い自浄作用が低下し，口腔内の細菌が繁殖しやすい状態となる．また，高齢者や脳血管障害患者の場合には，誤嚥してもむせない不顕性誤嚥をきたしやすくなる．さらに，人工呼吸器装着中の患者は，口腔咽頭内細菌の誤嚥が人工呼吸器関連肺炎（ventilator associated pneumonia, VAP）の発症に密接に関係する[33]．したがって，口腔内の細菌の減少，唾液分泌の促進，VAPをはじめとする感染症の予防のためにも口腔ケアは重要となるが，誤嚥に留意しながら安全にケアを行う必要がある．

> **ポイント**
>
> - 安全のため，口腔ケアは2名以上で実施する
>   1人が術者として口腔ケアに専念し，もう1人が視野の確保に努めながら全身状態の観察を行う．
> - 実施者は，口腔ケア時の洗浄液の飛散による汚染予防のため，必ずフェイスシールド・エプロンを含めた個人防護具を使用する[34]
> - 意識障害やコミュニケーション障害による拒否からの開口障害がある場合は，脱感作（声をかけながら肩あたりから優しく触れ，次第に頬・口腔口唇・口腔前庭部のマッサージを行う）によるリラクセーションが効果的である[35]
> - 仮性球麻痺患者や重度意識障害・鎮静による従命困難からの開口障害がある場合は，Kポイント刺激（口腔内の臼後三角最後部のやや後方内側の部位．同部位を触れると開口反射が誘発される）やバイトブロックなどの開口補助具の利用により開口状態を保持する[36]
> - 患者が仰臥位の場合はセミファウラー位で，水分が気道に入りにくくするために咽頭を狭く，咽頭と気道の角度をつけるように後頭部に枕やバスタオルなどを当て，頸部前屈位を保つ

Chapter 8 口腔ケア

応用技術 ▶ 口腔ケアでは原則的に歯磨き剤は使用しない.

市販の歯磨き剤には発泡剤や研磨剤などの化学物質が含まれ，誤嚥すると肺炎につながるため，原則的に歯磨き剤は使用しない．必要がある場合には，発泡剤や研磨剤を含まない歯磨き剤を使用する．

▶ オーラルチューブで適宜吸引しながら口腔ケアを実施する.

ケア中は，口腔粘膜の刺激により唾液の分泌が促進される．また，口腔内細菌を洗浄するほうが清拭より効果的であるが，汚水を誤嚥する可能性がある．そのため，オーラルチューブで適宜吸引しながら実施する[37]．

▶ 気管挿管患者の口腔ケアは，適正なカフ圧を維持しながら行い，カフ上の液体を吸引可能な挿管チューブの使用が望ましい.

カフは完全には誤嚥を防止できないことに留意し，カフ圧はケア前に意図的に上げる必要はなく適正圧を維持しながら実施する[38]．また，ケア後には必ずカフ上に溜まった液体を吸引する．

実証報告

- 意識障害患者を対象とした研究では，うまみ成分による唾液分泌促進効果を期待するため，だし昆布水[39]による食物系洗口水による効果の検証や，物理的方法として唾液腺マッサージ・舌の上下ブラッシング効果を調査したもの[40]があるが，調査施設が限定され，対象者が少ないものである．

- 効果的な口腔ケアの実践に関する研究として，コメディカルチームとの協働や手技の開発などがある．コメディカルチームとの協働により，看護師による効果的な口腔ケアの実践や口腔ケアへの関心の向上につながったこと[41]，看護師の口腔ケアへの意識，知識，技術が向上したこと[42]が報告されている．手技の開発では，嚥下障害をもつ脳血管障害患者への含嗽に代わる口腔ケアとして，口腔内のブラッシングと清拭後に吸水スポンジブラシで2回以上洗浄する方法が考案され，その有用性が示された[43]．

- 気管挿管患者を対象とした研究では，十分なブラッシングと30%グリセロール添加20倍希釈イソジン液を口腔洗浄液として使用することで，口腔内細菌減少効果が6時間維持され，イソジン液原液を用いた4時間ごとの口腔ケアによる口腔内細菌の減少効果と同等であると示されている[44]．

- 海外のVAPバンドル（バンドルとは複数の予防策をひとまとめにしたもの）では「0.12%グルコン酸クロルヘキシジン製剤による毎日の口腔ケア」が示されているが，国内では薬剤性ショック症状の報告があることから，日本国内のVAPバンドルには含まれていない[45]．下辻らは[45]，心臓血管手術後の経口挿管中の患者を対象としてブラッシングのみの口腔ケアによる口腔内細菌数の経時的変化を検証し，ブラッシング単独の口腔ケアの時間間隔について4時間以内を推奨している．

- 看護者は，気管挿管患者の口腔ケアがVAPの予防に一番意義があると認識し，自信のある技術は口腔内吸引技術であるとしている[46]．また，看護者は口腔アセスメントの必要性を認識し，観察をしているが，知識が伴っていない可能性があること[47]，歯科衛生士による口腔ケア勉強会，院内の口腔ケアマニュアルの改訂を行い周知することで，看護師の口腔ケアへの関心が高まったことが示されている[48]．

- 口腔潰瘍予防に対する意識やケアの実態調査によると，看護師は物理的な口腔粘膜の圧迫の予防や，口腔粘膜の機能を正常に保つ必要性を認識し，口腔圧迫予防，ケア時の口腔の観察，口腔乾燥予防，ケアの工夫などの援助を行っていた[49]．

さらに検証

現在，VAP予防のための口腔ケアは重要視されているが，研究対象者や使用する薬剤・物品は限られており，臨床的に広く認められた方法は確立していない[50]．今後のさらなる検討が望まれる．

❖ 義歯は各食後に外し，ブラッシングと義歯洗浄剤により歯垢を除去する．口腔内残渣は含嗽および清拭により除去する

　義歯は咀嚼能力の向上・言語の明瞭化・顔貌を整えるなどの目的で使用され，適切な義歯の使用によりADLを高め，QOLを確保することが可能となる．人工物であるため天然歯の管理とは異なるが，義歯にもデンチャープラーク（義歯の歯垢）が付着し，カンジダの占める割合が多いため，適切な清掃が必要である．特に，部分床義歯の場合には鉤（クラスプ）のあたる天然歯面にデンタルプラーク（天然歯の歯垢）が付きやすく齲蝕や歯周炎に移行しやすい．そのため，義歯を含めた口腔ケアが必要である．また，総義歯は床下粘膜が圧迫され血液循環が低下し，不潔な取り扱いにより炎症や感染を引き起こすことがある．

💡 ポイント

- 義歯装着面や歯肉，頬の内側粘膜は細菌などが繁殖しやすいため，義歯安定剤や舌苔の除去後は，含嗽に加え口腔内清拭やブラッシングが有効である
- 部分床義歯は，残存歯を健康に保つために鉤（クラスプ）の当たる部位を，ヘッドの小さいブラシやタフトブラシ（毛束が一つでできた部分用歯ブラシ）などを使用し，ていねいに磨く
- 義歯は熱や乾燥で変形・破損するため，外している時は必ず水に浸けて保管する
- 義歯は，数日間装着しないだけでも顎堤（義歯の乗る部分）に隙間ができるなどして合わなくなる
  合わない義歯を装着し続けると，義歯の脱落による誤嚥や窒息，咀嚼・嚥下障害，義歯性口内炎，顎骨変形などを生じる可能性がある．

⚠ 禁忌

研磨剤入りの歯磨き剤を使って義歯床の機械的清掃を行うと磨り減る．また，湯は義歯の変形をまねき，高濃度の漂白剤を使用すると変色するため注意する

▶ **応用技術** 義歯を装着する時は水に濡らしてから口腔内に入れると，義歯が口腔粘膜にくっつかず挿入できる．

▶ 部分床義歯で残存歯に引っ掛ける場合は，クラスプを上方に引き上げて患者に確認しながら取り外す．

▶ 義歯は高価で破損しやすいため，水を張った容器の上で機械的洗浄をすると，落下による破損防止になる．

▶ デンチャープラークは義歯用歯ブラシや歯ブラシを使用し，レジン（義歯の土台となるプラスチック部分）を摩耗しないように研磨剤を使用せず流水下で機械的清掃を行う．最低1週間に1回は，機械的清掃の後に洗浄・漂白・殺菌効果のある義歯専用洗浄剤による化学的洗浄を行う．

> **実証報告**
> - 義歯装着により舌根が咽頭壁方向へと動き，食物が咽頭通過する時間が短縮され誤嚥のリスクが減る[51]と確認されている．また，デンチャープラーク内にバイオフィルム形成細菌を認め，義歯がバイオフィルムの温床になっていることが示されている[52]．これらの報告から，義歯はできるだけ装着時間を確保するとともに，口腔内の効果的な清掃が重要であることが示唆される．
> - 義歯洗浄剤によるデンチャープラークの化学的洗浄が推奨されているが，デンチャープラークは薬剤耐性をもちバイオフィルムである[53]ため，ブラシによる機械的清掃の後に義歯洗浄剤による化学的洗浄を行うことや，義歯の浸漬時間を可能な範囲で長くする必要があると示されている．
> - 義歯清掃実施者に対する指導の調査では，義歯装着時間・清掃方法・義歯洗浄剤の利用などについて十分な指導を受けて実施していないことが示された[54]．看護師を対象にした調査でも，義歯と嚥下機能との関係や義歯と口腔との関係，義歯を外した後の口腔ケアなどの学習ニーズが高いことが示され[55]，根拠に基づく適切な義歯の管理実践への教育の必要性を示唆している．

❖口腔リハビリテーション（機能的口腔ケア）によって筋肉や脳が刺激され，口腔機能が回復することがある

　歯や口腔は，摂食（咀嚼・嚥下），殺菌作用や免疫物質を含む唾液の分泌，発音・構音，咀嚼による脳への刺激，平衡感覚を保つ，表情を作る，摂食によるストレス発散など多くの機能を有し，それらの機能を司る口腔周囲筋は，加齢や疾患による後遺症，障害による機能低下を起こしやすい．そのため昨今では，この機能低下を予防または改善する方法として機能的口腔ケアである口腔リハビリテーションの重要性が示されている．その方法は，「咀嚼」「嚥下」「感覚機能」「発語」など目的によって異なる．

> **ポイント**
>
> **・咀嚼力の向上**
> よく噛むためには歯だけではなく，舌や頬の動きが重要である．舌を前後に出し入れする動作や，舌先で唇の周りをなぞるストレッチ，また，頬を膨らませる・凹ますなどの運動が効果的である．
>
> **・嚥下力の回復**
> 食物を飲み込む時は無意識に息を止めて，気管へ入らないようにしているため，嚥下力の回復には呼吸のコントロールが有効である．深呼吸して息を止めたり咳払いをしたりすること，腹式呼吸のトレーニングや嚥下体操が効果的である．
>
> **・発語の改善**
> 舌や唇の動きを改善し，発音訓練を行う．食べるために使う筋肉のトレーニングになる「パタカラ体操」は，「パ」「タ」「カ」「ラ」の4つを発音する体操で，咀嚼や嚥下する力，唾液の分泌促進といった口の機能の向上とともに発音が明瞭になり，表情の豊かさや鼻呼吸が可能となり，口腔内乾燥を防ぐ働きも期待できる．
> パ：唇の筋力を鍛えて食べ物を口からこぼさないようにするトレーニング
> タ：食べ物を咀嚼して飲み込む時は，舌が上顎にぴったりついている必要があり，上顎から下顎へ舌を打ちつけて発音するので，舌の筋力を鍛えることができる
> カ：誤嚥しないように，食べたものをスムーズに食道まで運ぶためのトレーニング．のどの奥を閉めて力を入れ発音する動きが効果をもたらす
> ラ：口の中で食べ物を動かして，噛み終わってからのどへと運ぶためのスムーズな舌の働きを鍛える

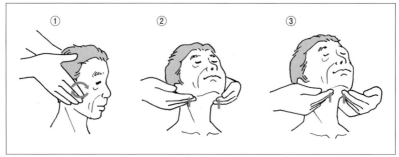

図 8-6 唾液腺マッサージの方法（文献 56 を参考に作成）
①耳下腺のマッサージ．耳の前下方，上顎の奥歯あたりの頬を指全体でやさしく 5〜10 回押す．
②顎下腺のマッサージ．耳の下から顎骨の内側のやわらかい部分を指全体でやさしく 5〜10 回押す．
③舌下腺のマッサージ．顎先の内側，下の歯の下部を，舌を押し上げるイメージで 5〜10 回押す．

▶ 応用技術 **歯ブラシを用いた口腔ケアによって歯肉や舌・頬などに刺激を与えるリハビリテーションを行う．**

歯ブラシによる歯磨きは口腔内清掃の目的だけでなく，毛の部分で舌の表面や縁を軽くたたくことで血行が良くなり，感覚機能の低下を予防できる．また，歯ブラシで舌を下に押さえつけると，舌の筋力アップにつながる．

▶ **口腔ケアに唾液腺マッサージ，口腔内ストレッチなどを取り入れる（図 8-6 〜 8-8）[56, 57].**

実証報告

・歯肉マッサージにより大脳前頭前野の血流増加を認め[58]，同領域の神経活動の活性変化から，介護予防や認知機能に対するリハビリテーションの手段として活用できる可能性も示唆されている[59]．歯肉マッサージにより意識レベルが改善し[60]，発語や表情も良くなり食事摂取も可能となった事例や[61]，機能的口腔ケアによる要介護高齢者の舌圧の増加が示されている[62]．
・口腔ケア時の洗口液の酸味で味覚刺激を加えることによって意識障害回復への効果がみられた例が報告されている[63]．

さらに検証

口腔ケアは，齲歯・歯周病予防，肺炎予防，糖尿病・感染性心内膜炎などの全身性疾患の予防のみならず，意識障害など機能障害の回復にも効果があるとされる，重要な看護技術である．それぞれの目的においてケアの重要性は認識されているが，口腔ケアの道具，効果の判定，評価内容は多種多様であり，対象者も限定されているため，ケアの方法や効果については十分に検証されていない．今日，介護保険制度の改正や医療保険制度改正による報酬加算の影響も受け，病院だけでなく，介護施設や在宅においても歯科医師・歯科衛生士などの歯科専門職らによる専門的口腔ケアの介入が期待されている．看護師には，歯科専門職をはじめとする多職種と連携を図りながら，質の高い口腔ケアを実践し，評価していくことが求められている．
今後は，多職種協働による口腔ケアの実践報告や，よりエビデンスレベルの高い多くの研究成果が望まれる．

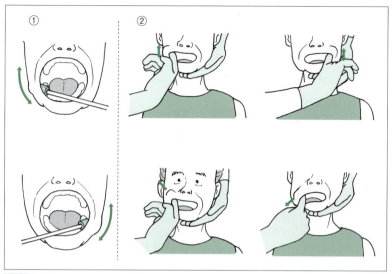

図 8-7 頬のストレッチの方法（文献 57 を参考に作成）
①スポンジブラシを使用する場合．左右の頬を，スポンジブラシで伸ばし広げるように上下に 5，6 回動かす．
②手指で行う場合．（上段）左右の頬を指で伸ばすように上下に動かす（各 10 回程度）．（下段）頬の上側は指を斜め上に，下側は斜め下の方向に広げる（各 10 回程度）．

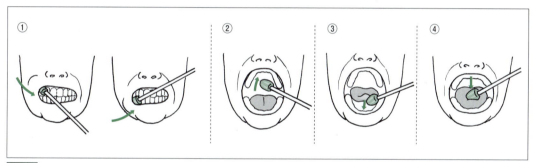

図 8-8 口唇，上顎，口腔底，舌のストレッチの方法（文献 57 を参考に作成）
①口唇のストレッチ．唇と歯肉の間にスポンジブラシを入れて，奥から手前に向かって上下左右各 3〜5 回程度ストレッチする．
②上顎のストレッチ．上顎にスポンジブラシをあてて，奥から手前に向かって軽く 3〜5 回動かす．
③口腔底のストレッチ．口腔底にスポンジブラシをあてて，奥から手前に向かって軽く 3〜5 回動かす．
④舌のストレッチ．舌に負荷をかけるようにスポンジブラシをまっすぐ下に押す動きを 3 回（1 回あたり 5 秒程度）繰り返す．

（岡田葉子）

文献／URL

1) 厚生労働省：第5章口腔機能向上マニュアル．「介護予防マニュアル（改訂版：平成24年3月）について」．http://www.mhlw.go.jp/topics/2009/05/dl/tp0501-1_06.pdf（2018年10月5日閲覧）
2) 一般社団法人日本口腔ケア学会：口腔ケア認定制度．http://www.oralcare-jp.org/reco/index.html（2018年10月5日閲覧）
3) 柿木保明：口腔ケアのスケジュール．「これからの口腔ケア JJNスペシャル No.73」．鈴木俊夫，迫田綾子編，pp.82-83，医学書院，2003．
4) 高松知なつ：体位調整 睡眠時にとくに誤嚥が起こりやすいのはなぜですか？ ナーシング，30（10）：42，2010．
5) 井元 淳，他：誤嚥性肺炎患者と非誤嚥性肺炎患者の唾液分泌量と日内リズムの相違―唾液湿潤度での検討―．日本呼吸ケア・リハビリテーション学会誌，22（3）：385-390，2012．
6) 前田惠利，他：高齢在宅療養者の口腔内微生物 経口摂取群と非経口摂取群における検討．日本看護科学会誌，31（2）：34-41，2011．
7) 釜屋洋子，他：非経口摂取患者における口腔内細菌と口腔ケア回数に関する検討．ヘルスサイエンス研究，16（1）：19-24，2012．
8) 釜屋洋子，他：高齢者の口腔ケアに関する細菌学的検討．ヘルスサイエンス研究，18（1）：49-54，2014．
9) 大西徹郎，他：座位をとりづらい人の口腔ケア．「口腔ケア基礎知識 口腔ケア4級・5級認定基準準拠」．日本口腔ケア学会編，第2版，pp.165-166，永末書店，2017．
10) 宮﨑友美：見てわかる臨床看護技術 全介助を必要とする患者の口腔ケア．ナーシングカレッジ，14（14）：10-17，2010．
11) （財）8020推進財団指定研究「入院患者に対する包括的口腔管理システムの構築に関する研究」研究班：口腔のアセスメントおよびケア方法概論（2）口腔ケア方法概論：歯みがきして洗口．「入院患者に対するオーラルマネジメント」．財団法人8020推進財団，pp.18-19，2008．http://www.8020zaidan.or.jp/pdf/kenko/oral_management.pdf（2018年10月5日閲覧）
12) 前掲9） 吾妻知美：口腔ケアの一般的な方法について．pp.34-35．
13) 黒岩恭子：一般病棟の患者さんの口腔ケアについて，教えてください．「ナーシングケア Q&A No.30 徹底ガイド 口腔ケア Q&A―すべての医療従事者・介護者のために―」．吉田和市編，pp.108-110，総合医学社，2009．
14) 都築智美：口腔内出血への対応は？「今日からできる！摂食・嚥下・口腔ケア」．三鬼達人編，第1版，pp.78-79，2013．
15) 妻木浩美：口腔粘膜感染への注意．ナース専科，35（8）：22-30，2015．
16) 晴山婦美子：どのように行うのか（第1章 口腔ケアテクニックでのキーワード）．「看護に役立つ 口腔ケアテクニック」．晴山婦美子，他編，第1版，p.13，医歯薬出版，2011．
17) 守谷惠末，他：口腔ケア（認知症―ケアと生活に焦点を当てて―）．臨床精神医学，45（5）：623-632，2016．
18) 神野恵治，他：各種口腔ケアの効果に関する検討 口腔常在菌を指標として（第2報）各種含嗽剤による含嗽効果の検討．北関東医学，58（1）：1-7，2008．
19) 笹岡邦典，他：各種口腔ケアの効果に関する検討 口腔常在菌数を指標として（第3報）ブラッシングの効果．北関東医学，58（2）：147-151，2008．
20) 池田真弓，他：口腔ケア後の汚染物除去手技の比較 健常者における予備的検討．日本摂食・嚥下リハビリテーション学会雑誌，17（3）：233-238，2013．
21) 佐藤理恵，他：脳卒中患者に対する流水を用いない口腔ケア法．日本口腔ケア学会雑誌，10（1）：100-105，2016．
22) 宮原康太，他：ジェルタイプの保湿剤を用いた介助歯磨き後の唾液中細菌数の増減．日本障害者歯科学会雑誌，37（1）：16-21，2016．
23) 前掲16） 塚本敦美：口腔内乾燥のある場合．pp.73-75．
24) 山口朱見：快適な口腔内の湿潤状態を保つために～口腔保湿剤を効果的に用いよう．デンタルハイジーン，30（12）：1260-1263，2010．
25) 阪口英夫：要介護高齢者の口腔ケアにおける口腔保湿剤の応用 口腔保湿剤の活用については，目的別に数種類を併用して，最適な製品を選択することが最もよい方法である．GPnet，55（4）：42-50，2008．
26) 杉原朋子：知っておきたい口腔ケアグッズ．Brain Nursing，33（10）：957-959，2017．
27) 前掲16） 塚本敦美：急性期での口腔ケアの流れ．pp.44-46．
28) 前掲9） 山田守正：挿管中の患者の口腔ケア．pp.184-186．
29) 前掲11） 口腔乾燥が強い．pp.130-135．
30) 岩崎仁史，他：口腔の剥離上皮膜に対する保湿剤の予防効果の検討．日本摂食・嚥下リハビリテーション学会雑誌，20（2）：86-93，2016．
31) 須藤英一，前島一郎：脳血管障害後遺症患者を対象に保湿ジェルを用いた口腔ケア介入による気道感染症予防効果の検討．日本老年医学会雑誌，48（1）：84-85，2011．
32) 上田貴之，他：口腔ケア用ジェルを併用した舌清掃による要介護高齢者の舌苔除去効果．老年歯科医学，27（4）：366-372，2013．
33) 前掲16） 塚本敦美：人工呼吸器装着中の場合．p.64．
34) 梅津敦士，三橋睦子：口腔ケア時の洗浄液の飛散状況および口腔環境調査．日本環境感染学会誌，32（4）：186-192，2017．
35) 田中法子，他：口腔ケアに対して拒否のある要介護高齢者への脱感作の手法による効果の検討．老年歯科医学，22（2）：101-105，2007．
36) 岸本裕充：看護師が口腔ケアで困る理由．看護学雑誌，74（9）：18-20，2010．
37) 岸本裕充：口腔ケアの実際．看護学雑誌，74（9）：14-15，2010．
38) 岸本裕充：人工呼吸器装着中の患者さんに必要な口腔ケア．看護学雑誌，70（4）：324-333，2006．
39) 滝澤優花，他：昆布茶と唾液腺マッサージを用いた口腔ケアの効果．日本精神科看護学術集会誌，58（1）：168-169，2015．

40) 河津浩子, 他：舌の上下ブラッシングによる唾液分泌促進効果. 日本看護技術学会誌, 5（2）：32-34, 2006.
41) 海藤靖子, 他：脳神経外科病棟における口腔ケア向上への実践報告～歯科衛生士のボランティアとの連携を通して～. Brain Nursing, 22（4）：438-442, 2006.
42) 山本加奈子, 他：口腔ケア技術向上のための呼吸器ケアサポートチーム介入の成果と課題. 日本呼吸ケア・リハビリテーション学会誌, 25（2）：238-243, 2015.
43) 三本松つる子, 他：嚥下障害を有する脳血管障害患者への効果的な口腔ケアの開発. 日本看護技術学会誌, 11（2）：55-61, 2012.
44) 門田耕一, 他：気管挿管患者の口腔ケアにおけるグリセロールを含む希釈イソジン液の殺菌効果と持続時間の延長. 日本看護研究学会雑誌, 34（4）：1-9, 2011.
45) 下辻聖子, 他：心臓血管外科術後の経口挿管患者におけるブラッシング法のみを用いた口腔ケアによる口腔内細菌数の経時的変化. 日本クリティカルケア看護学会誌, 12（3）：65-71, 2016.
46) 田戸朝美, 他：集中治療領域における気管挿管患者への口腔ケアに関する看護師の認識と実際. 日本クリティカルケア看護学会誌, 11（3）：25-33, 2015.
47) 山口真司, 他：A病院ICU・CCUにおける気管挿管患者に対する口腔アセスメントの実態調査. 東邦看護学会誌, 14（2）：35-42, 2017.
48) 渥美恵子, 他：気管挿管患者への口腔ケアの統一を目指した介入によるICU看護師の意識と実施状況の変化. 第46回日本看護学会論文集　急性期看護, 231-234, 2016.
49) 並木良一, 他：経口挿管患者の口腔潰瘍予防に対する看護師の意識調査. 日本看護学会論文集　成人看護Ⅰ, 43：127-130, 2013.
50) 岸本裕充：ICUで経口気管挿管中の患者に対する口腔ケア. 人工呼吸, 32（1）：37-43, 2015.
51) 吉田光由：補綴歯科の効果と限界　要介護高齢者に対する補綴歯科のあり方を考える. 日本補綴歯科学会誌, 8（2）：132-137, 2016.
52) 亀水忠宗, 他：アクリルレジン義歯上のバイオフィルム形成細菌. 歯科医学, 71（1）：49-58, 2008.
53) 白井やよい, 他：各種義歯洗浄剤のバイオフィルム形成 Candida albicans に対する除去効果. 老年歯科医学, 19（3）：156-160, 2004.
54) 西　恭宏, 他：義歯の清掃と管理に関する調査研究　第1報　現状と清掃実施者の指導についての意識. 老年歯科医学, 21（1）：25-34, 2006.
55) 竹内久子, 他：急性期病院看護師の義歯と嚥下機能に関する学習ニーズと義歯装着介助の実施状況. 第44回日本看護学会論文集, 44：177-180, 2014.
56) デンタルサポート：はじめよう！やってみよう！口腔ケア. 唾液腺マッサージ. http://www.kokucare.jp/training/training/daekisen/（2018年10月5日閲覧）
57) デンタルサポート：はじめよう！やってみよう！口腔ケア. 口腔内ストレッチ. http://www.kokucare.jp/training/training/kokunai/（2018年10月5日閲覧）
58) 力丸哲也, 他：口腔内ブラッシングによる大脳前頭前野の活性変化についての検討－近赤外線分光法を用いた機能局在の解析－. 老年歯科医学, 29（4）：329-339, 2014.
59) 西村康至：口腔ケアからの認知機能改善を試みて　食事行動の改善といきいきとした表情へ向けて. 日本精神科看護学術集会誌, 60（1）：192-193, 2017.
60) 佐藤和子, 他：遷延性意識障害患者の意識レベル改善を目指した口腔ケアの取り組み　療養病棟における歯肉マッサージを含めた口腔ケアの導入による考察. リハビリナース, 8（2）：191-196, 2015.
61) 石井涼子, 他：歯肉マッサージによる慢性期意識障害患者の意識活性化効果　意識活性化の特徴的な変化を起こした2事例の検討. 中国四国地区国立病院機構・国立療養所看護研究学会誌, 8：56-59, 2012.
62) 菊谷　武, 他：機能的口腔ケアが要介護高齢者の舌機能に与える効果. 老年歯科医学, 19（4）：300-306, 2005.
63) 竹内美千代, 他：意識障害患者に味覚刺激を加えた口腔ケアの効果の検討. 日本赤十字看護学会誌, 10（1）：16-21, 2009.

Chapter 9

バイタルサイン

看護援助の必要性

　日野原は,「医師は5分,もしかすると3分の診察なので,3分間のことはわかるけれど残り23時間57分間の体の変化をみることはできない.看護師は2交代,3交代で24時間ケアをしているので,変化をみるという点では医師よりも看護師が優位な立場にある」と指摘しています[1].そして,ナイチンゲールの『看護覚え書』の「病人の観察 Observation of Sick」という項目では,「看護師に課す授業のなかで,もっとも重要でまた実際の役に立つものは,何を観察するか,どのように観察するか,どのような症状が病気の改善を示し,どのような症状が悪化を示すか,どれが重要でどれが重要でないのか,どれが看護上の不注意の証拠であるか,それはどんな不注意による症状であるか,を教えることである.これらすべては,看護師の訓練のなかのもっとも基本的なものとして組み入れなければならない」と記されており,観察すること,そしてそれを学ぶことが重視されています[2].

　つまり,看護師が変化をみるためには,患者の状態を観察し,アセスメントできる知識と技術が必要になります.患者の経過を観察しつづけることで,有害事象や回復遅延の早期発見につながります.これは看護職にとって非常に重要な役割です.その際に我々は,道具を用いて体温,呼吸回数,脈拍数,体温,血圧等を測定しながら,総合的に患者の身体状態をアセスメントします.これらは「バイタルサイン」とよばれ,生体が生きていることを示す「からだ」の中の重要な目印であり,数値で表すことができます[3].臨床現場で働く看護師のなかには,これらの技術は看護基礎教育で習得済みなので,読む価値はないと考える方もいるでしょう.しかし,研究が積み重ねられ,以前得た知識はすでに古いかもしれません,また,あいまいな知識のままの測定では,患者の状態を正確にアセスメントできないでしょう.

　Evidence Based Nursing のためには,近年の研究をもとに測定技術の根拠を理解し,正確なバイタルサインの測定を通じて患者のケアに貢献していく必要があります.

症状・生体機能のアセスメントに必要なミニマムデータ

- 年齢
- 性別
- 主訴
- 現病歴または現在の健康状態
- 既往歴
- 生活歴
- 家族歴
- 気温
- 室温
- 体温
- 呼吸回数
- 経皮的動脈血酸素飽和度（SpO_2）
- 脈拍数
- 血圧

体温測定

期待される効果

- 対象者にとっての平熱を確認できる
- 体温に影響を与える因子によって対象者の体温調節がどのように変化するかを理解できる
- 発熱時の治療や看護ケアの効果を測定できる

❖体温に影響を与える因子を理解し，特に日内差を考慮して測定する

　恒温動物である人は，視床下部にあるとされる体温調節中枢で体温を一定に保っている[4]．体温調節に影響を与えるものとして，日内差，睡眠，年齢差，月経周期，気温，食事，運動，入浴，精神活動などがある[5]．看護師が行うアセスメントとして，日内差は非常に重要である．日内差とは，午前2～6時に体温がもっとも低下し，起床後に上昇して，午後3～8時に高くなるものである[5]．午前中に軽度の発熱をしている患者は，午後には午前中より熱が高くなる経験をする機会は多い．

❖測定部位により温度差があることを理解して測定する

　人の体温には，循環動態や環境温度の影響を受けやすい皮膚などの表在温度と，外気温に左右されずに常に一定である体腔内や血液の深部温度がある[5]．成人重症患者の新規発熱を評価するためのガイドライン[6]では，測定値がもっとも正確なのは肺動脈温，膀胱温，食道温，直腸温，次いで正確なのは口腔温，鼓膜温であり，腋窩温は正確性の観点から測定部位としてあまり望ましくないとされている．このように，深部温度の測定がもっとも正確とされるが，それらの部位での測定は一般病棟では難しく，直腸温を測定する機会は新生児や手術室以外ではあまりみられない．また，直腸温の測定は，*Clostridium difficile* やバンコマイシン耐性腸球菌のような病原体の拡大に関連しているともいわれている[7,8]．

　したがって，一般的な測定部位ともっとも正確であるといわれている直腸温との測定値の差について理解しておくことが必要である（表9-1）[9]．

実証報告

入院しスワンガンツカテーテルを挿入している患者10名を対象に，肺動脈温と左右鼓膜温を比較した結果，肺動脈温と鼓膜温は高い相関がみられた．肺動脈温に比べて鼓膜温は有意に低く，最大−2.9℃の差がみられたと報告されている[10]．

表9-1 直腸温を37℃とした場合の一般的な他の測定部位との温度差（及川慶浩，他；2016[9]）をもとに作成）

場所	体温	誤差
直腸温	37.0℃	±0
鼓膜温	36.75～36.95℃	−0.05～−0.25
口腔温	36.5～36.7℃	−0.3～−0.5
腋窩温	36.2～36.4℃	−0.6～−0.8

❖ 37℃＝発熱ではない．患者各々の平熱を把握してアセスメントする

　海外では正常な体温は一般的に 37.0℃であり[11, 12]，健康な人の場合は日内変動と月経周期によって 0.5〜1.0℃の変化があるといわれている[13]．国内の 1957（昭和 32）年に発表された論文[14]で，東京都内の 10〜50 歳代の健康とみなされる約 3,000 人の男女を対象に，水銀体温計による腋窩温を測定した結果では，体温が 36.89±0.34℃の範囲にあるのは全体の 73％であった．この研究以降，水銀体温計の 37.0℃を示す数字が赤く表示された．しかし，高齢者は基礎代謝が低いため，日野原[15]は「温度表には 37℃に赤い線が引かれてある．このことは患者の体温が病院では 37℃をもって有熱か無熱に差別されることになり，37℃の赤い線の温度表が全年齢の患者に共通に用いられていることは誤りをもたらすので，このことを注意すべきである」と指摘している．さらに，「患者の基準体温，または健康時の日常の平均体温のところに赤い線を引いてほしい」と提案している．したがって，37℃＝発熱ではなく，その患者の平熱を把握したうえで，発熱かどうかをアセスメントしなければならない．

❖ 鼓膜温の測定では必ず外耳道をまっすぐにして測定する

　鼓膜温測定は，体の内部の温度を反映した耳の中の鼓膜およびその周辺の温度を測定するものである．耳の中から出ている赤外線をセンサーが瞬時に検出することで，耳内温をたった 1 秒で測定することができる[16]．

　もっとも正確で，早く，安全に測定できる方法は鼓膜温であるといわれている．しかし注意しなければならないのは，鼓膜に赤外線をうまくあてるためには外耳道をまっすぐにする必要があり，そのためには耳を斜め後ろに引っ張りあげなければならない[17]（図 9-1）．

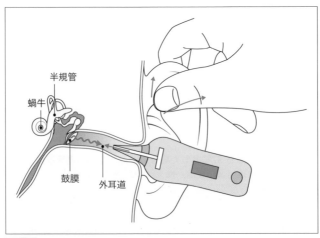

図 9-1 鼓膜温の測定
S 字状に曲がっている外耳道をまっすぐにするため，耳を斜め後ろに引っ張り上げる．

❖鼓膜温測定前には耳垢を除去しておく

　中耳炎がある側とない側で比較した結果，鼓膜温測定値の差は0.1℃であり，臨床的に問題はないが，耳垢がある側はない側に比べて0.3℃低かった[17]．そのため，耳垢は除去しておかなければならない．

> **さらに検証**
> 外気温が鼓膜温の測定値に与える影響については不明である．寒さによる影響は少ないが，暑さは影響するという報告もある[17]．日野原は，89歳の時に自ら測定した結果を示している[15]．外気温3℃の時の鼓膜温は33.9〜34.6℃，外気温8℃の時の鼓膜温は34.5〜35.7℃であったため，寒さでの影響はありそうである．これが高齢のためなのか，個人差なのか，今後の研究に注目したい．

❖腋窩温はあくまで深部温度に相関する指標であることを理解する

　わが国では腋窩での測定が主流であるが，前述のとおり腋窩温は深部温度を正確に反映するものではなく，あくまで深部温度に相関する指標にすぎないことを認識すべきであるといわれている[18]．その際には，平熱を把握することが重要である[19]．
　腋窩の温度は「体の表面の温度」だが，腋をしっかり閉じることで身体の内部温度が反映され温まり，十分に温まった時の温度を平衡温という．水銀体温計では平衡温となるまでに10分間またはそれ以上かかるが，テルモはマイクロコンピュータに内蔵された予測アルゴリズムをもとに演算を行い，電子体温計により平均90秒で予測できるようにした．適切な手順と環境下であれば10分間実測値の平均に対する予測値の平均の差は0.001±0.13℃と高い予測精度であるといわれている[20]．

❖腋窩温測定では感温部を腋窩動脈が走行する腋窩中央のくぼみに　正確にあてる

　電子体温計の腋窩挿入方向を調べた研究では，正しく測定できる感温部を斜め上向きで測定していたのは21.4％のみであった[21]．腋窩動脈が走行している部位に電子体温計の感温部をあてるためには，下方から上方へ向かって挿入し，感温部を少し前寄りにしなければならない．しかしこれを知らない看護学生，保育学生，看護師が多いことが明らかとなり[22]，正しい挿入方向を知らない患者も多いと推察される．したがって，患者自身が体温計を挿入する場合は，どのように挿入しているのか必ず確かめることが重要である．

❖腋窩温測定では上腕と体幹を密着させて腋窩を閉ざした状態を維持し，　基本的に汗は拭かなくてもよい

　複数の研究結果から，腋窩で体温を測定する場合は上腕と体幹を密着させることで腋窩を閉ざした状態が維持され，また，汗は基本的に拭かなくてもよいことが示されている．

> **実証報告**
> ・20〜60歳の男女7人を対象に，腋窩に汗がある状態で腋窩を30秒開放後に体温計を挿入した側と，開放せずに挿入した側で測定した結果，開放した場合の電子体温計の結果は36.29±0.49℃，開放しなかった場合は36.54±0.27℃で，0.25℃の差があり，有意差が認められた[23]．
> ・21〜39歳の女性4人に対して，人工汗を使用して汗をかいている時に腋窩で体温を測定する状況下で，汗を拭いてから測定する場合，拭かないで測定する場合の測定値の差を調査した．その結果，サーモセンサーでは3分以上測定する場合は有意差がなく，密着のさせ方による体腔温や左右差のほうが測定値に与える影響が大きいと報告している[24]．

❖片麻痺のある患者の腋窩温測定では，麻痺側で測定してもよい

　看護のテキストの多くで「バイタルサインの測定は，片麻痺のある患者では健側が原則である」と記載されている．しかし，その根拠となった論文は1例で，左右の腋窩温と直腸温を比較した結果，麻痺側の体温は日内変動において不安定だから，という結果を引用している[25]．

　しかし，片麻痺がある27名を対象に健側と麻痺側の体温を調べた結果，健側が36.43±0.7℃，麻痺側が36.61±0.7℃で，差はあるものの，臨床的に有意な差ではないと報告されている[26]．

　川西[27]は，片麻痺のある患者にとって，麻痺側での測定が可能となることは，健側の自発的な動きを制限せずにすみ，筋の痙縮の増大を防ぎ拘縮などを予防する効果があると報告している．そのため，健側と麻痺側で測定を行い，差があるかどうかを確認しておくことが重要であると考える．

❖口腔温測定では舌下中央部付近に体温計を挿入し，口を軽く閉じてもらう

　舌下のほうが大きい血管に近いこと，口を閉じたほうが外気温の影響を受けにくいことから[28]，舌下中央部付近に体温計を挿入し，口を軽く閉じて測定することが望ましいとされる．

❖温かい，または冷たい飲み物を飲んだ後は，口腔温測定まで15〜20分あける

　飲み物の温度が測定値に影響を及ぼすことを避けるため，時間をあけて測定する．

> **応用技術** 接触性感染予防には非接触式体温計による測定が有用である．
> 　近年，皮膚において非接触式で体温を測定する機械が数種発売されている[29〜32]．非接触式赤外線体温測定器は接触性感染予防に貢献しうると報告されている[33]．また，表9-2に示すように短時間で測定できることから，患者の負担にならず，看護業務の効率化の観点からも有効である．しかし，機種によって測定部位や測定距離が異なるため，取扱説明書を熟読したうえで正しい方法で測定をしなければならない．
>
> > **実証報告**
> > 200床以下の1施設において，使用中の電子体温計に付着する細菌を調べた結果，ブドウ球菌系のコロニーが本体およびケースから培養検出され，病棟で使用されたものについてはほぼすべてからコロニーが検出されたことを報告し，接触性感染予防における非接触式体温計の有用性を示唆している[33]．

表 9-2　各種非接触式体温計の特徴
（ユビックス[29]，ヒュービディック[30]，原沢製薬工業[31]，カスタム[32] 資料より）

製品名（製造発売元）	測定場所	測定距離	測定時間
メディカルサーモメーター CISE（ユビックス）	額	1～3cm	約1秒
SMART THERMO（ヒュービディック）	こめかみなど	2～3cm	2秒以内
イージーテム（原沢製薬工業）	額など	2～3cm	約1秒
パピッとサーモ®PRO（カスタム）	額など	5～6cm	約1秒

❷ 呼吸測定

期待される効果

- 対象者にとっての安静時の呼吸状態を確認できる
- 呼吸に影響を与える因子によって，対象者の呼吸状態がどのように変化するかが理解できる
- 呼吸状態の異常を確認し，他の観察項目も合わせてアセスメントすることで，生命の危険を伴う重症な疾患の早期発見，早期治療につなげることができる
- 日常生活のコントロールの評価指標の一つとして呼吸状態を用いることができる

❖ 呼吸回数は重要なバイタルサインであることを理解する

　1994～2000年までに国内で報告されたバイタルサイン測定に関する研究は36件であったが，呼吸測定に該当する研究はなかった[34]という．また，その他の多くの研究でも，呼吸回数測定が必ずしも実施されていないことが報告されている[35～39]．たとえば，検温時の呼吸回数測定実施率は18.7％[36]であったとの報告，また，血圧，SpO_2（経皮的動脈血酸素飽和度），脈拍数，呼吸数，体温のフルセットを測定している場面は呼吸器病棟で全体の31％，脳外科病棟で6％であり，血圧，SpO_2，脈拍数の測定頻度は高かったのに対し，呼吸回数はもっとも少なかったなどの報告がある[39]．

　呼吸回数が測定されない理由として，川西[40]は「パルスオキシメータでのSpO_2測定が簡便なこと」，「SpO_2が90％以下の症例のうち，呼吸回数に異常が現れるのは33％以下とのエビデンスがあること」[17]，「呼吸数を数えるのに時間がかかること」などをあげている．

　しかし，呼吸回数の測定は大変重要なバイタルサインである．呼吸回数は敗血症の診断基準[41]，院内救急対応システム（rapid response system，RRS）の起動基準[42]，肺炎の重症度判定の指標[43]，出血性ショックの重症度分類[44]などの項目に含まれている．したがって，呼吸状態の変化が予測される場合，見た目で呼吸がおかしいと感じた場合，呼吸器の症状がある場合，発熱している場合，SpO_2の値がいつもと異なる場合，出血が予想される場合は呼吸回数を必ず測定しなければならない．

❖ 呼吸回数測定前に患者が活動をしていた場合は，しばらく安静にしてから測定する

呼吸の影響因子として，年齢，性差，体型，体位，運動，高所，食事・入浴・飲酒・喫煙などの生活があげられる．そのため，測定前に患者が活動をしていた場合はしばらく安静にしなければならない．どれくらい安静にするかは，活動内容と個人の身体能力によって異なるため，努力様呼吸をしているかを観察するなどして判断する．

❖ 呼吸回数を測定されていることを患者が意識しないように工夫する

患者が呼吸回数を測定されていることを意識すると，呼吸が速くなったり遅くなったりするので，意識させてはいけない．もっとも正確に測定できる方法は，聴診器を胸にあて，心音を測定するふりをして呼吸音を確認しながら呼吸回数を測定する方法である[45]．

> 💡 **ポイント**
> ・呼吸回数の測定は検温時に限定せず，睡眠時など適したタイミングで行う
> ・脈拍を触知し測定しているふりをしながら，胸郭の動きを観察して呼吸回数を測定する
> ・横隔膜が下がると呼吸容積が増し，換気量が増加するため，臥位よりもファウラー位やセミファウラー位のほうが観察しやすく，患者にとっても楽な姿勢となる[46]

❖ 呼吸回数は必ず1分間測定する

テキストには，「呼吸回数を測定する場合は，30秒カウントして2倍してもよいが，30秒間の呼吸回数が5回以下の場合や呼吸のリズムに異常がある場合には1分間カウントすべきである」[47]と記載されているものや，「呼吸は脈拍と違い1分間の数が少ないため，2倍法（30秒の呼吸回数×2）は誤差が生じやすいため使用しない」[48]と記載されているものもある．バイタルサインに関するシステマティックレビューでは，呼吸回数を15秒カウントして4倍した結果と，1分間測定した結果を比較したところ，有意差があった[17]と報告している．したがって，正確に呼吸回数を測定するためには，必ず1分間の測定が必要である．

❖ 敗血症が疑われる場合は必ず呼吸回数を測定する

2016年に米国・欧州集中治療医学会において敗血症の新定義が報告され，「感染症（疑いを含む）とSequential（Sepsis-Related）Organ Failure Assessment（SOFA）スコア（表9-3）[41]の2点以上の上昇を示す」場合に敗血症と診断される．また，ICU以外の場（院外，ER，一般病棟）のスクリーニングツールであるquick SOFA（q SOFA）スコア（表9-4）[41]では，何らかの感染症が疑われ，かつq SOFAの3項目中2項目を満たすと敗血症の可能性が高いと判断される．

SOFAスコア，q SOFAスコアともに評価項目に「呼吸」が含まれているが，SOFAスコアでは酸素分圧が指標となっており，q SOFAスコアでは「呼吸回数22回/分以上」が敗血症の診断基準とされている．したがって，敗血症が疑われる場合は必ず呼吸回数を測定しなければならない．

表9-3 SOFA スコア (Singer M, et al ; 2016[41]) を和訳)

項目	スコア				
	0	1	2	3	4
呼吸 PaO_2/FiO_2 (mmHg)	≧ 400	< 400	< 300	< 200	< 100
凝固能 血小板数 (×10^3/μL)	≧ 150	< 150	< 100	< 50	< 20
肝機能 ビリルビン (mg/dL)	< 1.2	1.2〜1.9	2.0〜5.9	6.0〜11.9	> 12.0
循環能	平均血圧 ≧ 70mmHg	平均血圧 < 70mmHg	ドパミン< 5 あるいは ドブタミン	ドパミン5.1〜15 あるいは エピネフリン≦0.1 あるいは ノルエピネフリン≦0.1	ドパミン>15 あるいは エピネフリン>0.1 あるいは ノルエピネフリン>0.1
中枢神経系 グラスゴー コーマスケール	15	13〜14	10〜12	6〜9	< 6
腎機能 クレアチニン(mg/dL)	< 1.2	1.2〜1.9	2.0〜3.4	3.5〜4.9	> 5.0
尿量 (mL/日)				< 500	< 200

PaO_2:動脈血酸素分圧,FiO_2:吸入酸素濃度.

表9-4 qSOFA スコア (Singer M, et al ; 2016[41]) を和訳)

- 呼吸回数≧ 22 回/分
- 意識レベルの低下
- 収縮期血圧≦100mmHg

応用技術 ▶ 悪寒の程度を敗血症診断の参考とする.

悪寒の程度が敗血症の診断の参考になりうる[49].重ね着してブルブル震えなしは「軽度悪寒」,重ね着してもブルブル震えがある場合は「中等度悪寒」,布団を被ってもブルブル震えがある場合は「悪寒戦慄」に分類され敗血症が示唆されるため,悪寒の程度も目安にするとよいだろう.

❖院内救急対応システム(RRS)の起動対象となりうる重症化が予測される患者に対しては必ず呼吸回数を測定する

RRSは,院内で急激に重症化する患者をいち早く察知し心肺停止となる前に処置をすることで,院内の予期せぬ死亡を減らすことを目的としている[42].急変が起こってから活動し,心肺蘇生法に準ずる活動をするコードブルーとは異なるものである[50].

起動基準である気道,呼吸,循環,意識レベル,その他の項目や内容は医療機関によって異なるため,所属機関の基準を確認してほしい.重症化が予測される患者に対しては,必ず呼吸回数を測定しなければならない.

❖肺炎が疑われる場合には必ず呼吸回数を測定する

　2016年の日本人の死因の第1位は悪性新生物，第2位は心疾患，第3位は肺炎である[51]．肺炎は1年間の死亡者数の9.1％を占めており，臨床の場で出会う頻度が高い疾患である．
　米国感染症学会の肺炎重症度分類の指標[43]は，性別，合併症の有無，検査値，身体所見などをポイント化して，推奨される治療場所を決定するものである．この身体所見のなかに，意識レベルの変化，収縮期血圧 90mmHg 未満，体温 35℃未満または 40℃以上，脈拍数 125/分以上に加えて，呼吸回数 30 回/分以上がある．したがって，肺炎が疑われる場合には必ず呼吸回数を測定しなければならない．

❖出血が予想される場合は必ず呼吸回数を測定する

　米国外科学会の出血性ショックの重症度分類（ACS 分類）（表9-5）[44]は，循環血液量の 15〜30％が出血した場合は呼吸回数が 20 回/分以上の class Ⅱ，30〜40％の出血の場合は呼吸回数が 30 回/分以上の class Ⅲ となっており，血圧，脈拍数とともに呼吸回数は出血量を予測する重要なバイタルサインとなっている．

> **応用技術** ▶ バイタルサイン測定頻度の判定項目の一つとして呼吸回数を測定する．
> 　看護師のバイタルサイン測定頻度の参考になるものが，英国の早期警告スコアリングシステム（National Early Warning Score 2，NEWS 2)[52]である．2012 年に報告され，2017 年 12 月に第 2 版が出されている．呼吸回数，酸素飽和度（SpO_2），酸素投与の有無，体温，収縮期血圧，脈拍数，意識レベルを得点化して合計し，観察頻度を決定するものである（表9-6)[52]．第 2 版では，慢性閉塞性肺疾患（COPD）のようなⅡ型呼吸不全患者（室内気吸入時の動脈血酸素分圧 $PaO_2<60Torr$，かつ動脈血二酸化炭素分圧 $PaCO_2>45Torr$)[53]とそれ以外の患者の酸素飽和度の値の目安を変更している．呼吸回数は 12〜20 回/分はスコアがゼロであるが，8 回/分以下もしくは 25 回/分以上になると，それだけで 1 時間に 1 回以上の観察が必要となる重要な項目である（表9-7)[52]．

表9-5 出血性ショックの重症度分類（体重 70 kg の患者を想定）
（American College of Surgeons Committee on Trauma；1999[44]を和訳）

評価項目＼分類	class Ⅰ	class Ⅱ	class Ⅲ	class Ⅳ
出血量（mL）	<750	750〜1,500	1,500〜2,000	2,000<
出血量（％循環血液量）	<15	15〜30	30〜40	40<
脈拍数（HR）	変化に乏しい	>100	>120	>140 または徐脈
血圧（BP）	変化に乏しい	拡張期血圧↑	収縮期血圧↓ 拡張期血圧↓	収縮期血圧↓↓
呼吸数（回/分）	14〜20	20〜30	30〜40	40<

表9-6 NEWS スコアリングシステム
(Royal College of Physicians；National Early Warning Score (NEWS) 2[52]をもとに作成)

評価指標	スコア						
	3	2	1	0	1	2	3
呼吸回数（/分）	≦8		9〜11	12〜20		21〜24	≧25
Ⅱ型呼吸不全のSpO₂（％）	≦83	84〜85	86〜87	88〜92 酸素投与なしで≦93	酸素投与下で93〜94	酸素投与下で95〜96	酸素投与下で≧97
Ⅱ型呼吸不全以外のSpO₂（％）	≦91	92〜93	94〜95	≦96			
酸素投与の有無		あり		なし			
収縮期血圧	≦90	91〜100	101〜110	111〜219			≧220
脈拍数	≦40		41〜50	51〜90	91〜110	111〜130	≧131
意識レベル				覚醒中			声かけに反応，痛みに反応，または無反応
体温	≦35.0		35.1〜36.0	36.1〜38.0	38.1〜39.0	≧39.1	

表9-7 NEWS 2 の合計点による観察の頻度
(Royal College of Physicians；National Early Warning Score (NEWS) 2[52]をもとに作成)

NEWS 2 スコア合計点	観察頻度
0	12時間ごと
1〜4	4〜6時間ごと
1つの指標のスコアが3である	1時間ごと
5〜6	1時間ごと
≧7	持続モニタリング

実証報告

西島ら[54]は修正早期警戒スコアとして，呼吸数，心拍数，収縮期血圧，意識状態，体温に加えて第六感の6項目をアセスメントして患者急変を予知できるツールとして活用した．その結果，適正なRRS起動件数が得られ，院内心停止の減少に寄与する有用なシステムであると報告している．

応用技術 呼吸回数の測定のみではなくパルスオキシメータも併用する．

呼吸回数は成人の場合，12〜18回/分が正常であるといわれている．しかし，SpO₂90％以下の患者で呼吸回数が増加していたのはわずか33％だという報告[17]もある．多くの看護師がパルスオキシメータを測定している[35]と思われるため，呼吸回数の測定のみではなくパルスオキシメータも併用することが望ましい．ただしパルスオキシメータは酸素と結合したヘモグロビンの割合をみているため，貧血がないことを確認するなど，測定のしくみと測定に影響を及ぼす因子について確認することが重要である．
（☞次項「経皮的動脈血酸素飽和度（SpO₂）測定」の項目を参照）

❖呼吸の観察では，胸郭，腹部の動きだけではなく，胸鎖乳突筋や鎖骨上窩，下顎の動き，患者の表情も観察する

　呼吸の観察では異常呼吸パターンとして，チェーンストークス呼吸，クスマウル呼吸，ビオー呼吸，鼻翼呼吸，下顎呼吸などが知られている．これらの症状が出現した場合には何かしらの疾患がある可能性があるため，胸郭，腹部の動きから呼吸の深さやパターンを推測することが必要である．

　また，胸郭，腹部の動きの観察だけでは不十分である．「JRC 蘇生ガイドライン 2015」[55]では，胸骨圧迫を開始するまでの時間を早くすることが重要なポイントとなっており，「反応がみられず，呼吸をしていない，あるいは死戦期呼吸のある傷病者に対してはただちに胸骨圧迫を開始する」と記載されている．死戦期呼吸とは，正常な呼吸パターンと異なる下顎呼吸，鼻翼呼吸などを指す．顎は動いているので呼吸しているように見えるが，胸は動いていないので酸素化はされていない．最大の呼吸量を得ようと，胸鎖乳突筋などの呼吸補助筋を使って吸気のたびに下顎を下方に動かし口を開けたり，少しでも気道を広げようと鼻翼を使って鼻孔を拡大して咽頭を下に大きく動かすように呼吸したりする[56]．したがって，胸郭，腹部以外に胸鎖乳突筋や鎖骨上窩，下顎の動きの観察も必要である．さらに，呼吸苦の表情をしていないか，顔面や四肢末梢にチアノーゼがないかどうかも観察項目である．

③ 経皮的動脈血酸素飽和度（SpO_2）測定

期待される効果
- 対象者にとっての安静時の SpO_2 を確認できる
- SpO_2 の値のみではなく，他の観察項目も含めて呼吸状態をアセスメントできる
- 呼吸困難時の看護ケアや酸素療法の効果を評価できる
- 日常生活のコントロールの評価として SpO_2 を用いることができる

❖パルスオキシメータのしくみを理解する

　パルスオキシメータの基礎を開発したのは日本人である[57]．動脈血酸素飽和度（arterial oxygen saturation, SaO_2）は，血液中のヘモグロビンの何%が酸素と結合しているかを表し，動脈血酸素分圧と相関している．酸素飽和度を測定するには，直接的な方法と間接的な方法がある．直接的な方法は動脈穿刺による SaO_2 測定であり，患者に侵襲を与える．一方，間接的な方法はパルスオキシメータを用いた SpO_2 測定であり，動脈穿刺に比べて侵襲性は低い．また，診療報酬においても血液ガス分析は 146 点であるのに対し，SpO_2 は 30 点（2017 年現在）であり，患者にとってメリットがあるといえるだろう．

　血液中で酸素を運搬するのはヘモグロビンで，酸素と結合しているのは酸化ヘモグロビン，結合していないのは還元ヘモグロビンである．酸化ヘモグロビンと還元ヘモグロビンは吸光度に違いが

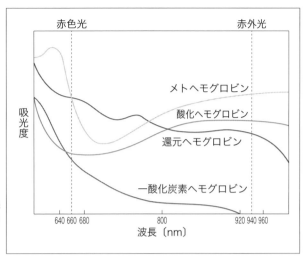

図9-2 各ヘモグロビンの吸光度曲線
（日本呼吸ケア・リハビリテーション学会，他：酸素療法マニュアル．p.95，日本呼吸ケア・リハビリテーション学会，2017．より許諾を得て転載）

ある．酸化ヘモグロビンは660nmの赤色光をあてると赤く見え，940nmの赤外線をあてると黒く見える．一方，還元ヘモグロビンは酸化ヘモグロビンと反対である（図9-2）[53]．この吸光度の違いを利用して酸化ヘモグロビンと還元ヘモグロビンの割合を測定し，経皮的に酸素飽和度を算出している．

❖貧血の有無を確認する

「ヘモグロビンの値を確認していない」，もしくは「その意味がわからない」と回答した臨床の看護師等は7割以上，教員では4割以上だったという調査結果がある[35]．しかし，SpO_2 測定の際に貧血の有無の確認は必須である．パルスオキシメータは，吸光度の違いから酸素が結合しているヘモグロビンの割合（％）を示すものである．ヘモグロビン自体が少ない貧血の状態では，SpO_2 の値が正常でも，血液中の酸素の量は少ないため酸素供給が不足し呼吸困難となる場合がある[58]．

❖SpO_2 の測定部位によって時差があることを理解する

肺循環で，赤血球が肺胞を通って酸素化されてから左心房に到達するまでは2～3秒かかり，左心室から末梢に届くまでにも，数秒から部位によっては10秒以上の時間がかかるといわれている．手指で耳朶より数秒，足趾ではそれ以上に遅れるため，足趾に装着したプローブでは呼吸状態の変動をすばやくとらえることができない[59]．手指と耳朶では6秒違い，手指と足趾では57秒程度違うという報告もある[60]．したがって，吸引後すぐに SpO_2 は改善しないため，吸引後はしばらくベッドサイドにとどまり，吸引前の SpO_2 の値に戻ることを確認する必要がある．

❖手指で測定する場合はプローブを心臓と同じ高さにする

血圧が低下して血流量が低下すると，動脈拍動による脈波シグナルの変動が小さくなって，誤差の原因となる可能性がある．プローブの位置が心臓より高いとプローブ装着部位の血流が少なくなり，心臓よりかなり低い位置になるとうっ血などで静脈拍動による体動誤差が出やすくなる．した

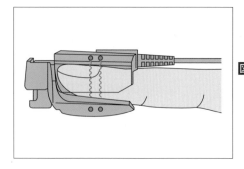

図9-3 プローブの装着位置
(日本呼吸ケア・リハビリテーション学会,他:酸素療法マニュアル.p.98,日本呼吸ケア・リハビリテーション学会,2017.より許諾を得て一部改変して転載)
爪の付け根付近に受発光部が位置するように,指を奥まで挿入する.

がって,プローブは可能であれば心臓と同じくらいの高さとする[61]．

❖パルスオキシメータを装着しても値や脈波が表示されない場合は,測定値に影響を及ぼす各種因子を確認する

　パルスオキシメータを装着しても値や脈波が表示されない場合は,センサーから赤い光が出ているかどうかを確認する．光が出ていなければセンサーを交換しなければならない．赤い光が出ている場合は,まず自分に装着して値や脈波が表示されるかを確認してから患者に装着する．それでも表示されない場合は以下の点を確認する[62]．

- **プローブの装着不良**：プローブの構造上（図9-3），発光部と受光部が組織を挟んで適切な位置にない場合は測定に必要な脈波信号が得られず,誤った値を表示する場合がある．また,プローブの発光部と受光部の汚れも脈波信号が変弱する原因となる[62,63]．
- **ノイズ**：体動は静脈血や周辺組織の吸光度を変化させ,誤差を生じやすくする．そのため,SpO_2の測定は安静時に行う[63]．
- **吸光度曲線の測定障害**：寒冷による血管の収縮や血管の圧迫により血流が減少すると,透過光量の変動情報が得られずに正確な測定が困難となることがある[63]．このような場合は,手指のマッサージや保温により血流を促進する[62]．前額部は末梢血管収縮の影響を受けにくいため,救急搬送時の測定不能アラームおよび誤動作の時間が有意に減少したという報告もある[64]．したがって,測定部位を変更することも必要である．
- **吸光度強度を減弱させる物質の存在**：パルスオキシメータは2種類の吸光度を分析しているが,異常ヘモグロビンである一酸化炭素ヘモグロビン（CO-Hb）やメトヘモグロビン（Met-Hb）を識別できない．そのため,一酸化炭素中毒やメトヘモグロビン血症が疑われる場合（ニトログリセリンやニトロールなどの亜硝酸薬,リドカインやプロカインなどの抗不整脈薬などで出現する可能性あり）はパルスオキシメータの値は正確ではない．

　また,黒色のマニキュアは透過光強度を低下させ,色素が沈着した熱傷の瘢痕も誤差の原因となる．肝機能検査で用いるインドシアニングリーン（ICG），心拍出量の測定に使用するカルディオグリーン,重症メトヘモグロビン血症の治療に使用するメチレンブルーなど色素の静脈内投与は,還元ヘモグロビンと同様の変化を示すためSpO_2が低下してしまう．なお,ビリルビンは20mg/dL以上の高度な黄疸合併例を除き,影響しないことが報告されている[63]．

> ⚠ 禁忌
> - 血管が圧迫されて血流が阻害されてしまうため，長時間連続測定用の粘着テープで固定するタイプのプローブは強く固定しすぎない [63]
> - 血圧測定のカフにより血流阻害が起きるため，パルスオキシメータの装着と血圧の測定は同時刻に同じ側で行わない [62]

❖ プローブは数種類準備する

マニキュアは除光液で簡単に落とすことができるが，ジェルネイルは簡単に除去することはできない．そのため，救急領域や緊急手術の場合には耳朶用や前額用プローブに変えるなど，臨機応変に対応できるよう数種類のプローブを準備する（図 9-4）[53]．

プローブの種類	測定部位	種類	特徴
クリップタイプ	手の指または足の趾	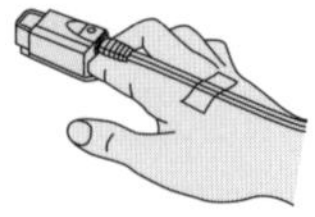	・スポット測定など，短時間測定に用いる ・体重にあわせて大きさが2〜3種類ある ・足趾は手より反応が遅い
本体と一体型	手の指	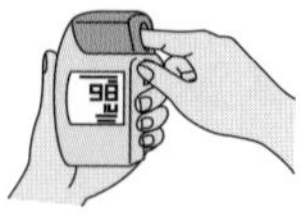	・スポット測定に用いる ・指の細い人，脈拍の弱い高齢者には不向き ・左利きには不便
密着タイプ	手の指・足の趾	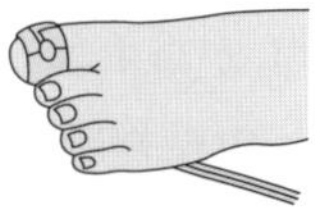	・圧迫をかけずに粘着テープで密着する長時間測定用
	足背	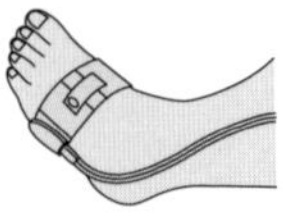	・新生児，乳幼児に用いられる
	手・足の甲	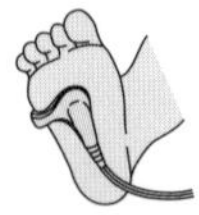	・新生児，乳幼児に用いられる
	耳朶	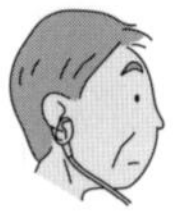	・大人に用いられる
	鼻梁	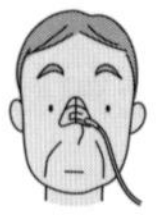	・大人に用いられる
	前額	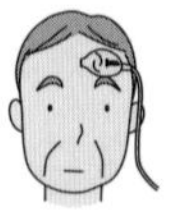	・反射型のセンサー，ヘッドバンドで固定する ・反応が早く，体動や低灌流に強い

図 9-4 プローブの種類と特徴（日本呼吸ケア・リハビリテーション学会，他：酸素療法マニュアル．p.97，日本呼吸ケア・リハビリテーション学会，2017．より許諾を得て一部改変して転載）

> **実証報告**
>
> 黒澤らは，ある市内の消化器二次救急指定病院 27 施設を対象に，アンケート調査を実施している[65]．その結果，68％がジェルネイル患者の対応を経験し，その際の測定部位は 35％が耳朶，23％が足趾かジェルネイル脱落指，8％が前額部であった．すべての病院でフィンガークリップ型のプローブを有していたが，耳朶用のプローブを備えていたのは 27％，前額用は 19％であった．耳朶用と前額用プローブのいずれも備えていない施設は 73％だった．

❖ SpO_2 が 90％以上でも低酸素の可能性があるため，値を過信しない

一般的に，酸素分圧である PaO_2 が 60Torr 以下で酸素投与を開始することとされてきた（「酸素療法ガイドライン」日本呼吸器学会，2006 年）．酸素解離曲線によると，その値は SpO_2 90％以下である．しかし，2014 年の金井らの調査[66]で，集中治療室に入室した患者の血液ガス分析（SaO_2）と SpO_2 の値を比較した結果，SpO_2 は有意に高値であり，SpO_2 が 90 〜 93％の範囲では 31.2％の患者の SaO_2 が 90％以下の低酸素血症であったため，SpO_2 93％未満から注意すべきであると報告している．低酸素血症を除外するためのカットオフ値を 94％とする論文[67]や，肺炎患者の入院基準を 92％とする論文もある[68]ため，SpO_2 90％を過信してはいけない．なお，「酸素療法ガイドライン」の最新版である「酸素療法マニュアル」[53]では，一般的に SpO_2 94％（≒ PaO_2 75Torr）未満が酸素投与の適応とされている．

❖ 酸素療法中は SpO_2 の値のみでアセスメントしてはいけない

パルスオキシメータのみでは $PaCO_2$ や pH はわからない．そのため，高炭酸ガス血症を伴う $PaCO_2$ 45Torr 以上のⅡ型呼吸不全の患者では，PaO_2 が高すぎると CO_2 ナルコーシス〔高二酸化炭素血症により重度の呼吸性アシドーシスとなり，中枢神経系の異常（意識障害）を呈する病態〕[53]となる危険性がある．そのような患者の場合は，SpO_2 が上昇したから病状が改善したと単純に考えるのではなく，動脈血ガス分析で $PaCO_2$ と pH を確認し，自覚症状，呼吸パターン，意識状態，循環動態をアセスメントすることが必要である[69]．

❖ プローブ装着部位を定期的に観察する

プローブを固定するためにテープで締めすぎると，血管が過度に圧迫され，装着局所が循環不全となり動脈の脈波シグナルを検出しにくくなる．また，発光部の温度は通常は 2 〜 3℃上昇する．圧迫により血液が途絶えると代謝によって産生される熱が放散されないため，装着局所の温度が上昇して低温熱傷を生じる可能性がある．したがって，プローブの装着部位を定期的に観察する[70]．

❖ 複数患者に使用するタイプのプローブは使用後に消毒を行う

プローブを複数の患者に使用する場合は，プローブを介して接触感染を起こす危険性があるため，使用したプローブは患者ごとに消毒用アルコールを含ませた柔らかい布で清拭して消毒する．メチシリン耐性黄色ブドウ球菌（MRSA）や多剤耐性緑膿菌などの患者に使用する場合は，ディスポーザブルタイプを用いるか，その患者専用とする[71]．また，プローブの高度な汚れはシグナルを減弱するおそれもあるため，使用後の清掃，消毒は必要である[70]．

Chapter 9 バイタルサイン

4 脈拍測定

期待される効果

- 対象者にとっての安静時の脈拍数を確認できる
- 脈拍に影響を与える因子によって，対象者の脈拍数やリズムがどのように変化するか理解できる
- 脈拍数の変化は循環動態を反映するため，異常の早期発見と早期治療につながる
- 日常生活のコントロールの評価として脈拍数を用いることができる

❖ 脈拍測定に影響する因子を除外する

脈拍は年齢，運動，食事，入浴，飲酒，喫煙，排泄，緊張状態などに影響する．したがって，脈拍を測定する前にこれらの因子を取り除き，安静にすることが重要である．

> **さらに検証**
>
> どれくらい安静にしていればよいかに関しての研究はほとんどみつからなかった．降圧剤内服患者を含む 27 〜 83 歳の 39 名の外来患者に，診察後別室に移動してもらい，座位安静のまま 30 分間 5 分間隔で血圧と脈拍を測定した国内の検討[72]では，血圧は別室移動後 15 分後にほぼ安定値に達し，脈拍数もほぼ同様の変化を示したと報告している．しかし，上記のとおり脈拍に影響する因子は多いため，患者に落ち着いた状態であるかどうかを確認することが重要だろう．

❖ 脈拍数は手指を用いて測定し，リズムや強さも確認する

脈拍測定のおもな手段として，看護教員の 90.7% が自分の手指を用いるように教えているが，臨床家で手指を用いている割合は 39.1% で，勤務年数 10 年未満の 64.3% が機器を用いて測定していた．使用機器は電子血圧計，パルスオキシメータ，心電図などであった[35]という．しかし，数値のみ表示される機器では不整脈を感知することができない．看護学生が病院実習での脈拍測定時に，看護師が気づかなかった脈拍異常に気づいた経験が報告されている[73]．これは，看護師がパルスオキシメータの数値のみを見ていたためではないかと推測されている．したがって，脈拍数は自分の手指を用いて，数だけではなくリズムや強さに異常がないかも確認する必要があると考える．

❖ 脈拍は示指，中指，薬指の 3 指の指腹部分を血管の走行に平行にあてて触知し，初回測定時は，まず橈骨動脈で脈拍の左右差を確認する

橈骨動脈での脈拍の確認は，示指，中指，薬指の 3 指の指腹部分を血管の走行に平行にあてて行う．拇指を用いると自分の指の拍動を感じ，患者の拍動と混同する場合がある．

また，はじめて測定する患者の場合は橈骨動脈で脈拍の左右差を確認する．脈拍には左右差がないのが正常であり，差がある場合は大動脈炎症候群（高安動脈炎），動脈硬化による末梢動脈疾患の可能性がある．

> ⚠ **禁忌**
>
> **脈拍の左右差の確認を頸動脈で行ってはいけない**
> 両側の頸動脈の圧迫により脳へつながる血流が阻害されるためである．また，頸動脈洞を圧迫すると迷走神経が過剰に反応し，心臓の洞房結節や房室結節に伝えるため徐脈となる．その結果血圧が低下し，脳幹へ行く血液が少なくなり脳幹での酸素量減少で失神状態に陥るおそれもある．なお，頻脈時に治療として行う頸動脈マッサージは，この原理を利用している．

❖脈拍は1分間の測定を基本とし，特に初回測定時は必ず1分間測定する

　国内で1997〜2006年に発行された基礎看護学・基礎看護技術に関するテキスト40冊を調査した結果，脈拍数の測定時間について「1分間測定を原則とする」は42.5％，「脈が規則的であれば30秒測定でもよい」が15％，「脈が規則的であれば，15もしくは20秒測定でもよい」は10％だったとの報告がある[74]．

　2012年に行われた看護職330人を対象とした調査では，脈拍を15秒測定して4倍にしている者が49.6％でもっとも多く，1分間の測定は8.5％であった[35]．バイタルサインに関するシステマティックレビュー[17]では，「30秒間測定し2倍する方法は正確であったが，15秒を4倍する方法は正確ではない」と報告されている．100回/分以上の頻脈の場合，15秒測定は正確ではないが，30秒測定は正確で効率的であるという研究[75]もある．

　これらの研究結果から，基本は1分間の測定とし，規則的なリズムであれば30秒間測定し2倍でもよいだろう．ただし，リズム不整がある，脈拍が遅すぎる，反対に速すぎる場合は，やはり1分間の測定が必須といえよう．

❖心房細動がある場合は，聴診器を使用して測定する

　心房細動がある患者の脈拍数の測定を評価した結果，聴診器を用いて1分間測定した心拍数がもっとも正確である可能性が高いことが示唆された[17]．この研究では，看護師の86％が脈拍数を過小評価し，心拍数が増加するにつれて誤差の大きさも増加したと報告している．

❖末梢循環のアセスメントとして，橈骨動脈のみではなく足背動脈や後脛骨動脈も触知する

　図9-5に示すとおり，橈骨動脈以外にも触知可能な表在性の高い動脈は存在している．末梢である足背動脈，後脛骨動脈の触知ができれば，そこに至るまでの血流が保たれていることを表し，足背動脈の触知は末梢循環のアセスメントとして必要な看護技術である．

　足背動脈は足背の第1趾と第2趾の間で中央に触れるとテキストには記載されているが，実際の足背動脈の走行は個人差が大きく，深部にある場合もあり，見つけるのは簡単ではない．しかし，下記の実証報告にある糖尿病患者に限らず，脈拍の測定時には橈骨動脈以外に下肢の末梢動脈である足背動脈も確認する習慣をつければ，糖尿病や閉塞性動脈硬化症による下肢切断患者を減らすことに貢献できるだろう．

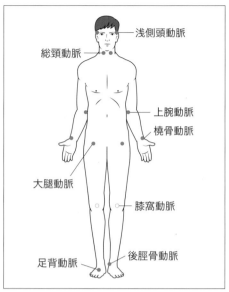

図9-5 体表面から触知できる動脈
足背動脈の触診では両側の左右差も確認する．

> **実証報告**
>
> - わが国では「糖尿病の可能性を否定できない者」と「糖尿病が強く疑われる者」を合わせると約2,000万人といわれており[76]，日本人の6人に1人は糖尿病または糖尿病疑いという状況にある．鷲田ら[77]は，糖尿病治療で外来通院している134名の患者（平均年齢65.8歳）を対象に，足トラブルとそれに関連する神経障害，血行障害，関節可動域障害に関する看護師のアセスメントについて分析を行った．その結果，16.4％の患者が足背動脈触知不可であった．閉塞性動脈硬化症で使用される足関節上腕血圧比（ABPI）が狭窄または閉塞の疑いがある値を示した者のなかで，足背動脈触知不可の患者は62.5％もいたため，足背動脈の触知が末梢循環状態の評価に有効であると報告している．
> - 佐々木[78]は，地域の健診受診者624人の末梢神経障害症候と末梢神経機能を調査した結果，足背動脈の拍動の減弱は糖尿病感覚運動多発神経障害の危険因子であると報告している．
> - 外来で足背動脈の触知が前回より弱いことに気づき，閉塞性動脈硬化症の早期発見につながった報告がある[79]．

❖脈が触れる部位で血圧を推測する

血圧計を使わなくても，脈に触れることで血圧をある程度推測することが可能である．これは急変時や路上など，緊急時で血圧計がない場合に非常に役立つ．

- 橈骨動脈で触れる……収縮期血圧は80mmHg以上
- 鼠径部の大腿動脈で触れる……収縮期血圧は70mmHg以上
- 総頸動脈で触れる……収縮期血圧は60mmHg以上

つまり，橈骨動脈で触知できない場合は大腿動脈を触知する．触知可能であれば70mmHgはあるだろうと予測する．大腿動脈も触れなければ，総頸動脈を触知するという順番で血圧を推測する[80,81]．

5 血圧測定

期待される効果

- 対象者にとっての安静時の血圧値を確認できる
- 血圧に影響を与える因子によって対象者の血圧値がどのように変化するか理解できる
- 血圧値の変化は循環動態を反映するため，異常の早期発見・早期治療につながる
- 日常生活のコントロールの評価として血圧値を用いることができる

❖ 測定前の安静時間を対象者に確認し，毎回の測定値を比較してその対象者にとって必要な安静時間を確認する

「血圧＝心拍出量×末梢血管抵抗」である．つまり，心拍出量や末梢血管抵抗の変化によって血圧の値が変化する．血圧の値に影響を与える因子は，日内変動，気温，食事，入浴，体位，アルコール摂取，喫煙，運動，排泄，睡眠，精神的興奮などである[82]．

日内変動については，健康な会社員10名を対象に48時間・15分間隔で携帯型血圧連続測定装置を装着した結果，収縮期血圧の日内変動は10mmHg以内だったと報告されている[83]．また，喫煙やカフェインの摂取は血圧測定の30分前までとされている[17]．

臨床上問題になるのは，「測定前の安静時間がどれくらい必要か」であるが，適切な安静時間を一律に定めることは難しい．体温は2回連続測定した場合に同じ値になるが，血圧は2回とも同じ値になることはほぼなく，多少変動する．そのため，一律に安静時間を決めるよりは，測定される人にどれくらいの時間安静にしていたかを確認してから測定し，その値といつもの値を比較することで，対象者にとって必要な安静時間のアセスメントができるだろう．

実証報告

- バイタルサインに関するシステマティックレビュー[17]では，血圧測定前には5分間の安静時間が必要であると記載されているが，「高血圧治療ガイドライン2019」[84]では，診察室血圧測定時の条件について「背もたれつきの椅子に脚を組まずに座って数分の安静後」と記載されており，どれくらいの安静時間が必要かは不明である．
- 米国心臓協会・米国心臓病学会による「高血圧の予防，検出，評価，管理のためのガイドライン」[85]では，「排尿を済ませ，リラックスして座位で5分以上経過してから測定すること」と記載されている．
- 国内の研究では，降圧剤内服患者を含む27〜83歳の39名の外来患者に，診察後別室に移動してもらい，座位安静のまま30分間・5分間隔で血圧と脈拍を測定した結果[72]，血圧は別室移動後15分後にほぼ安定値に達したと報告されている．

❖事前に血圧計の正確性の確認をしておく

　2016年2月，世界高血圧連盟と国際高血圧学会は合同で，自動血圧計とカフの製造・販売に一定の規制を求める声明を公表[86]し，日本高血圧学会や日本高血圧協会を含む各国の19団体もこの声明を支持している．声明によると，自動血圧計の正確性とカフに問題があるという．

　自動血圧計は脈波を検出して，それをもとに血圧値を算出するオシロメトリック法が主流で，血圧の値の算出は各メーカーが独自に開発したアルゴリズムを使用している．自動血圧計の精度を検証するための国際的なテスト基準やプロトコルはあるが，標準化は進んでいないようである．さらに，正確性を確認するためには企業外でのテストが必要であるが，多くの国や認可当局は自動血圧計の精度に関して外部検証を要求していない．正木ら[87]は，同一対象に対して，自動血圧計と水銀レス血圧計もしくはアネロイド式血圧計で各2回ずつ血圧測定を行い，平均値をとり比較する方法で正確性を検証しているので参考にしたい．

　オシロメトリック法を利用している自動血圧計は，不整脈の患者では正確な値を測定できないといわれてきたが，正確に測定できるものも近年開発されているようである[88,89]．自動血圧計が不整脈に対応していない場合は，アネロイド式血圧計や水銀レス血圧計を使用すべきである[90]．

　なお，アネロイド式血圧計は精度管理のため半年に1回の較正が必要であるといわれている[91]．また，自動血圧計は電池式であるため，測定前の電池残量確認も必要である．

❖マンシェット（カフ）は対象者に合ったサイズを選択する

　バイタルサインに関するシステマティックレビュー[17]では，適切なサイズのマンシェット（カフ）を選択すべきであると記載されているが，それは幅が広すぎると実際の血圧よりも低く，狭いと高く測定されるためである[92]．

　年齢による目安が示されているが（表9-8）[93]，臨床現場では肥満度が高い人，るいそうが激しい高齢者に多く出会うため，上肢の太さに応じて適切なサイズを選ぶ．看護技術のテキストでは，上腕の長さの2/3の幅，もしくは測定部位の円周の40％程度のものを選択すると記載されている[93]．

表9-8　年齢によるマンシェットの幅と長さの目安（金　壽子，他；2016[93]）をもとに作成）

年齢	マンシェットのサイズ	
	幅 (cm)	長さ (cm)
未熟児	2.5	9
新生児〜3カ月	3	15
3カ月〜3歳未満	5	20
3〜6歳未満	7	20
6〜9歳未満	9	25
9歳以上	12	30
成人（上腕）	13〜17	24〜32
成人（大腿）	20	42

❖マンシェット（カフ）は消毒・洗浄できる素材が望ましい

　マンシェット（カフ）は，MRSAや*Clostridium difficile*による汚染が報告されている[94]．そのため，マンシェット（カフ）を介して感染を広げる危険があることから，消毒・洗浄できる素材を選択すべきであると指摘されている[95]．

❖ マンシェット（カフ）を巻く部位を心臓と同じ高さにする

日野原[96]は「血圧を測る場合に，被検者の上腕にカフを巻いた腕の部が，心臓の高さと同じ高さにあることは正しい知識である．もしカフを巻いた上腕を下に下げると，カフの帯の高さが心臓より低くなるので，その状態で血圧を測ると血圧は高くなる．反対にカフを巻いた腕を上方に挙げると，その状態で測った血圧は低くなる」としている．

看護職にとって上記は基本であると思われるが，近年一般家庭用に販売されている手首式血圧計を使って家庭で血圧を測定している人には，測定時の手首の位置を確認していただきたい．上腕にマンシェット（カフ）を巻いた時と同じように，手首の位置が心臓より高いと血圧は低くなり，心臓より低くなると血圧は高くなるからである[90]．

❖ 原則として，マンシェット（カフ）を巻く部位の衣類は脱ぐ，あるいは薄手にする

基本的にマンシェットを巻く部位のすべての衣類は脱ぐこととされているが[85]，実際には衣類の上から測定している場合も多いと推測される．

> **実証報告**
> 国内の研究[97]で，ワイシャツや2mm程度の厚さのニットの上からマンシェット（カフ）を巻いた場合は裸腕での測定値と変わらなかったが，2mm程度のニットをまくり上げて露出された裸腕にマンシェットを巻いた場合，測定値が10mmHg以上変化した者が30％もいた．さらにニットの厚さを4mmにして同様に測定した場合，測定値が10mmHg以上変化した人は40％にもなった．これは，まくり上げた衣服が腕を締め付けることによって腕の血液灌流量が低下するためと推測される．したがって，厳密な血圧管理が必要な対象者では，衣服をまくり上げず測定側の上肢のみ薄手になるまで脱いでいただく必要がある．

❖ マンシェット（カフ）は，ゴム嚢の中心が上腕動脈の真上になるようにし，指が2本入る程度のきつさで巻く

ゴム嚢の中心に上腕動脈がないと，上腕動脈が均等に圧迫されず正確な測定ができない．また，肘窩にかかると均一に上腕動脈を圧迫できないため，マンシェットの下縁は，肘窩より2〜3cm上方とする[92]．

> **実証報告**
> 国内で健康な女子学生34名を対象として，マンシェットの緩みの程度による主観的苦痛度と血圧値への影響を調べた研究では，マンシェットの巻き方がきついと調査対象者の主観的苦痛度が高くなり，巻き方が緩いと主観的苦痛度は低いものの，血圧測定値に誤差が生じる結果となったと報告されている[98]．したがって，マンシェットは指2本入るぐらいのきつさで巻くと，患者に苦痛を与えず，正確な値が測定できるといえるだろう．

❖ 上腕での血圧測定では内シャントがある側，乳がん術後の患側で測らない

持続的に血液透析が必要な患者の場合，動脈と静脈をつなぐ内シャントが前腕に作られる．この

内シャントの閉塞や感染は患者にとって大きな負担となる．内シャントの閉塞を予防するために，腕時計で締め付けない，鞄など重いものを持たない，圧迫されるような衣服を着ない，手枕をしない，といった患者指導がされている．したがって，血圧測定においてもマンシェットの締め付けによる閉塞を避けるため，必ず反対側で測定する．

また，乳がんでリンパ郭清を受けた患側で血圧を測定すると，加圧によるうっ滞などの循環障害によりリンパ浮腫が起こる危険性がある．患者会の調査[99]では，術後1年以内で約半数がリンパ浮腫を自覚していたが，10年以上経過してから気づいた人が13％もいた．さらに，自覚症状がなくてもリンパ浮腫を発生していることもあった[100]．つまり，術後のリンパ浮腫は自覚症状に乏しく，いつ起きるかわからないことから，血圧は反対側で測定するほうがよい．

> **さらに検証**
>
> ・乳がん術後の患者に対する「患肢で採血・点滴・血圧測定は禁止」という指導について，調べたかぎりでエビデンスのある文献はないため，今後検証が必要だといわれている[101]．患者への指導では，「長時間の局所的な圧迫による毛細リンパ管などのリンパ流の現象を避ける」とある[102]ため，どうしても患側での測定が必要な場合は，測定に時間がかかる自動血圧計ではなく，アネロイド式や水銀レス血圧計を使用して短時間で実施すべきである．
>
> ・片麻痺がある患者では，麻痺側は循環が悪く，静脈や組織液がうっ滞しやすいこと，また循環血液量の低下がみられるため，健側で行うことが原則となっている．しかし，片麻痺がある患者27名を対象として，安静臥床の状態で麻痺側と健側同時にバイタルサインを測定した小林ら[26]の検討では，麻痺側は120.44±17.74mmHg，健側は121.28±19.68mmHgで有意差は認められなかったと報告している．つまり，麻痺側での測定でも正確な値を得られることが明らかになったが，麻痺側の痛みが強い場合は，麻痺側での測定を避けるほうがよいだろう[27]．

❖聴診法による血圧測定において，聴診器はベル面，膜面どちらも使用できる

これまで，聴診法の時には聴診器のベル面を使用することが推奨されてきた[103, 104]．しかし，250人を対象としてベル面と膜面での血圧値を比較した検討の結果，収縮期血圧，拡張期血圧ともに有意差はなかった[105]．また，24～68歳の健康な成人32人を対象にベル面と膜面での血圧値を比較した検討では[106]，拡張期血圧において有意差はあったが，臨床上問題となる値ではないことが報告されている．

コロトコフ音は低音域であるが，膜面を皮膚と密着させると聴き取ることが可能である．したがって，どちらの面を使うかよりも，皮膚に密着させることが重要である．

❖速やかに加圧し，1心拍あたりもしくは1秒あたり2mmHgを目安に減圧する

米国心臓協会・米国心臓病学会による「高血圧の予防，検出，評価，管理のためのガイドライン」[85]では，正確な測定のために1秒間に2mmHgずつ減圧してコロトコフ音を聴取するように記載されている．

1心拍あたり2mmHgの速度で減圧すると，コロトコフの第1音を聴き逃した場合でも次の心拍で聴き取ることができれば誤差は−2mmHgとなり，誤差が少なくなる．ただし，減圧速度が遅すぎると，うっ血を起こし患者に苦痛を与え，なおかつ拡張期血圧は高くなるため，血圧が高い患

者では触診法で行うか，いつもの値により収縮期血圧の目安をつけて速やかに加圧し，コロトコフ音の第1音を聴くまでは2mmHgの速度で減圧し，聴き取り後，第5音近くまでは速やかに減圧する方法のほうが患者に苦痛を与えずに測定できる．

❖ 降圧管理目標を理解してアセスメントする

日本高血圧学会の「高血圧治療ガイドライン2019」[84]では，診療室血圧120/80mmHg未満，家庭血圧115/75mmHg未満を正常血圧と定義している．高血圧はⅠ度，Ⅱ度，Ⅲ度に分類され，数値が上がるほど血圧が高くなり，Ⅰ度の高血圧は「収縮期血圧140〜159mmHg，かつ/または拡張期血圧90〜99mmHg」である（表9-9）[84]．

しかし，米国心臓協会と米国心臓病学会が2017年11月に公表した「高血圧の予防，検出，評価，管理のためのガイドライン」[85]では，高血圧の定義をこれまでの「140/90mmHg以上」から「130/80mmHg以上」に引き下げた（表9-10）[85]．この変更によって，米国における高血圧の有病率は32％から46％に増加するが，大部分は非薬物療法ではなく，より早期からの管理として，体重減少，健康的な食事，身体活動の増加，飲酒量の減少などのライフスタイルの変更が推奨されているという．わが国の高血圧治療のガイドラインも数年ごとに改訂されており，高血圧の定義や分類に関する新しい情報を常に確認しておく必要がある．また，看護職としては，患者の生活習慣の見直しを患者とともに行うことが必要である．

表9-9 成人における血圧値の分類
（日本高血圧学会：高血圧治療ガイドライン2019. p.18，日本高血圧学会，2019[84]より許諾を得て転載）

分類	診察室血圧（mmHg）			家庭血圧（mmHg）		
	収縮期血圧		拡張期血圧	収縮期血圧		拡張期血圧
正常血圧	＜120	かつ	＜80	＜115	かつ	＜75
正常高値血圧	120〜129	かつ	＜80	115〜124	かつ	＜75
高値血圧	130〜139	かつ/または	80〜89	125〜134	かつ/または	75〜84
Ⅰ度高血圧	140〜159	かつ/または	90〜99	135〜144	かつ/または	85〜89
Ⅱ度高血圧	160〜179	かつ/または	100〜109	145〜159	かつ/または	90〜99
Ⅲ度高血圧	≧180	かつ/または	≧110	≧160	かつ/または	≧100
（孤立性）収縮期高血圧	≧140	かつ	＜90	≧135	かつ	＜85

表9-10 米国心臓協会と米国心臓病学会による新ガイドラインの血圧分類
（Whelton PK, et al；2018[85]を和訳）

血圧の分類		収縮期血圧（mmHg）		拡張期血圧（mmHg）
正常		＜120	かつ	＜80
上昇		120〜129	かつ	＜80
高血圧	ステージ1	130〜139	または	80〜89
	ステージ2	≧140	または	≧90

収縮期血圧と拡張期血圧が2つの分類にまたがる場合には上位の分類を割り当てる．
血圧は2回以上の異なる機会において，各2回以上測定した値の平均値とする．

> **実証報告**
>
> - 血圧分類の正常高値とⅠ度高血圧に該当する400名を対象に，非積極的指導群と積極的指導群に分類し，積極的指導群に「高血圧治療ガイドライン2009」（日本高血圧学会）に準拠した生活指導，減塩，運動，節酒，禁煙などを行い，3，6，12カ月後に評価を行った研究[107]では，非積極的指導群と比較して積極的指導群の改善率が高い傾向が認められたという．
>
> - 平均年齢55.9歳の高血圧患者に，塩分制限または主食・間食・アルコールを中心とする摂取エネルギーの制限のいずれかを無作為に指導し，6週間後に再指導，さらに6週間後に尿中ナトリウム排泄量，体重測定，血圧測定を行った研究[108]では，尿中ナトリウムのみ減少した群の指導前後の血圧の低下に有意差はなかったが，尿中ナトリウムの減少かつ体重減少，また体重のみ減少した群では，指導前後の血圧低下に有意差がみられた．
>
> - 40歳以上の741人を対象に，8週間にわたり日々測定した体重と減量努力をインターネットのブログに公開して意見交換を行い，1日1食を健康補助食品に置き換える減量プログラムを行った結果，BMIは28.7から25.5に下がり，血圧は135/86mmHgから129/83mmHgに有意に減少したという[109]．

文献／URL

1) 日野原重明：これからのナースに実践してほしいこと．p.90，中山書店，2017．
2) 神庭純子：初学者のための『看護覚え書』第3巻．pp.180-181，現代社，2013．
3) 日野原重明：刷新してほしいナースのバイタルサイン技法．p.16，日本看護協会出版会，2002．
4) 日下隼人：体温調節のメカニズム．「わかるバイタルサインA to Z」．平 孝臣，他編，pp.2-5，学研学習社，2000．
5) 金 壽子，習田明裕：体温．「ナーシング・グラフィカ基礎看護学 ③基礎看護技術」．志自岐康子編，第6版，p.76，メディカ出版，2017．
6) O'Grady NP, et al：Guidelines for evaluation of new fever in critically ill adult patients：2008 update from the American College of Critical Care Medicine and the Infectious Diseases Society of America. Critical Care Medicine, 36（4）：1330-1349, 2008.
7) Gerding DN, et al：*Clostridium difficile*-associated diarrhea and colitis. Infection Control & Hospital Epidemiology, 16（8）：459-477, 1995.
8) Brooks S, et al：Reduction in vancomycin-resistant *Enterococcus* and *Clostridium difficile* infections following change to tympanic thermometers. Infection Control & Hospital Epidemiology, 19（5）：333-336, 1998.
9) 及川慶浩，他：目的にかなった手術中の体温測定部位はどこか？ 手術ナーシング，3（2）：11-21，2016．
10) 鶴田良介，他：鼓膜温度計の臨床評価．臨床モニター，5（1）：77-80，1994．
11) Hughes WT, et al：2002 guidelines for the use of antimicrobial agents in neutropenic patients with cancer. Clinical Infectious Diseases, 34（6）：730-751, 2002.
12) Mackowiak PA, et al：A critical appraisal of 98.6 degrees F, the upper limit of the normal body temperature, and other legacies of Carl Reinhold August Wunderlich. JAMA, 268（12）：1578-1580, 1992.
13) Dinarello CA, et al：New concepts on the pathogenesis of fever. Reviews of Infectious Diseases, 10（1）：168-189, 1988.
14) 田坂定孝：健常日本人腋窩温の統計値について．日新医学，44（12）：635-638，1957．
15) 前掲3) pp.21-26.
16) テルモ体温研究所：耳での検温方法．http://www.terumo-taion.jp/temperature/method/04.html（2018年10月5日閲覧）
17) The Joannna Briggs Institute：Vital signs. Evidence based practice information sheets for health professionals. Best practice, 3（3）：1-6, 1999.
18) 永島 計：ヒトにおける体温の意味と意義．人間科学研究，25（1）：21-33，2012．
19) 佐竹由里子，他：非接触で体温を測る―赤外線放射温度計の原理と特性．光アライアンス，28（5）：9-15，2017．
20) 久保田健一：体温計の歴史．臨床体温，24（1）：21-26，2006．
21) 葛本ひとみ：電子体温計の腋窩挿入方向と腋窩温の変化についての考察．保育と保健，23（2）：54-56，2017．
22) 芳賀佐和子，他：体温測定技術に関する教育を考える―看護の現状と教育の実態から．看護教育，36（13）：1170-1176，1995．
23) 若林紀子，他：体温測定に関する基礎的研究 第5報．神戸市看護大学短期大学紀要，21：73-79，2002．
24) 大久保祐子，他：腋窩に付着した水分が腋窩音測定値に与える影響の実験的研究．自治医科大学看護学部紀要，1：95-101，2003．
25) 町野龍一郎：臨床検温法に関する研究．日本温泉気候学会雑誌，22（4）：292-318，1959．
26) 小林淳子，他：片麻痺患者の麻痺側におけるバイタルサイン測定の可能性．Journal of Nursing Investigation，11：24-30，2013．
27) 川西千恵美：麻痺側で体温・SpO_2，痛みがなければ血圧の測定をしてもよい．「今はこうする！ 看護ケア」．川西千恵美編，p.25，照林社，2014．
28) 前掲書5) p.78.
29) ユビックス：製品情報「メディカルサーモメーター CISE」．http://www.ubi-x.co.jp/seihin-cise.html（2018年10月5

日閲覧）
30) ヒュービディック：非非接触赤外線体温計「SMART THERMO」．http://seikonet.jp/customer/wp-content/uploads/2015/02/FS-700_s.pdf（2018年10月5日閲覧）
31) 原沢製薬工業：皮膚赤外線体温計「イージーテム」．https://www.harasawa.co.jp/shop/products/list.php?category_id=1（2018年10月5日閲覧）
32) カスタム：製品情報「パピッとサーモ® PRO」．http://www.nurse-angie.jp/products/NIR-10.html（2018年10月5日閲覧）
33) 関根今生：非接触式体温計と感染症コントロール．日本旅行医学会学会誌，10（1）：48-51，2012．
34) 島田千恵子，他：バイタルサイン測定に関する研究の現状と動向についての考察．順天堂医療短期大学紀要，13：71-80，2002．
35) 伊東美奈子，他：看護職が行うバイタルサイン測定の実態 2012年と2001年調査の比較をふまえた考察．聖路加看護学会誌，19（1）：27-35，2015．
36) 菱沼典子，他：日常業務の中で行われている看護技術の実態（第2報）医療技術と重なる援助技術について．日本看護技術学会誌，1（1）：56-60，2002．
37) 山口久美，他：呼吸サポートチームによる看護師の呼吸アセスメント能力向上の試み―実践的ツールの作成・普及．人工呼吸，30（1）：62-65，2013．
38) 北別府孝輔，他：当院集中治療室における再入室患者のリスク因子調査．倉敷中央病院年報，79：45-50，2016．
39) Cardona-Morrell M, et al：Vital signs monitoring and nurse-patient interaction：A qualitative observational study of hospital practice. International Journal of Nursing Studies, 56：9-16, 2016.
40) 川西千恵美：酸素化を判断するための解剖生理．Expert Nurse, 32（9）：94-99, 2016.
41) Singer M, et al：The Third International Consensus Definitions for Sepsis and Septic Shock (Sepsis-3). JAMA, 315（8）：801-810, 2016.
42) Jones DA, et al：Rapid-Response teams. New England Journal of Medicine, 365（2）：139-146, 2011.
43) Bartlett JG, et al：Practice guidelines for the management of community-acquired pneumonia in adults. Infectious Diseases Society of America. Clinical Infectious Diseases, 31（2）：347-382, 2000.
44) American College of Surgeons Committee on Trauma：Trauma Evaluation and Management (TEAM). Program for Medical Students；Instructor teaching guide. American College of Surgeons, Chicago, 1999.
45) The Joanna Briggs Istitute：Observations and Vital Signs. http://connect.jbiconnectplus.org/ViewPdf.aspx?0=4034&1=8（2018年10月5日閲覧）
46) 山下裕紀：呼吸数を1分間うまく実測したい，どうするとよい？ Expert Nurse, 33（1）：26, 2017.
47) 徳田安春：JJNスペシャル アセスメント力を高める！バイタルサイン．p.36，医学書院，2011．
48) 山田 巧：バイタルサイン．「医療安全と感染管理をふまえた看護技術プラクティス」．竹尾惠子監修，第3版，p.83，学研メディカル秀潤社，2015．
49) 徳田安春：バイタルサインでここまでわかる！ OKとNG．p.27，カイ書林，2010．
50) 今井 寛，小池朋孝：Code blueとrapid response system (RRS) の違い．救急医学，35（9）：991-995, 2011.
51) 厚生労働省：性別にみた死因順位（第10位まで）別死亡数・死亡率（人口10万対）・構成割合．平成28年（2016）人口動態統計（確定数）の概況．http://www.mhlw.go.jp/toukei/saikin/hw/jinkou/kakutei16/dl/10_h6.pdf（2018年10月5日閲覧）
52) Royal College of Physicians：National Early Warning Score (NEWS) 2 Standardising the assessment of acute-illness severity in the NHS. https://www.rcplondon.ac.uk/projects/outputs/national-early-warning-score-news-2（2018年10月5日閲覧）
53) 日本呼吸ケア・リハビリテーション学会・酸素療法マニュアル作成委員会 日本呼吸器学会・肺生理専門委員会：酸素療法マニュアル（酸素療法ガイドライン 改訂版）．日本呼吸ケア・リハビリテーション学会，2017．
54) 西島 功，他：修正早期警戒スコア（MEWS）による患者急変予知は迅速対応システム（RRS）の起動件数を適正にし，かつ院内心停止を減少させる．日本臨床救急医学会雑誌，20（3）：534-538, 2017.
55) 日本蘇生協議会：一次救命処置（BLS）．JRC蘇生ガイドライン2015．医学書院，2016．
56) 前掲書5） 金 壽子，習田明裕：呼吸．p.70．
57) 日本呼吸器学会：Q&A パルスオキシメータ．p.17，一般社団法人日本呼吸器学会，2014．https://www.jrs.or.jp/uploads/uploads/files/guidelines/pulse-oximeter_medical.pdf（2018年10月5日閲覧）
58) 立野朋志，他：呼吸困難（息苦しい）―後編．調剤と情報，22（1）：65-69, 2016.
59) 前掲57） pp.6-7．
60) Hamber EA, et al：Delays in the detection of hypoxemia due to site of pulse oximetry probe placement. Journal of clinical anesthesia, 11（2）：113-118, 1999.
61) 前掲57） p.11．
62) 眞 隆一：パルスオキシメーターのトラブル発生とその対策．HEART nursing, 20（6）：574-580, 2007.
63) 前掲57） pp.8-9．
64) Nuhr M, et al：Forehead SpO_2 monitoring compared to finger SpO_2 recording in emergency transport. Anaesthesia, 59（4）：390-393, 2004.
65) 黒澤一平，他：普及するジェルネイルと緊急手術時のSpO_2測定 実態調査を対策を交えて．日本手術医学会誌，38（2）：107-110, 2017.
66) 金井理一郎，他：パルスオキシメーターの低酸素血症検出に関する信頼性の検討．日本集中治療医学会雑誌，21（2）：175-176, 2014.
67) Jubran A, Tobin MJ：Reliability of pulse oximetry in titrating supplemental oxygen therapy in ventilator-dependent patients. Chest, 97（6）：1420-1425, 1990.
68) Majumdar SR, et al：Oxygen saturations less than 92 % are associated with major adverse events in outpatients with pneumonia：a population-based cohort study. Clinical Infectious Diseases, 52（3）：325-331, 2011.

69) 前掲57) p.23.
70) 前掲57) p.10.
71) 前掲57) p.16.
72) 佐藤牧人，他：外来における血圧の時間的推移と白衣高血圧．Therapeutic Research, 12（1）：25-27，1991.
73) 川西千恵美：呼吸の異常は"呼吸数カウント"だけでは見抜けない．Expert Nurse, 31（4）：14, 2015.
74) 小林宏光，他：脈拍数測定の正確さと測定時間との関係．日本看護研究学会雑誌, 32（1）：131-136, 2009.
75) Hollerbach AD, Sneed NV：Accuracy of radial pulse assessment by length of counting interval. Heart Lung, 19（3）：258-264, 1990.
76) 厚生労働省：平成28年国民健康・栄養調査の概要．http://www.mhlw.go.jp/file/04-Houdouhappyou-10904750-Kenkoukyoku-Gantaisakukenkouzoushinka/kekkagaiyou_7.pdf（2018年10月5日閲覧）
77) 鷲田万帆，他：糖尿病患者における神経障害と足トラブルに関する看護師によるアセスメントの有用性．神戸市看護大学紀要, 11：11-18, 2007.
78) 佐々木秀行：糖尿病神経障害の体質と加齢を考慮した診断法．日本体質医学会雑誌, 79（1）：26-34, 2017.
79) 羽鳥照美：透析患者へのフットケア―ASO早期発見スクリーニングパスを導入して．長野県透析研究会誌, 35（1）：46-48, 2012.
80) 高島尚美：血圧．「わかって身につくバイタルサイン」．田中裕二編，p.80, 学研メディカル秀潤社, 2013.
81) 松崎和代：脈拍測定から推測したい！血圧の状態．Expert Nurse, 33（1）：18-19, 2016.
82) 前掲5) 金 壽子，習田明裕：血圧．p.73.
83) 岳マチ子，他：携帯型血圧連続測定装置ABPM-630の信頼性と血圧日内変動の再現性．東京女子医科大学雑誌, 60（5）：430-437, 1990.
84) 日本高血圧学会：高血圧治療ガイドライン2019. 日本高血圧学会, 2019.
85) Whelton PK, et al：2017 ACC/AHA/AAPA/ABC/ACPM/AGS/APhA/ASH/ASPC/NMA/PCNA Guideline for the Prevention, Detection, Evaluation, and Management of High Blood Pressure in Adults：A Report of the American College of Cardiology/American Heart Association Task Force on Clinical Practice Guidelines. Hypertension, 71（6）：e13-e115, 2018.
86) Campbell NR, et al：A Call to Regulate Manufacture and Marketing of Blood Pressure Devices and Cuffs：A Position Statement From the World Hypertension League, International Society of Hypertension and Supporting Hypertension Organizations. Journal of Clinical Hypertension, 18（5）：378-380, 2016.
87) 正木洋子，他：病棟における小児腎疾患患者の信頼できる血圧測定法の統一．日本小児腎不全学会雑誌, 25：212-215, 2005.
88) 杉町 勝，他：新しいオッシロメトリック法アルゴリズムによる心房細動症例での無侵襲自動血圧測定の検討．麻酔, 51（7）：784-790, 2002.
89) Jani B, et al：Blood pressure measurement in patients with rate controlled atrial fibrillation using mercury sphygmomanometer and Omron HEM-750CP deice in the clinic setting. Journal of Human Hypertension, 20（7）：543-545, 2006.
90) 永田文子：増えている電子血圧計，測定値の注意点は？ Expert Nurse, 33（1）：32-33, 2016.
91) 前掲5) 金 壽子，習田明裕：血圧．p.75.
92) 前掲48) p.89.
93) 前掲5) 金 壽子，習田明裕：血圧．p.80.
94) Matsuo M, et al：Contamination of blood pressure cuffs by methicillin-resistant *Staphylococcus aureus* and preventive measures. Irish Journal of Medical Science, 182（4）：707-709, 2013.
95) 西村夏代：血圧計のマンシェット（カフ）は消毒・洗浄できる素材を選択する．Expert Nurse, 34（1）：17-18, 2017.
96) 前掲3) p.51.
97) 水田文子，他：着衣や腕まくりがオシロメトリック式血圧計の測定値に与える影響．東北大学歯学雑誌, 24（1）：24-30, 2005.
98) 末成真梨子，他：血圧測定時のマンシェットの緩みの違いによる主観的苦痛度と血圧値への影響．看護技術, 59（6）：90-96, 2013.
99) 岡田葉子，天野瑞枝：乳がん患者のリンパ浮腫の定量的評価．医学と生物学, 152（5）：180-188, 2008.
100) 森 洋子，東 厚子：患者会より リンパ浮腫患者の現状．「リンパ浮腫 診療の実際―現状と展望」．加藤逸夫監修，pp.119-128, 文光堂, 2003.
101) 小川佳宏：リンパ浮腫のセルフケア．高知県医師会医学雑誌, 21（1）：17-25, 2016.
102) 物部千穂：リンパ浮腫ケアの実際 生活指導．看護技術, 62（2）：135-139, 2016.
103) Welsby PD, et al：The stethoscope：some preliminary investigations. Postgraduate Medical Journal, 79（938）：695-698, 2003.
104) Abella M, et al：Comparison of the acoustic properties of six popular stethoscopes. Journal of the Acoustical Society of America, 91（4 Pt 1）：2224-2228, 1992.
105) Kantola I, et al：Bell or diaphragm in the measurement of blood pressure？ Journal of Hypertension, 23（3）：499-503, 2005.
106) Liu C, et al：Comparison of stethoscope bell and diaphragm, and of stethoscope tube length, for clinical blood pressure measurement. Blood Pressure Monitoring, 21（3）：178-183, 2016.
107) 古賀 震，他：高血圧に対する生活習慣の指導および改善の介入効果について．静岡県立大学短期大学部研究紀要, （29）：15-19, 2015.
108) 南部征喜，他：本態性高血圧症に対する塩分制限と体重減少の効果．動脈硬化, 13（5）：1107-1114, 1985.
109) 武田和夫，他：8週間の減量プランでメタボリックシンドロームの血圧は改善する．血圧, 13(10)：1118-1119, 2006.

Chapter 10

呼吸を整える技術

―― 看護援助の必要性 ――

　呼吸器系は，生体組織の酸素と炭酸ガスの交換，酸塩基の調整を主に行っています．呼吸をしなければ生物は生命を維持することができません．人間には呼吸の代償機能はなく，栄養のように蓄積することもできません．人間は，もし呼吸ができない環境におかれたら数分で死んでしまいます．

　生命維持のために呼吸が必須であることは，ある程度の年齢になればほとんどの人が知っています．そのため，呼吸器の障害によって呼吸困難になった場合，その苦しみは死への恐怖を想像させる精神的な苦痛にもつながります．しかし一方で，呼吸は個人の意識によって回数や深さを調節できるものであり，呼吸法によって気持ちを落ち着かせることもできます．

　呼吸障害がある場合は身体症状だけでなく，対象者の精神状態やその周囲の環境を含めたアセスメントが必要になります．また，生命の危機に直結しているため，迅速な判断と適切な看護技術の提供が求められるケアであるといえます．

　日本呼吸器学会等[1]は，呼吸リハビリテーションを「呼吸器に関連した病気をもつ患者が，可能な限り疾患の進行を予防あるいは健康状態を回復・維持するため，医療者と協働的なパートナーシップのもとに疾患を自身で管理して自立できるよう生涯にわたり継続して支援していくための個別化された包括的介入」と定義し，原則としてチーム医療としています．2010年，厚生労働省が告知した「チーム医療の推進について」では，リハビリテーション関連職種である理学療法士，作業療法士，言語聴覚士が喀痰吸引を行うこと，臨床工学技士が人工呼吸中の患者の喀痰吸引を行うことを当然に必要な行為として認めました[2]．呼吸リハビリテーションは，専門の医療スタッフ，すなわち医師，看護師，理学療法士，作業療法士，栄養士，ソーシャルワーカ，薬剤師，保健師などの参加により，あるいは必要に応じて患者を支援する家族やボランティアも参加し行われるものです．在宅療養者の増加に伴い，酸素供給器や吸引器など医療機器の改良や工夫も進んでおり，看護師には，新しい情報提供とチームにおけるコーディネート能力が今後ますます求められていくでしょう．

呼吸の看護アセスメントに必要なミニマムデータ

- 呼吸数，深さ，リズム，型，呼吸音などの呼吸パターン
- 脈拍，血圧などのバイタルサインズ
- 肥満，姿勢など全身のバランス
- 日常生活における活動パターン
- 対象のおかれている物理的環境
- 喫煙歴
- 精神状態と危機的状況における対処パターン
- 診断されている疾患

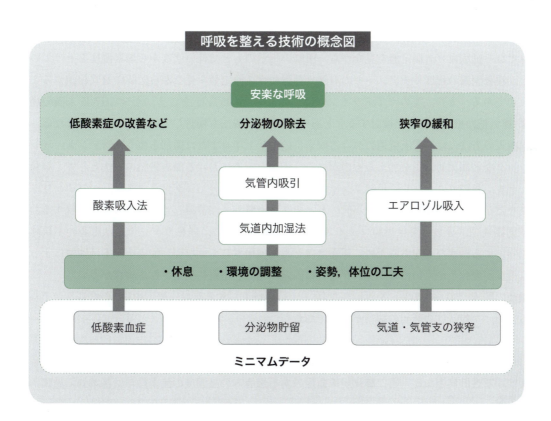

呼吸を整える技術の概念図

1 酸素吸入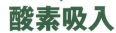

> **期待される効果**
> ・酸素を供給することによって，低酸素血症の改善または予防ができる
> ・呼吸の仕事量を減少させることによって，楽に呼吸ができる

❖ さまざまな酸素吸入の方法や特徴，注意点を理解し，適切な方法を選択する

　酸素療法は，低酸素血症を改善し組織の酸素化の維持を図ることを目的とする．日本呼吸器学会による「COPD（慢性閉塞性肺疾患）診断と治療のためのガイドライン2018」[3]では，「一般に室内空気吸入時で動脈血酸素分圧（PaO_2）が60Torr未満，あるいは経皮的動脈血酸素飽和度（SpO_2）が90％未満の場合には酸素療法の適応である」．ただし「PaO_2が高すぎるとCO_2ナルコーシスのリスクが高まる．特にⅡ型呼吸不全（PaO_2 60Torr以下，かつ$PaCO_2$が45Torrをこえるもの）の場合には，低濃度の酸素投与から開始する」とある．また，SpO_2が90％以上であっても低酸素の可能性があるため，値を過信してはいけない（☞Chapter 9 バイタルサイン「経皮的動脈血酸素飽和度（SpO_2）測定」の項目参照）．

　高流量の酸素療法は，呼吸抑制からCO_2ナルコーシスを引き起こすことがあり，パルスオキシメータのみでなく動脈血ガス測定値を見ながら，医師の指示のもとで低い濃度から酸素濃度を上げていくこと，呼吸困難の程度やチアノーゼの有無，動脈血ガス測定値を見ながら医師に適宜相談することが大切である．また，先のガイドラインでは，「$PaCO_2$が45Torrをこえ，かつpH7.35未満の場合には，換気補助療法の適応を検討する」とあり，換気補助療法も検討していくことが必要となる．

　酸素吸入の方法には，①上気道における酸素供給，②上半身または頭部を覆う酸素テント，③レスピレータなど間欠的に圧を加えるものがある．①の上気道における酸素供給の方法として，経鼻カテーテル，鼻腔カニューレ，単純フェイスマスク，リザーバーバッグ付きマスク，ベンチュリーマスクなどがある（表10-1）．流量が低いとマスクに炭酸ガスが蓄積して炭酸ガスを再吸収するため，酸素流量5L/分以下では単純フェイスマスクは使用しない．経鼻カテーテルは患者の不快感と分泌物による閉塞などがあるため，現在はほとんど使用されていない．酸素テントは開閉によって酸素濃度が変化しやすいため，マスクなどの固定が難しい小児に使用される場合が多い．

　高濃度の酸素（80～100％）を長時間投与（24時間以上）する際は，酸素中毒*を生じるおそれがあるため，一般状態の頻回の観察が大切である．

> **⚠ 禁 忌**
> ・慢性閉塞性肺疾患など，高二酸化炭素血症のある患者への高濃度の酸素投与は基本的に厳禁である

＊：胸骨下部痛，肺活量減少，呼吸困難，四肢の知覚異常，疲労感，鼻粘膜刺激症状などがみられる．成人では50～60％以下，小児では40％以下の酸素吸入が適当とされている．

表10-1 酸素吸入の方法による酸素濃度の違いと使用時の注意点

器具	酸素流量（L/分）	吸入酸素濃度（FiO$_2$）	注意点
鼻腔カニューレ 低・中濃度，低流量の投与	1〜6	24〜44%	・呼吸様式によって吸入酸素濃度は変化する ・口呼吸では効果が得られない
単純フェイスマスク 中濃度，低流量の投与	5〜8	40〜60%	・5L/分以下では呼気の再吸入のおそれがある
リザーバーバッグ付きマスク 非再呼吸式 高濃度の投与	6〜10	60〜100%	・高濃度の酸素が得られる ・酸素流量の約10倍の酸素濃度が期待できる．
ベンチュリーマスク 高流量の投与	4⇒ 6⇒ 8⇒ 12⇒	24%（青）28%（黄） 31%（白） 35%（緑）40%（ピンク） 50%（オレンジ）	・ダイリューター（コネクター）の種類を変えて酸素濃度を調節し，患者の呼吸に左右されることなく正確な酸素濃度が得られる
酸素テント	8〜15	25〜50%	・テントの開閉時や密閉の具合によって，酸素の濃度が変化しやすい

❖酸素吸入の際は加湿を行う

　加湿ビンの蒸留水を指定どおりの水位まで入れる．水位が上限をこえると，接続チューブ内に蒸留水が入ってしまう．また，水位が下限を下回ると，温度が上昇し気道熱傷を起こす危険性がある．蒸留水が減少した場合はそのまま追加せず，残液を廃棄し，洗浄した後に蒸留水を入れる．
　日本の湿度は季節や気温・地域によって差があるが，60〜70%台である．室内の湿度は，室温25℃の場合で40〜60%必要であるといわれている．酸素ボンベや中央配管から供給される酸素の湿度は0%であるため，酸素供給の際には酸素を加湿し，粘膜の損傷を防ぐ必要がある．

❖中央配管式アウトレットでは酸素用に接続する

　アダプターは，酸素・吸引・圧縮空気などの種類別にピンの位置や数が異なっており，アウトレット（流出口）はそれぞれ色分けされているため，接続の際はアダプターの形状やアウトレットの色を確認する．誤って接続しようとした場合は破損の原因になり，また接続不良は酸素漏れになるため確実に接続する．

> **応用技術** ▶ 酸素が低流量の場合は，加湿器を通しての加湿を行わない．

> **実証報告**
> - 米国呼吸療法協会（American Association for Respiratory, AARC）のガイドラインでは，酸素流量 4L/分以下では酸素を加湿する根拠はないとされている[4]．
> - 伊藤[5]らは，酸素加湿の有無が患者にわからないような加湿装置を作製し，経鼻カニューレで1週間での患者の自覚症状を比較したところ，自覚症状に有意差がみられず，低流量酸素吸入（2ないし3L/分）において酸素加湿の必要性はないと報告している．
> - 日本呼吸ケア・リハビリテーション学会，日本呼吸器学会による「酸素療法マニュアル」には，「鼻カニューレでは3L/分まで，ベンチュリーマスクでは酸素流量に関係なく酸素濃度40％までは，あえて酸素を加湿する必要はない」と明記されている[6]．
> - 宮本[7]によると，自覚症状の面から鼻腔カニューレでは酸素流量が4L/分以上は酸素加湿が必要であるが，呼吸同調器を併用すると5L/分であっても加湿は必要ないこと，ベンチュリーマスクでは酸素濃度40％以下には酸素を加湿する必要がなく，むしろ酸素だけを加湿するより室内の湿度を調節するほうが大切であると述べている．
>
> これらの報告で示されたように酸素加湿が不要になれば，患者にとっては夜間，加湿ビンの音が耳障りになることもなくなり，施設の経費削減にもつながる．しかし，無加湿の酸素吸入（0.5〜3L/分）を継続させると，鼻腔粘液線毛クリアランスが障害されたという報告[8]や，無加湿の酸素吸入（3L/分）を2時間経鼻カニューラで投与したところ，鼻腔粘膜の腫脹や発赤がみられたという報告[9]もあり，今後，米国に比べて比較的湿度の高い環境に住み慣れた日本人を対象とした臨床研究の蓄積と検討が必要である．

> **ポイント**
>
> ・**吸入用具による皮膚の圧迫や不快について観察を行う**
> 酸素マスクの装着ゴムやカニューレの同一部位の長期圧迫によって，耳介に潰瘍を形成することがある．また，経鼻カニューレでは，固定の絆創膏による皮膚掻痒感や鼻孔部の不快感などがみられるため，絆創膏を貼る部位を変える，鼻孔にワセリンを塗布するなどして皮膚を保護する．訪室時は酸素投与状況の確認とともに，患者の皮膚の状態も観察することが大切である．
>
> ・**患者や家族の不安を受けとめる**
> 酸素吸入療法は，患者や家族に対して重篤感を与えることがある．不安が増し，呼吸状態に影響を与えることも考えられる．実施前には，酸素療法の必要性，方法，安全に対する説明などとともに，患者と家族の不安を十分に聞くことが大切である．

> **応用技術** ▶ 酸素吸入の際，マスク装着やカニューレの固定による不快感，皮膚への負担の軽減を図る．
> 中嶋ら[10]は，メガネホルダーをマスクのゴムの代わりに取り付けた工夫を報告している．また，重親ら[11]は，ゴムの代わりにアルミ線を用いた酸素マスクの使用によって，皮膚損傷を起こした患者に治癒傾向が認められたと報告している．
>
> ▶ 外見に配慮したメガネ型の酸素吸入用具などを取り入れる．
> 酸素が通るように作られたメガネフレームに鼻腔カニューレを切り取って接続したメガネ型の酸素吸入用具が在宅患者向けに市販されている（さわやかメガネ/チェスト）．鼻の下のカニューレがないので，他の人に酸素吸入中と気づかれにくく，患者の外見に配慮している（図10-1）．

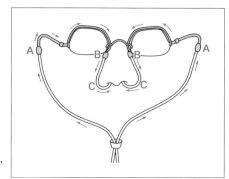

図10-1 メガネ型酸素吸入用具
A：酸素チューブ接続口，B：鼻チューブ接続口，
C：鼻チューブ．

❖酸素使用時は5m以内で火気を使用しない

　酸素自体は燃えないが，燃焼を促進する働きがあるため，直接火を使うもの（タバコなど）や火花の出るものを酸素の消費に使用する設備に近づけないようにする．また，静電気を生じやすいものなどの使用もできるだけ避ける．日本薬局方の酸素消費上の注意として，在宅酸素療法以外の消費設備から5m以内に火気および引火性もしくは発火性のものを置かないことが示されている．また，酸素保管時は，容器置場の周囲2m以内に火気および引火性もしくは発火性のものを置かないとされている．

　在宅では酸素濃縮装置や酸素吸入をしている患者の周囲から2mの範囲は火気，引火性・発火性のあるものを置かず，換気を十分に行うことが大切である．

❖ボンベは直射日光を受けない場所に置く

　酸素ボンベには約150倍に圧縮された酸素が充填されている．気体の体積は圧力に反比例し絶対温度に比例する（ボイル・シャルルの法則）．そのため，温度上昇が著しいと，膨張し安全弁から酸素が噴出するおそれがある．また，ボンベを正常な状態で使用できるよう，容器再点検および容器付属品の再点検をすることが高圧ガス保安法に定められている．

❖酸素ボンベは専用のスタンドに立てて保管する

　マンガン鋼製のガス容量1,500L，内容積10Lの酸素ボンベの容器の重さは約11.5kgと重量があり，細長く不安定なので，専用のスタンドに立てて保管・使用し，転倒を防ぐ．

　在宅酸素療法患者が外出時に使用する酸素ボンベは軽量化が進み，耐久性も向上している．アルミとガラス繊維またはカーボン繊維を使用した複合容器（FRP複合容器）などが開発され，従来の鋼製の同容積の容器に比べ，重量が1/4以下となっている．また，長時間の外出にも対応できるように19.6MPa（200kg/cm^2）で充填された容器も使用されている（1MPa＝1,000kPa．一般の医療ガスボンベは14.7MPa（150kg/cm^2）で充填）．また，在宅酸素療法で使用されている酸素供給装置では，酸素ボンベと膜型酸素濃縮器は減少し，吸着型酸素濃縮器が主流となっている．

気道内加湿法

期待される効果

- エアロゾルを気道や肺胞に到達させることで，鎮咳，去痰，消炎の効果を得ることができる
- 気道の閉塞を緩和し，安楽な呼吸をすることができる

❖ 治療目的に適した器具を選択する

　気道内加湿法は，蒸気および薬液を噴霧したものを吸気中に取り入れて行われる．薬液を微粒子，浮遊状態としたものを薬液エアロゾル（aerosol）という．粒子の大きさによって気道内に到達できる部位が異なる（図10-2）．しかし，単に粒子の大きさだけで沈着部位が決まるのではない．太い気道の分岐付近で衝突して沈着する「慣性衝突」，中等大の粒子が流速の減少する小気道で重力の影響により沈着する「沈降」，小さな粒子が終末気管支や肺胞でのブラウン運動で沈着する「拡散」の3つの機序がある．

　また，エアロゾル吸入療法で使用される各種ネブライザーの特徴を理解し，適切な器具を選択することが大切である．エアロゾル粒子の大きさは，超音波式ネブライザーでは1～5μm，ジェット式ネブライザーでは約1～15μmである．鼻腔は30～70μm，咽頭は20～30μm，喉頭は10～20μm，気管は8～10μm，気管支は5～8μm，細気管支は3～5μm，肺胞は0.5～3μmの粒子が沈着する．これより小さいものは，半分以上が呼気とともに出ていき沈着しない（図10-2）．

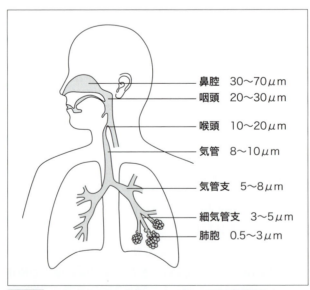

図10-2　エアゾロル粒子の大きさによるおもな沈着部位
（境田康二，金　弘：人工呼吸中の吸入療法—エアゾール療法．救急医学，22：1195-1198，1998を参考に作成）

- **薬液吸入を目的とする時は，ジェット式（コンプレッサー式）ネブライザー，または超音波式ネブライザーを使用する**

　ジェット式ネブライザーは圧縮空気を発生させるコンプレッサーにアトマイザー（atomizer；霧吹器）を接続して用いる．エアロゾル粒子は1〜15μmで，粒子の大きさにばらつきがみられる．超音波式ネブライザーのエアロゾル粒子は1〜5μmであり，均一な密度の高い粒子が得られる．しかし，抗生剤や去痰薬の一部には，超音波により薬理活性が失われるものがあると指摘されているため注意が必要である．

- **メッシュ式ネブライザー（超音波式ネブライザーの改良型）を使用する**

　コンパクトで軽量であり，運転音がほとんどない．また，少量の薬液でも噴霧ができ，傾けて使用した場合でも吸入が可能である．

- **咽頭までエアロゾルが到達すればよい場合には，蒸気型ネブライザーを使用する**

　加熱により水蒸気を発生させ，蒸気圧で吸入液を霧状にする．エアロゾル粒子は50μm以上と大きい．

応用技術 ネブライザー以外の吸入療法を取り入れる．

　ネブライザー以外の吸入療法として，定量式吸入器（metered dose inhaler, MDI）があり，加圧式定量噴霧式吸入器（pressurized metered dose inhaler, pMDI）と定量ドライパウダー吸入器（dry powder inhaler, DPI）がある．抗アレルギー薬，気管支拡張薬や吸入ステロイド薬などが噴霧できる容器に入っており，携帯できる．pMDI使用の際には，スペーサー（吸入補助器具，☞ **NOTE参照**）を使うと口腔粘膜への薬剤付着が少なく，不慣れな人でも上手に吸入できる．

　なお，緊急時などでスペーサーを使用しない場合の方法として，MDI容器を直接口にくわえて吸入するクローズド・マウス法と，吸入口から約4cm離して噴射し，大きく口を開けて吸入するオープン・マウス法がある．オープン・マウス法のほうが肺への到達がよい．

> **NOTE**
>
> **スペーサー**
>
> 噴霧した霧状の薬剤を貯留し，一定濃度にして吸入する器具．小児用の小さいものから，5噴霧程度入る大きなものまである．素材も，固く洗浄しやすい丈夫なものやアコーディオンタイプ，折りたたみが可能で携帯に便利なもの，吸気時の吸入速度が速すぎると警告音が出るように工夫されたものなどがある．

❖吸入時の体位は座位または半座位（ファウラー位）とする

　座位または半座位で呼吸を行うことにより，胸郭が十分に開き，横隔膜が下がって全排気量が増える．臥床したままで吸入を行う場合は，上になる肺の膨張が容易になることを考慮する．

❖食事の直前や食後の吸入は避ける

　吸入後は口腔内に薬液が残り食事の味が変化するため，食直前の吸入は避けることが望ましい．また，横隔膜が挙上され有効な呼吸がされにくく，嘔気や嘔吐を誘発することも考えられるため，食直後の吸入も避ける．

吸入の実施時間は，医師の指示に従うのが原則である．しかし「1日4回」「6時間ごと」などと指示された場合，看護師の判断で有効な時間帯を設定することが大切である．就寝前の実施は，安楽な睡眠を得ることにつながり，また起床直後の実施は，夜間に貯留した喀痰を喀出するために有効である．対象の状態に応じた吸入実施の有効な時間帯についての検証が期待される．

❖一度セットした薬液は使いきるか，廃棄する

　一度セットした薬液を何度かに分けて使うと，薬液が濃縮されるため正しい効果が望めなくなる．薬液を注射器で吸い上げて混入させている場合は，薬液の区別がつくように工夫する．また，注射液と区別するために注射針は除去し，注射器には「ネブライザー（薬液名）用」などと明記する，カラーシリンジを使用するなどの工夫をする．

❖超音波式ネブライザーは患者間で使い回しをせず，使用のつど消毒するなど，安全に配慮して使用する

　吸入療法は，エアロゾルが気管支や肺胞などまで到達する治療法であるため，容易に感染する危険がある．岡田らによる報告では，病棟において超音波式ネブライザーの蒸留水や薬液の追加注入が細菌汚染の原因と思われたと述べられている[12]．

　超音波式ネブライザーは，他の方法と比べて細かい粒子を発生させることができるが，以下のような問題点が指摘されているため[13]，安全性に十分配慮したうえでの使用が求められる．

- ・超音波の振動によって薬物の構造を破壊してしまう可能性がある
- ・長時間使用する場合，溶媒のみが蒸発し，薬液濃度が上昇する可能性がある
- ・細菌の感染源となりうる
- ・吸入する薬液量が接続に使用する蛇腹などの影響を受けやすい　など

❖吸入器の操作やマウスピースのくわえ方，呼吸については，目的に合わせて介助・指導する

　ネブライザー吸入の場合，マウスピースをくわえて口を固く閉じて吸うと，吸入する空気量が少ないためエアロゾルが十分に吸入されない．また，吸入する速度が速いと，気道内で乱気流を生じて浮遊している大きな粒子が気道壁にあたって落下してしまうため，ゆっくり時間をかけて吸入するようにする．

　超音波式ネブライザー使用の場合，上気道疾患に対する吸入中に努力呼吸（胸式）をさせると，換気のよい健康な肺野まで薬液エアロゾルが沈着してしまうため，リラックスした自然の腹式呼吸を促す．肺の深部までエアロゾルを到達させたい場合は，ゆっくりと深呼吸をさせる．

　定量式吸入器（MDI）は，残量カウンターを確認し，懸濁製剤であれば使用前によく振ることが不可欠である．パウダー式使用の際は，できるだけ一気に吸うことが重要であるため，ピークフロー値（最大呼気流量）の低い患者では有効な吸入が難しい．吸入器の操作法の説明では，デモンストレーション吸入器を用いた指導も有効である[14]．

❖ 吸入液は嚥下させない

吸入中であっても，口腔内に唾液・吸入液が貯留した場合は，飲み込まず吐き出すよう指導する．終了後は含嗽をさせる．特にステロイド剤は，口腔内に残存すると口腔・咽頭カンジダ症および嗄声が生じることがあるため，吸入後は十分な含嗽が必要である．

❖ 吸入後は効果的な咳嗽をさせる

痰を出すために吸入を行った場合は，吸入後に分泌物を排出させるため，咳と深呼吸を促すことが大切である．効果的に痰を出すためには，まず深く息を吸い込み，小さな息を続けて吐き，痰を誘導した後，痰が喉に近づいたら咳によって痰を喀出する方法が有効である．

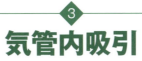

3 気管内吸引

期待される効果
- 気管内の分泌物・貯留物を除去し，気道を確保し，窒息を防ぐ
- 気道を清浄化し，肺合併症を予防する
- 気管内分泌物・貯留物を除去することにより呼吸が楽にできる

気管や気管支（図10-3）では，内壁の線毛上皮細胞の線毛が毎分約600〜1,000回ほど運動して分泌物などを喉頭に向けて排出している．さらに，線毛運動で排出できない異物や分泌物を咳嗽反射により除去している．これらの排出機能に障害が生じると分泌物が貯留し，気道が閉塞して窒息したり，無気肺の原因となる．また，病原体が繁殖して呼吸器感染症の原因ともなる．

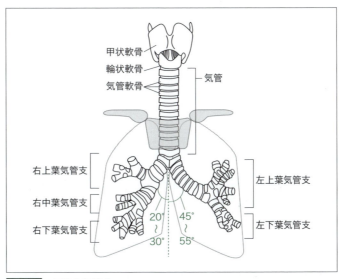

図10-3　気管と気管支

これらを予防するため，カテーテルを挿入し圧力をかけて気管内の分泌物や貯留物を除去する方法が気管内吸引である．特に，気管内挿管された患者は刺激により分泌物が増加するが，自力で痰の排出ができないため気管内吸引が必要である．なお，気管内挿管の有無によって気管内吸引の物品や方法は異なる．

❖気管内吸引は，聴診により貯痰の位置を確認し，他の指標からも必要と判断した場合のみ行う

気管内吸引の適応を考える指標を表10-2に示す．気管内吸引は，痰の排出，窒息や感染症の予防などを目的として，自力で喀痰が十分にできない患者に対し日常的に行われている重要な手技である．しかし，患者に苦痛や侵襲を与え，重篤な合併症（表10-3）を引き起こすおそれもあることから，十分な知識と正しい手技で，必要最小限の実施に留めるようにする．

表10-2　気管内吸引の適応を考える指標

- 全身状態や意識状態
- 痰・貯留物の量や性状，喀出状況
- 肺雑音（ラ音，喘鳴）の聴取
- SpO_2 値・PaO_2 値の低下
- 気道内圧の上昇
- 換気量の低下　など

特に肺雑音の聴取と人工呼吸器のフローカーブの呼気時の波は，痰が存在しているかどうかを判断する指標として信頼性が高いと報告されている[15]．

表10-3　気管内吸引により起こりうるおもな合併症

気管支攣縮	気管粘膜が刺激される
低酸素血症	分泌物とともに気道内の空気も同時に吸引してしまう
高炭酸ガス血症	人工呼吸器装着患者では，気管内吸引中無呼吸になるために血中のガス交換ができない
無気肺，肺胞虚脱	過度な吸引により気道内圧が低下し肺胞の虚脱が起こる．虚脱した状態が持続すると無気肺となる．特に人工呼吸器装着患者では人工的に陽圧をかけているが，これが一時的に止められるために肺胞虚脱に陥りやすい
気道粘膜損傷	過度な吸引圧やカテーテル挿入時の手技により起こりやすい
不整脈，高血圧，低血圧	交感神経系が刺激されることから頻脈や高血圧が起こりやすい．低酸素血症は心室性期外収縮などの原因となりやすい．また，吸引により迷走神経が刺激され，徐脈，低血圧が起こる
臓器血流低下	心拍出量の低下と血管収縮により臓器の血流が低下する
冠動脈攣縮	自律神経のバランスが乱れる
頭蓋内圧亢進	吸引の刺激によって起こる咳嗽反射により頭蓋内圧が上昇する

> 💡 **ポイント**
> 事前に呼吸理学療法や気道内加湿法，体位変換などを行うとより効果的に吸引できる
> （☞気道内加湿法については前項参照）

> ⚠️ **禁忌**
> 気管内吸引を定期的なルティンとして行ってはいけない

❖低酸素血症が予測される場合は,気管内吸引前後に酸素を投与するなどして予防する

　吸引前の高濃度酸素の投与が低酸素血症予防に有効との報告がある[16].低酸素血症に陥りやすい患者に対しては,吸引前後に酸素投与を行うとともに,実施後の酸素飽和度のチェックなどにより低酸素血症を予防する.

　酸素投与の方法としては,ジャクソンリースやアンビューバッグによる用手換気,人工呼吸器による投与などがある.しかし,酸素化についてはジャクソンリースなどによる用手換気が有効でないという報告もみられ[17],方法によって利点・欠点が異なるため,状況や効果をみながら選ぶ.たとえば,ジャクソンリースは患者の自発呼吸に合わせやすいなどの利点がある反面,マスク換気時には1人でできない,ガス供給源がないと使用できないなどの欠点がある.さらに,人工呼吸器装着中にジャクソンリースに一時的に切り替えて用手換気を行うと,閉鎖回路を保てなくなり感染のリスクが増す,呼気終末陽圧(PositiveEnd-expiratory pressure,PEEP)が解除されるために低酸素や肺胞の虚脱が起こる可能性があるなどの問題点もあるため,慎重な判断が必要である.

❖吸引カテーテルはカテーテルの外径が気管内チューブの内径の半分以下で,多孔式のものを選択する

　吸引カテーテルと気管内チューブの間に十分な隙間を作ることで,肺内の空気の吸引を少なくすることができる.さらに,カテーテルの太さによる痰の吸引量の違いを考慮に入れて,吸引カテーテルの外径は気管内チューブの内径の半分以下とすべきという見解が一般的である.

　また,単孔式より多孔式のほうが吸引時の引圧が分散し,気道粘膜損傷の危険を回避しやすく,分泌物も効果的に吸引することができる.

　吸引圧が同じであれば,カテーテルは太いほうが吸引量が多くなるが,分泌物の吸引量とともに肺内の空気の吸引量も多くなるため,低酸素血症や肺胞の虚脱が起こりやすい.

　吸引カテーテルには直タイプ,曲タイプ,単孔式,多孔式,吸気調節孔のあり・なし,閉鎖式吸引カテーテルなど多くの種類がある.曲タイプは,気管分岐部をこえて末梢側へ選択的にカテーテルを挿入するような場合には有効だと考えられるが,任意の方向に操作するための手技に習熟していなければならない.吸気調節孔については,実施者の好みに合わせて選ぶ.

❖吸引カテーテルは気管内挿管チューブの先端から数cmまでの挿入で十分である

　気管内挿管チューブは,先端が気管の中程に位置するように挿入されている.個人によって差はあるが,成人は切歯から気管分岐部までの距離が約20cm,外鼻孔から気管分岐部までは約30cmであるので,気管内挿管チューブの長さは,個人の体格に合わせて経口で21〜26cm,経鼻で24〜30cmである.

　通常,気管内挿管している患者には約50cmの吸引カテーテルを使用しているが,気管分岐部をこえて深く挿入すると,不整脈や無気肺など合併症のリスクが増す.

> **実証報告**
>
> ・最近の研究では，49cmのカテーテルを使用してルティンの気管内吸引をした患者群と29cmのカテーテルを使用して低侵襲の気管内吸引を実施した患者群を比較したところ，肺炎発生率，挿管期間，死亡率などに差がなく，また49cmのカテーテルで吸引した群では，不整脈の発生率や酸素飽和度の低下が有意に高かったことが報告されている[18]．
> 29cmのカテーテルを使用した場合，カテーテルを保持する長さに挿管チューブの長さを加算して考えると，気管内挿管チューブの先端から出るカテーテルの長さは数cmである．このことからも，一般的に吸引カテーテル挿入の長さは挿管チューブの先端から数cmまで，経口で3〜8cm，経鼻で1〜5cmで十分だと考えられる．
> ・小児を対象とした研究において，吸引カテーテル挿入を挿管チューブの先端から1cm奥までにし，吸引圧も165cmH$_2$O（≒121mmHg）以下にしたところ，右上葉の無気肺が24%から7%に減少したと報告されている[19]．

応用技術 ▶ 窒息などのリスクが高い場合は，気管分岐部をこえる深さまで吸引カテーテルを挿入することもある．

呼吸理学療法や体位変換などを行っても痰を気管分岐部まで排出できず，有効な吸引が行えない状況で窒息などのリスクが高い場合には，吸引カテーテルを気管分岐部をこえて挿入することもある（判断や技術面で熟練していることが前提となる）．

> **ポイント**
>
> ・気管分岐部より深く挿入する場合，左気管支への挿入では顔を右に向けることで挿入が容易になる
> 　左右の主気管支の角度は，気管に対して右が20〜30°，左が45〜55°であるため（図10-3），右気管支のほうがカテーテルを挿入しやすい．左気管支に挿入する場合には，顔を右に向けることで角度が小さくなり挿入が容易になる．
> ・見えない操作で気管内吸引を行うことが適当でない場合には，気管支ファイバースコープによる吸引の適応を考え，医師に情報を提供する

❖気管内吸引は無菌操作で行う

通常，健康な場合には気管・気管支から病原体が検出されることは少なく，病原体が外部から気管内に侵入しても，線毛運動によって体外に排出される．しかし，気道を浄化する機能の低下した患者は外部から侵入する病原体を体外へうまく排出できない．そのため，気道に直接カテーテルを挿入する気管内吸引は無菌操作で行い，肺感染症を予防しなければならない．

❖気管内吸引は口腔，鼻腔の吸引後に行う

人工呼吸器関連肺炎（ventilator-associated pneumonia，VAP）を引き起こす微生物の侵入経路としては，気道内への侵入，口腔・鼻咽頭，胃内容物の誤嚥がある．口腔内の細菌数を洗浄・吸引によって制御し，気道への侵入をできるかぎり減少させることはVAP予防につながる[20]．吸引の順序は，原則として口腔，鼻腔，気管の順で行う．口腔，鼻腔を吸引後，手袋をはずし手指衛生を行う[21,22]．

不顕性肺炎予防を目的として，声門下の分泌物を吸引するための側孔がついた気管チューブがあ

る．この吸引によりVAP発生率は減少し，VAP発生までの期間が延長する[23]．ただし，この気管チューブを使用している患者で吸引ができないケースがあり，その時の気管支鏡所見を観察したところ，声門下の吸引口に気管粘膜が引き込まれ閉塞が確認された[23]．吸引ができない時には声門下吸引を中止することが必要である．

💡 ポイント

- **気管内吸引時は適切な感染対策を行う**

  気管内吸引時は，必ずアルコールベースの速乾性手指消毒剤による手洗いを行う．滅菌手袋を使用して直接カテーテルの操作を行うか，手袋が未滅菌の場合は滅菌された鑷子を用いて操作する．カテーテルの取り出し時や接続時も汚染しないように注意し，吸引前後の通水，洗浄には滅菌蒸留水を使用する（スタンダードプリコーションの基準では，気管内挿管患者の吸引などでは飛沫の曝露を考慮してマスク・防護用眼鏡の着用が必要である）．

  #### さらに検証

  日本の水道水は安全性が高いことから，近年，多くの医療機関では滅菌蒸留水ではなく水道水が使用され始めている．しかし，水道水使用に伴う肺合併症発症の増減についての調査は行われていない．病態による個人差も大きく個人要因を制御することは困難であるため，水道水で吸引を実施している施設からの，滅菌蒸留水による吸引の場合との比較検討に関する研究発表が期待される．

⚠️ 禁忌

- 局方精製水などの未滅菌の精製水は，水道水に比べてはるかに含有細菌数が多いため気管内吸引に用いてはならない[24, 25]

応用技術 ▶ 開放式気管内吸引の場合，吸引カテーテルは1回使用が原則であるが，再使用する場合もある．

やむをえず再使用する場合は感染予防のため，使用したカテーテルを消毒液に保管して無菌的に管理する．米国疾病管理予防センター（Centers for Disease Control and Prevention；CDC）のガイドラインでも，吸引カテーテルは1回使用が原則となっている[26]が，日本においては，特に在宅の現場では経済的な理由から再使用が多いのが現状である[27]．

実証報告

- 吸引カテーテルを再使用する場合，まず，エタノール綿で拭き，有機物を十分に落としてから，消毒液を吸引して消毒液に浸す．消毒液としては，一般にグルコン酸クロルヘキシジン（ヒビテン®，マスキン®など），アルキルジアミノエチルグリシン塩酸塩（テゴー51®など），塩化ベンザルコニウム（オスバン®）などが使用されている．しかし，吸引カテーテルは粘膜に接触するものであり，高レベルの消毒が必要だと考えられる．塩化ベンザルコニウムやクロルヘキシジンのような低レベル消毒剤は，単剤で使用すると細菌汚染を受けやすく[28]，5～8％エタノールを添加した塩化ベンザルコニウムやクロルヘキシジンの使用を薦める意見がある[29]．
  一方，0.025％では微生物汚染がみられたが，0.1％の濃度であれば塩化ベンザルコニウム単剤でも汚染がみられなかったという研究結果[30]があり，消毒液の濃度調節を正確に行うことで無菌的に管理できる可能性も示唆されている．
  いずれにしても，抗菌スペクトル，医療用具の消毒に適しているか，粘膜に使用可能かどうかなどを検討して選択する．なお，現時点では吸引カテーテルの消毒薬残留が人体に与える影響について十分検証されていないため，再度吸引を行う際には滅菌水で消毒液を十分に洗浄してから使用する．

- カテーテルの乾燥保管は，カテーテルから菌が検出されたとの報告があるため避けたほうがよい[31]．
- 感染対策として，吸引瓶に消毒剤を入れる必要はない．
- 川西ら[32]は，1日使用した"消毒液"，"洗浄水"などの細菌培養を行い，消毒薬（テゴー51®）からは24時間経過後も菌が検出されなかったが，洗浄水や接続管（1週間使用）では菌が検出されたと報告している．また，吉澤ら[33]は，カテーテルと洗浄水の交換を24時間ごとに実施していても，吸引操作前に手指衛生を行っていなかった例では，使用1〜2時間後と使用24時間後を比較すると，カテーテル，洗浄水ともに細菌数の増加がみられたことを報告している．細菌汚染には，手洗いなどの清潔操作，吸引の頻度，患者の状態が関係しているため，消毒液は毎日交換し，特に洗浄水はより頻回に，接続管も少なくとも週1回は交換する必要がある．

> **さらに検証**
>
> 吸引カテーテルの再使用に関しては，細菌汚染を指標とするだけでなく，感染症の発症率がどのように変動するか，呼吸器装着の期間は増減するかを検証し，再使用の可能性や方法を検討する必要があると考えられる．

応用技術 ▶ 閉鎖式気管吸引カテーテルを使用する．

閉鎖式気管吸引は，低酸素血症予防や，分泌物の飛散がないことによる院内感染防止の観点から有用である．しかし，肺感染症の予防に関しては，現時点で閉鎖式吸引が開放式吸引のカテーテル1回使用の場合と比べて有効であるという根拠は得られていない．

日本において閉鎖式吸引は，開放式吸引に比べて痰が除去しにくいという印象や，高価であるという理由から米国ほど普及していないが，吸引量，コスト，感染予防などの面でエビデンスが得られれば今後採用する施設も増加するだろう．

> **実証報告**
>
> - 閉鎖式吸引の1日使用が勧められていた時点での報告[34]によると，汚染時にカテーテルを交換するという方法でも，肺炎の発生率，呼吸器装着時間，ICU在室期間に差がなかった．
> 閉鎖式吸引が使用され始めて約20年が経過しているが，カテーテル1本あたりの価格は，閉鎖式が2,000〜4,000円，開放式が100円未満であり，いまだコスト面を無視することはできない．しかし現在，72時間使用可能な閉鎖式吸引の製品があり，開放式吸引でカテーテル1回使用の場合との比較，消毒により再利用する場合の消毒薬や消毒に要する時間などを考慮すると，コストの問題は十分クリアできるかもしれない．
> - Jongerdenら[35]は，人工呼吸器装着中の集中治療患者における開放式と閉鎖式の吸引に関するメタ・アナリシスを行い，呼吸器関連肺炎や死亡率に差はなく，また，動脈血酸素飽和度（SaO_2），動脈血酸素分圧（PaO_2），気道粘膜離脱について結論づけた研究はなかったことを報告している．ただし，閉鎖式吸引は開放式吸引に比べて，心拍の変化，平均動脈血圧の変化が少ないが，コロニー形成が多いことも報告している．

閉鎖式吸引の欠点としては，コストや吸引量に対する印象に加え，トリガーの感度を低くしている場合や吸気流速が低い時に肺容量が保たれない可能性があること，細かな操作が難しいことなどがあげられている．さらに，出血傾向のある患者などでは，柔らかい素材でできたカテーテルを使用するなどの配慮が必要であるため，閉鎖式吸引で対応できない場合があると考えられる．

それぞれの欠点，利点を十分に理解したうえで，患者の状態に合わせて選択する必要があるが，長期に使用する場合は閉鎖式吸引，1〜2日間の短期の吸引予定の場合は開放式吸引がよいかもしれない．

❖ 設定吸引圧は，成人の場合 10.7～20kPa（80～150mmHg）程度とする

　適切な吸引圧については，現在でも十分な研究がなされていない．高すぎる吸引圧は気道粘膜の損傷だけでなく，無気肺や低酸素血症などの合併症を引き起こす．そこで，現時点では，特に海外で推奨されているように，急性期の成人患者の場合は 16～20kPa（1kPa＝7.501mmHg，120～150mmHg）程度，少なくとも 26.7kPa（200mmHg）をこえない吸引圧が安全とされる．また，できるだけ侵襲を少なくしてケアを行う場合，設定圧 10.7kPa（80mmHg）で十分な効果が得られる場合もあることから，成人の場合は 10.7～20kPa（80～150mmHg）とする．小児や出血傾向のある患者ではさらに吸引圧を下げることも考慮する．

　また，吸引カテーテルを挿入する前に，カテーテルを屈曲させて（吸気調節孔をふさいで）吸引圧を設定しないと，吸引時に生じる圧がより高くなるので注意が必要である．

> **ポイント**
> ・痰の粘稠度を下げることによって，低い吸引圧でも吸引量が増加する[29]
> 　痰の粘稠度を下げる方法として，加湿・水分補給・吸入などが効果的である．
> ・効果的な吸引のため，吸引前には必ずカテーテルに通水し，滑りをよくする

> **さらに検証**
> 吸引圧と喀痰の吸引量の関係から適切な吸引圧について検討する場合，とろみアップなどで模擬痰を作製しても，実際の喀痰との特性の比較がなされなければ十分に検証できない．喀痰のモデルとしてはポリエチレンオキサイドが適しているといわれる[36]が，今後の研究を待ちたい．

❖ 吸引は 10～15 秒以内で行う

　吸引を行うと肺の酸素も同時に吸い出してしまうため，低酸素状態を回避するためにも吸引時間はできるかぎり短時間で，長くても 10～15 秒以内で行うべきである．

　吸引時間と動脈血酸素濃度の回復時間は相関するといわれている[37]．つまり，吸引時間が長いほど動脈血酸素濃度の回復には時間がかかる．一度で吸引しきれなかった場合は患者の経皮的動脈血酸素飽和度を確認し，呼吸状態が元に戻ってから再度行う．

> **ポイント**
> ・吸引の初心者は，自分も呼吸を止めて吸引を実施すると患者の苦しさが実感できるため，15 秒をこえることが少ないと経験的にいわれている

> **さらに検証**
>
> - 従来は吸引圧をかけずにカテーテルを挿入し，抜く時に吸引圧をかけながら痰を引くのが一般的であった．これは粘膜損傷の予防，余分な酸素吸引を防ぐ，患者の吸息を妨げないなどの理由から行われてきた方法である．しかし，気管内挿管や気管切開をしてチューブを挿入している場合には，チューブ内にバイオフィルムが形成され，吸引カテーテルを挿入する際に下気道に落下することがあるといわれており，これが肺感染症の一因となる可能性もある．
> - 閉鎖式吸引では，圧を13.3kPa（100mmHg）程度かけながら挿入するが，粘膜損傷などの合併症を起こしたという報告はみられず，開放式においても適切な吸引圧，吸引時間であれば，圧をかけないで挿入して吸引することは意味がないかもしれない．

❖ 滅菌手袋を用いてカテーテルをつまみ，こよりを作るような操作を行うことで，気管内チューブ内のカテーテルが回転する

　カテーテルを回転させることで痰がよく取れるという明らかな根拠はないが，粘膜損傷の予防としては有効だと考えられる．大きく円を描くようにカテーテルを動かしても気管内チューブ内の吸引カテーテルは回転せず，また，カテーテルを上下させると気管分岐部に傷をつけるおそれがあるといわれている．滅菌手袋を用いてカテーテルをつまみ，こよりを作るような操作を行うことで，気管内チューブ内でカテーテルが回転することが確認されている[32]．カテーテルを回転させようとするのならこの方法が推奨される．

❖ 気管内洗浄は一般的には行うべきでない

　Ackerman[38,39]は，ICUに入院中の人工呼吸器装着患者（40名）や肺炎のある呼吸器装着患者（29名）において気管内洗浄を行った場合，経皮的動脈血酸素飽和度（SpO_2）の低下がみられたと報告している．一方，吸引の効果を上げるために行う吸引前の気管内洗浄が有効であるという研究結果はない．エビデンスがない場合は，よほどの利点がなければ実施しないとすれば，呼吸理学療法や加湿などを行っても効果がなく，なお痰が粘稠で吸引が困難な場合にのみ，気管内洗浄の適応を考える．その場合も医師に情報を提供し，医師や呼吸理学療法士が行うほうがよい．やむをえず気管内洗浄を行う場合には，酸素飽和度が低下することを念頭に入れ，吸引前後に酸素を十分に投与し，実施中の患者の状態に注意しながら行うことが必要である．

❖ 気管チューブのカフ圧は，カフ圧計にて通常15～25cmH₂O以下に設定する

　カフ圧は一日に2～3回の頻度で測定する．大量の空気を入れてもカフ圧が上昇しない場合は，カフ漏れかカフの咽頭での膨張を考える[40]ことが求められる．

📖 文献 / URL

1) 日本呼吸ケア・リハビリテーション学会，日本呼吸理学療法学会，日本呼吸器学会：呼吸リハビリテーションに関するステートメント．日本呼吸ケア・リハビリテーション学会誌，27（2）：95-114，2018．
2) 日本呼吸療法医学会気管吸引ガイドライン改訂ワーキンググループ：気管吸引ガイドライン2013．人工呼吸，30（1）：75-91，2013．
3) 日本呼吸器学会COPDガイドライン第5版作成委員会：COPD（慢性閉塞性肺疾患）診断と治療のためのガイドライン2018．第5版，日本呼吸器学会，2018．

4) American Association for Respiratory Care：AARC clinical practice guideline. Oxygen therapy in the home or extended care facility. American Association for Respiratory Care. Respiratory Care, 37（8）：918-922, 1992.
5) 伊藤　史, 他：低流量酸素吸入における酸素加湿の有無と自覚症状の比較. 日本呼吸ケア・リハビリテーション学会誌, 13（2）：315-319, 2003.
6) 日本呼吸ケア・リハビリテーション学会酸素療法マニュアル作成委員会, 日本呼吸器学会肺生理専門委員会：酸素療法マニュアル（酸素療法ガイドライン　改訂版）. 日本呼吸ケア・リハビリテーション学会, 2017.
7) 宮本顕二, 他：経鼻的酸素吸入における酸素加湿の必要性の有無に関する研究. 日本医師会雑誌, 133（5）：673-677, 2005.
8) 中村清一：酸素加湿について—賛成の立場から—. 日本呼吸ケア・リハビリテーション学会誌, 13（2）：311-314, 2003.
9) 中村郁子, 他：ネーザルカニューラを用いた無加湿酸素投与の上気道粘膜への影響. 日本呼吸ケア・リハビリテーション学会誌, 23（1）：111-114, 2013.
10) 中嶋育美, 古沢末子：メガネホルダーつき酸素マスク. 看護実践の科学, 21（9）：4-5, 1996.
11) 重親二三子, 他：顔面への固定具としてアルミ線を用いた酸素マスクの有用性の検討. 松江市立病院医学雑誌, 7（1）：33-37, 2003.
12) 岡田純也, 他：大学病院におけるネブライザーと酸素用加湿器の細菌汚染に関する研究. 長崎医療技術短期大学部紀要, 14（1）：51-55, 2001.
13) 卯野木　健：呼吸ケアのギモン—去痰薬の投与法として, 超音波ネブライザーと蛇腹による方法はなぜいけないのでしょうか. Expert Nurse, 19（6）：32-33, 2003.
14) 吉田　薫, 他：吸入指導の実際. 呼吸, 31（5）：458-463, 2012.
15) Guglielminotti J, et al：Bedside detection of retained tracheobronchial secretions in patients receiving mechanical ventilation：is it time for tracheal suctioning? Chest, 118（4）：1095-1099, 2000.
16) Brown SE, et al：Prevention of suctioning-related arterial oxygen desaturation. Comparison of off-ventilator and on-ventilator suctioning.Chest, 83（4）：621-627, 1983.
17) Hodgson C, et al：An investigation of the early effects of manual lung hyperinflation in critically ill patients. Anaesthesia and Intensive Care, 28（3）：255-261, 2000.
18) Van de Leur JP, et al：Endotracheal suctioning versus minimally invasive airway suctioning in intubated patients：a prospective randomised controlled trial.Intensive Care Medicine, 29（3）：426-432, 2003.
19) Boothroyd AE, et al：Endotracheal suctioning causes right upper lobe collapse in intubated children. Acta Paediatrica, 85（12）：1422-1425, 1996.
20) 宮崎沙織：VAP予防のために看護師が厳守することは？　重症集中ケアの疑問と根拠50. 重症集中ケア, 7（7）：76-77, 2008.
21) 北海道大学病院：北大病院感染対策マニュアル（第6版）. http://www2.huhp.hokudai.ac.jp/〜ict-w/kansen.html（2018年10月5日閲覧）
22) Rello J, et al：Pneumonia in intubated patients：role of respiratory airway care. American Journal of Respiratory and Critical Care Medicine, 154（1）：111-115, 1996.
23) Dragoumanis CK, et al：Investigating the failure to aspirate subglottic secretions with the Evac endotracheal tube. Anesthesia & Analgesia, 105（4）：1083-1085, 2007.
24) 佐藤和郎, 他：市販の日本薬局方精製水の微生物汚染. 病院薬学, 8（5）：364-368, 1982.
25) Oie S, et al：Microbial contamination of 'sterile water' used in Japanese hospitals. Journal of Hospital Infection, 38（1）：61-65, 1998.
26) Hospital Infection Control Practices Advisory Committee（HICPAC）：Guidelines for prevention of nosocomial pneumonia. Morbidity and Mortality Weekly Report（MMWR）, 46（RR-1）：1-79, 1997.
27) 前田修子, 他：在宅における医療・衛生材料等の入手・保管・廃棄方法の実態. 感染管理を必要とするケアに焦点をあてて. 訪問看護と介護, 9（2）：128-134, 2004.
28) Oie S, Kamiya A：Microbial contamination of antiseptics and disinfectants. American Journal of Infection Control, 24（5）：389-395, 1996.
29) 網中眞由美：吸引カテーテル. Infection Control, 12（12）：1250-1252, 2003.
30) 堀　勝幸, 他：当院における消毒剤有効テストの試み—口腔内および気管内吸引チューブを中心に. Infection Control, 10（12）：1262-1264, 2001.
31) 佐藤真理子：気管内吸引カテーテルに対する各種消毒剤の効果. ICUとCCU, 25（6）：459-462, 2001.
32) 川西千恵美, 他：気管内吸引のエビデンス. Expert Nurse, 18（15）：34-50, 2002.
33) 吉澤紀美, 田辺文憲：在宅患者に再利用する気管内吸引カテーテルの細菌汚染の実態. 山梨大学看護学雑誌, 8（2）：7-12, 2010.
34) Kollef MH, et al：Mechanical ventilation with or without daily changes of in-line suction catheters. American Journal of Respiratory and Critical Care Medicine, 156（2 Pt 1）：466-472, 1997.
35) Jongerden IP, et al：Open and closed endotracheal suction systems in mechanically ventilated intensive care patients：a meta-analysis. Critical Care Medicine, 35（1）：260-270, 2007.
36) Unoki T, et al：Effects of expiratory rib cage compression and/or prone position on oxygenation and ventilation in mechanically ventilated rabbits with induced atelectasis. Respiratory Care, 48（8）：754-762, 2003.
37) Cereda M, et al：Closed system endotracheal suctioning maintains lung volume during volume-controlled mechanical ventilation, Intensive Care Medicine, 27（4）：648-654, 2001.
38) Ackerman MH：The effect of saline lavage prior to suctioning. American Journal of Critical Care, 2（4）：326-330, 1993.
39) Ackerman MH, Mick DJ：Instillation of normal saline before suctioning in patients with pulmonary infections：a prospective randomized controlled trial. American Journal of Critical Care, 7（4）：261-266, 1998.
40) 日本呼吸療法医学会・多施設共同研究委員会：ARDSに対するClinical Practice Guideline. 第2版, 人工呼吸, 21（1）：44-61, 2004.

Chapter 11

感染予防の技術

―――― 看護援助の必要性 ――――

　感染とは，目に見えない細菌，ウイルスなどの病原微生物がヒトの体内に侵入することや，皮膚や組織粘膜に付着し増殖をすることをいいます．一方，感染症とは，感染状態が持続して炎症性変化が生じ，何らかの臨床症状が発現した状態とされています．感染が成立する要因は，感染源，感染経路，宿主の易感染状態です．つまり，感染源となる病原微生物が存在し，病原微生物が体内に移動する経路があり，感染に対するヒトの抵抗力が低下している状態にある時に感染が成立します．

　医療現場で問題となる院内感染は，感染源である細菌やウイルスが接触，飛沫，空気のいずれかの経路で伝播し，抵抗力の弱い患者へ感染することで起こります．特に近年，院内感染への取り組みは多数の課題を抱えています．たとえば，抗生物質の普及による耐性菌の増加，医療の高度化・超高齢化による患者の抵抗力の虚弱化，入院期間の短縮や早期外来通院への移行による患者往来の増加などがあげられます．

　このような状況のなか，院内感染を防ぐための手段としては，感染経路を遮断し，感染の伝播を防止することが重要です．基本的な感染予防の技術を理解することに留まらず，状況に合わせて適時適切に応用できる能力が求められます．また，病原菌は可視化できないことから，医療者の高い倫理観が求められます．

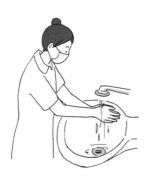
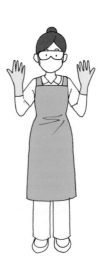

感染予防の看護アセスメントに必要なミニマムデータ

- 感染源のビルレンス
- 感染経路
- 免疫力
- 既往歴
- ワクチン接種歴
- 体外カテーテルの有無
- 体内器具の有無
- 使用薬剤の種類
- 皮膚・粘膜のバリア機能
- 生活様式
- 衛生環境・セルフケア能力

感染予防技術の概念図

可視化できない病原菌

感染症発症要因：感染源 → 感染経路 → 接触感染／飛沫感染／空気感染 → 易感染宿主 → 感染症成立

感染症予防技術：
- ・感染源の除去
- ・環境整備
- ・器具の滅菌・消毒
- ・予防接種・予防内服

- ・感染経路の遮断
- ・手指衛生
- ・防護用具の使用
- ・使用物品の衛生

- ・宿主の抵抗力増進
- ・良好な栄養状態
- ・良質な睡眠確保
- ・感染予防の患者教育

医療者の高い倫理観

1 手指衛生

> **期待される効果**
> ・医療者の手指に付着した病原菌が患者の皮膚や粘膜から侵入することを防ぐ
> ・医療者の手を介して，病原菌がヒトからヒトまたは環境へと伝播することを防ぐ

❖石けんと流水による手洗いと擦式消毒アルコール製剤を用いた手指消毒を状況に応じて選択する

手指衛生には，石けんと流水による手洗いと擦式消毒用アルコール製剤を用いた手指消毒があり，状況に応じて選択する必要がある．

・石けんと流水による手洗い

手指に血液や体液など目に見える汚染や蛋白性物質による汚染がある場合には，石けんと流水による手洗いを選択する．特に，芽胞を形成する菌や被膜をもたないウイルスなどはアルコールに対する抵抗性が強いため，石けんと流水による手洗いを実施し，物理的に菌を除去する必要がある．冬に流行するノロウイルスや抗菌剤投与後に発症するケースの多い偽膜性大腸炎がこれにあたる．

ウイルスや細菌の特定には時間を要することから，患者が下痢や嘔吐をした場合は，それらの可能性も考慮し石けんと流水による手洗いを行う必要がある．

・擦式消毒用アルコール製剤を用いた手指消毒

手指に血液や体液など目に見える汚染がない場合，または石けんと流水により物理的な汚れを除去した後は，擦式消毒用アルコール製剤が有効である．この方法は，石けんと流水による手洗いに比べてより多くの細菌を短時間で除去することができる．その他にも，手洗い設備と異なり設置が容易である，保湿成分が添加されており手荒れを起こしにくいなどの利点がある．最近は，多くの病院において携帯式の擦式消毒用アルコール製剤を導入しており，処置前後のタイムリーな使用が求められている．

> **実証報告**
> 米国疾病管理予防センター（Centers for Disease Control and Prevention；CDC）の「医療施設における手指衛生のためのガイドライン」[1]では，擦式消毒用アルコール製剤と石けん・流水による手洗いの効果を比較したところ，擦式消毒用アルコール製剤のほうがより多く手に付着した細菌数を減少させたとの報告がなされている．以降，擦式消毒用アルコール製剤の重要性が指摘され，多くの医療施設において使用されている．しかし，流水による手洗いと擦式消毒用アルコール製剤の使用による手指衛生手技を比較した研究では，擦式消毒用アルコール製剤による手指衛生は，流水下に比べて手指衛生時間が短く，手指衛生部位が少なく，乾燥率が低いという結果が認められた．つまり，流水下に比べて手指衛生の質が低下するリスクが明らかになった．擦式消毒用アルコール製剤を使用する場合は，手指衛生のトレーニングを強化する必要性があることが示唆された[2]．

> **さらに検証**
>
> 医療施設では、擦式消毒用アルコール製剤の使用が主流となっており、遵守率をデータ化するなど積極的な使用率向上に向けて取り組んでいる。遵守率は、手指衛生の回数や場面を中心にデータ化されており、擦り込み方法や量、時間については含まれていない。また、擦式消毒用アルコール製剤使用による手荒れや経済的負担を抱える施設もある。
> 擦式消毒用アルコール製剤を使用すること自体が目的ではなく、効果的な感染予防の目的を忘れずに、適切な使用方法、効果的な量、時間、擦り込み方法など根拠に基づいた実施とそれを可能にするエビデンスの蓄積が望まれる。

> **ポイント**
>
> - 目に見える汚染がある場合は、石けんと流水による手洗い後、擦式消毒用アルコール製剤で手指消毒を行う
> - 目に見える汚染がない場合は、擦式消毒用アルコール製剤を使用する
> - 擦式消毒用アルコール製剤を用いて、患者や環境に触れるすべての行為前後に手指衛生を行う
> - 芽胞を形成する菌やノロウイルスはアルコールに抵抗性があるため、下痢や吐物の処理は石けんと流水による手洗いにより物理的な病原菌の除去が必要である

> **禁忌**
>
> - 吐物や下痢の処理後は、擦式消毒用アルコール製剤による手指衛生のみで済ませてはいけない

❖適切な手指衛生ができるように準備をする

・手指衛生の妨げになる要因、効果を低減させる要因を取り除く

　長く伸ばした爪や剥がれかけのマニキュアは、爪周囲の細菌数を増やす要因となる。CDC ガイドラインでは、爪の長さを 1/4 インチ（6.35mm）未満に保つように勧告している[3]。長い爪は手指衛生後も爪下や手指の残存菌数が多いとされている。マニキュアは、剥がれ落ちると微生物の増殖を高める可能性がある。

　手洗いで洗い残しが多い部位としては、爪、指先や指の間、手首などがあげられることから、手首も洗えるように腕時計は外すなど、不要なものは身に付けず適切に手指衛生ができるよう準備することが大切である。

・手荒れを防止する

　医療者は頻回の手指衛生が必要とされるため、皮膚の pH が乱れバリア機能が壊れることにより手荒れを起こしやすい。手荒れは荒れた部分から菌が侵入することや、手荒れによる痛みから十分な手指衛生を避ける要因ともなり、医療者の手からヒトや環境へ菌を伝播させる要因となる。このため、日頃から手荒れが起きないように注意する必要がある。手荒れは、すすぎや手指の乾燥が不十分であるなど不適切な手指衛生、刺激の強い石けん、擦式消毒アルコール製剤の使用により引き起こされる。

> 💡 **ポイント**
> - 流水手洗い時に使用する石けんは刺激の少ないものとし,擦式消毒アルコール製剤はエモリエントなど保湿剤を含むものを選択する
> - 流水手洗い時は十分にすすぎ,石けんの化学成分を完全に洗い流す
> - 手指衛生後に保湿剤を使用する

> ⚠️ **禁忌**
> - 爪は伸ばさずマニキュアはしない
> - 手首を十分に洗えるよう腕時計はしない
> - 刺激の強い手指衛生製剤を使用しない
> - 手洗い後は手指を濡れたままにしない

❖ 正しい手指衛生方法を実施する

　手指衛生において洗い残しやすい部位を図11-1に示す.手指衛生を正しく実施しなければ,汚染した医療者の手指から菌がヒトや環境に付着し汚染の要因となるため,患者に直接触れることの多い指先や汚れが入りこみやすい爪の先は注意する必要がある.特に,擦式消毒用アルコール製剤は,使用量や方法を誤ると,石けんと流水による手洗いよりも効果が劣るとされている.

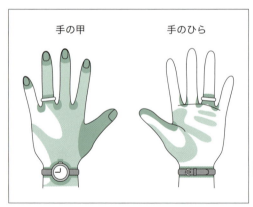

図11-1 洗い残しやすい部位
- ■ :特に洗い残しやすい部位
- □ :洗い残しやすい部位

> 💡 **ポイント**
> - 石けんと流水による手洗いでは,20秒以上かけて洗うことで汚れや菌数を減少させることができる
> - 手洗い後は,細菌の温床となるタオルで拭くことは避け,ペーパータオルで水分をよく拭き取って手指を完全に乾燥させる
> - 擦式消毒用アルコール製剤は,手掌・指間・指先・手首に十分行き届く量(約3mL)を使用する
> - 擦式消毒用アルコール製剤は時間をかけてよく擦りこみ,アルコールを乾燥させる.

実証報告

擦式消毒用アルコール製剤の適切な擦り込み量を検討した研究では，1mL，2mL，3mLをそれぞれ3回ずつ擦り込んだ結果，1mLと2mL，1mLと3mLの効果に有意差は認められたが，2mLと3mLの差は認められなかった．各量の滅菌率は1mLでは36.8〜65.6％であるのに対し，2mLでは81.6〜94.8％に上昇した．持続効果は，2mL以上の擦り込みにより直後の消毒効果が4時間持続していることが確認された[4]．擦式消毒用アルコール製剤の擦り込み時間について検討した研究では，2mLでは29.3秒，3mLでは36.1秒と十分な時間が確保されていた[5]．また，擦り込み量を3mLから2mLへ変更した医療施設においてはコスト削減につながることも示唆された[5]．

さらに検証

擦式消毒用アルコール製剤の使用量が少ないと滅菌率が低下する要因は，使用量が少ないことにより爪の間や指の付け根など菌が残りやすい部位への擦り込みが不十分になるためであると考えられる．消毒効果を得るためには，手掌全体に十分行き届く量を使用することが必要である．しかし，石けんと流水による手洗いに比べ，患者のベッドサイドで実施する擦式消毒用アルコール製剤は，適正量を考慮しながら使用することは現実的には難しく，製剤そのものの改良も求められる．

実証報告

医療現場で広く使用されているベンザルコニウム塩化物製剤は，ノズルをきちんと押しきると3.42mL得られるが，擦式消毒用アルコール製剤の使用量を調査した研究によると，1回の手洗いに用いられる平均使用量は，1.86mLであった[4]．さらに0.2％クロルヘキシジン製剤は，ノズルを押しきった際の用量が2.67mLであるにもかかわらず，1回の平均使用量は0.93mLであったことが報告されている[3]．つまり，手指衛生遵守率で使用回数が適正であっても，1回のプッシュで必要量が使用されていないことが考えられる．忙しさのなかで，十分ノズルを押しきれていないことや手掌に取った液量が液だれにより確保できていない可能性が考えられる．

さらに検証

1回のプッシュにより，必要量である2mL以上が確保されることから，その手技を怠らないことに加え，施設で使用されている擦式消毒用アルコール製剤の特徴を理解したうえで使用することが求められる．液状，ゲル状のものに加え，最近では泡状（フォーム剤）の使用が可能となった．泡状のフォーム剤は，液だれしにくく手指衛生時に塗布範囲が可視化できることから，擦り込み残しの改善が期待されている製品であり，既存のものと同等の殺菌効果が確認されている[6]．今後も製品の改良と使用する医療者の意識向上の両面からのアプローチや検討が求められる．

❖環境への伝播を防ぐ

・手洗いシンクの環境を清潔に保つ

緑膿菌やレジオネラなどのグラム陰性桿菌は，水や湿潤環境に広く存在する．病院においても，流しや手洗い場の取っ手，シンクからの検出が報告されている．このため，手洗いシンクの周囲は水はねを防ぎ，湿っている場合は水を拭き取って乾燥させる．手洗い後，水栓周囲に触れないよう注意する．タオルは細菌の温床となるため使用せず，使い捨てのペーパータオルを使用する．

・擦式消毒用アルコール製剤は手指衛生のタイミングを遵守する（図11-2　図11-3[7]）

患者の身近にある物品や患者が頻繁に触れるベッド周囲，医療者が頻繁に触れるパソコンや医療機器などの環境表面からは，院内感染で問題となる耐性菌が多数検出されている．医療者が環境表面に触れ，手指衛生を怠ると，菌は患者や環境へ伝播しアウトブレイクを起こす．逆に，手指衛生を正しく実施することにより病原菌の伝播を防ぐことができる．しかし，医療者の多くは，忙しさや認識不足から手指衛生を遵守できていない現状がある．このため，医療者は正しい手指衛生の方法，タイミングを習得し実践することが求められる．

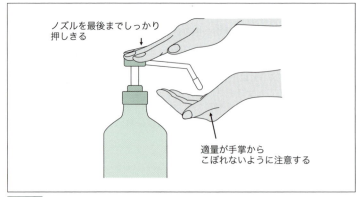

図11-2 擦式消毒用アルコール製剤による手指衛生のポイント

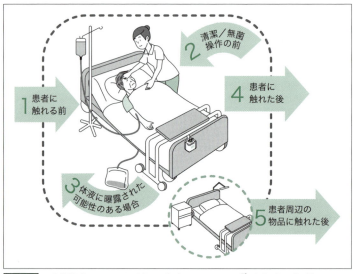

図11-3 手指衛生5つのタイミング（WHO；2009[7]）を参考に作成）

💡 ポイント

- 手洗い後の濡れた手で周囲に触れない
- 手指衛生では5つのタイミング（図11-3）[7]）において手指衛生を実施する

⚠ 禁忌

- 手洗いシンクを汚染させない
- 手洗い後の拭き取りにはタオルを使用しない

> **応用技術** ▶ 定期的に手指衛生の実施場面の観察や使用量を調査し，当事者へのフィードバックを行う．
> ▶ 擦式消毒用アルコール製剤の携帯や設置場所の工夫などによりアクセスを高める．
> ▶ ポスター表示など視覚的な注意喚起を行う．
>
> 手指衛生は院内感染対策の基本であるが，多くは遵守できていないのが現状である．院内教育やモニタリングなど，組織の取り組みによって手指衛生の徹底を図る必要がある．

個人防護具（PPE）の使用
（1）手　袋

期待される効果

- 看護師の手指に付着する病原菌が患者へ伝播する機会を減少させる
- 医療者が血液，体液，排泄物，創部の滲出液から感染するリスクを減少させる

❖手袋が必要な場面を判断する

　すべての湿生生体物質（血液，汗を除く体液，排泄物，粘膜，損傷した皮膚）は，感染性があるものとして取り扱い，事前に手袋を着用する必要がある．採血や排泄介助，吸引など患者に直接接する場面に限らず，オムツや便器の処理，血液の付着した器材の洗浄時なども含まれる．
　接触感染予防策を必要としない患者の寝具・寝衣交換などには手袋を必要としない．すべてのケアに手袋を使用するのではなく，必要な場面を判断しながら使用することが大切である．

❖手袋装着前後の手指汚染に注意する

・手袋は手指の汚染を完全に防止するものではない
　手袋は摩擦によって消耗し，肉眼で確認できないピンホール大の孔が開いている可能性がある．汚染された手指は，ピンホールを通じて患者へ細菌を伝播させる可能性がある．また，手袋を装着していてもピンホールを通して医療者の手指が汚染される可能性もある．手袋の着用は万全ではなく，手袋着用前後の手指衛生が重要となる．

・使用後の手袋は速やかに破棄する
　使用後の手袋は，目に見えない病原菌に汚染されている可能性がある．このため，手袋は患者ごとに交換する．また，外すときは手袋の外側に触れないように注意する（図11-4）．

❖サイズ，素材が自分に適しているかを確認する

　手袋の素材にはビニール製，ラテックス製，ニトリル製などがある．手袋の原料である天然ゴムによるラテックスアレルギーが問題となっているため，安全性の面からラテックスフリーの製品が推奨されている．
　手に適合しない手袋は，採血操作など繊細な手技において妨げとなり，手首の周囲が開いている

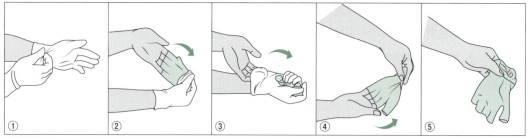

図11-4 使用済み手袋の外し方
①片方の手袋の袖口をつかむ→②手袋を裏表逆になるように外す→③手袋を外した手を反対の手袋の袖口に差し込む→④表裏逆になるように外す→⑤外した手袋はすぐに廃棄する.

と汚染を招くことになる.自分に適した手袋を把握し,必要に応じてすぐに使用できるようにする.

ポイント

- 同一患者であっても不潔部位のケアが終了したら手袋を交換する
- 採血時,血管確保時も必ず手袋を装着する
- 個人防護具(personal protective equipment, PPE)のなかでも,手袋は患者への接触部位がもっとも多いため,手袋は最後に装着し,最初に脱ぐ

禁忌

- 一度ケア,処置で使用した手袋を再利用しない
- 劣化の原因となるため,手袋の上から擦式消毒用アルコール製剤を使用しない

実証報告

- 歯科衛生士を対象とした手袋のフィット感と操作性に関する研究では,「操作性困難あり」とした者は「操作性困難なし」とした者よりも指長のフィット感が悪い対象者が有意に多かった.手袋の部位では五指のフィット感が操作性に影響していたが,手掌部でのフィット感と操作性との間に相関は認められなかった[8].

- 手袋のフィット感と手指長,手掌周囲長に関する研究では,比較的小さめのサイズの手袋を装着する時は,手が機能肢位をとり手掌部がアーチを描いて手掌幅を狭めることができるのでフィット感が良くなったと報告されている.また,五指のなかでも拇指,示指,小指では100%未満のやや短めでフィット感が良いと評価され,中指と薬指では指と同じかやや長めでフィット感が良いとされた[9].

手袋のサイズを選択する際には,手掌部よりも指長のフィット感が重要であること,指長がショートタイプのもののほうがフィット性が高いこと,ただし比較的大きな動きに対応する場合は,五指のなかで長めの指である中指と薬指が指長とほぼ同じか,やや長めが望ましいことが示唆されている.

さらに検証

看護師は,採血や末梢静脈路確保など巧緻性の高い動作から,排泄介助や清潔援助などの比較的大きな動きまで幅広い援助の場面で手袋を必要とする.感覚的な手袋の選択ではなく,フィット感が高く作業効率の良い手袋の選択基準がより明確となることが望まれる.

個人防護具(PPE)の使用 (2) 保護着衣(ガウン・エプロン)

期待される効果
- 医療者のユニフォームに付着している病原菌が患者へ移行することを防ぐ
- 患者が保有する病原菌から看護師を保護する

❖曝露面を確実に保護する

通常,保護着衣にはエプロンタイプとガウンタイプがある.曝露量が限定的で,医療者の襟や腕,側胸部へ曝露する可能性が少ない場合はエプロンタイプが推奨される.一方,血液や体液が多く,曝露範囲が広いと予測される場合はガウンタイプを使用する.ただ着用するだけでなく,汚染される部位を予測したうえで選択する必要がある.

❖使用後は病原菌を伝播させないように脱衣・廃棄する

・保護着衣は汚染面を考慮しながら脱ぐ

保護着衣を着用しても,不用意な脱ぎ方をすることにより医療者のユニフォームや環境の汚染を招く.保護着衣を脱ぐ時には,汚染されている表面が環境や医療者のユニフォーム,手指に触れないようにすることが必要である(図11-5,6).

・使用後の保護着衣は速やかに廃棄する

保護着衣は,一度使用すると目に見えない病原菌で汚染されている可能性がある.このため,一度ケアで使用した後は,速やかに廃棄する必要がある.また,保護着衣の使い回しは,時間とともに病原菌が繁殖するリスクがある.このため一度使用したものは廃棄する必要がある.

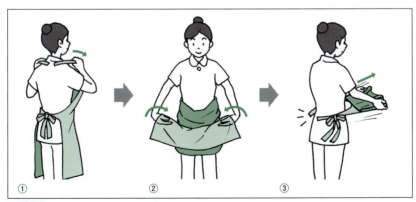

図11-5 エプロンタイプの保護着衣の正しい脱ぎ方
①首ひものミシン目を引く→②汚染されているおもて側に触れないようにして,おもて側が内側になるように裾の部分を折り込む→③腰ひもの部分を破り,コンパクトに畳んで廃棄する.

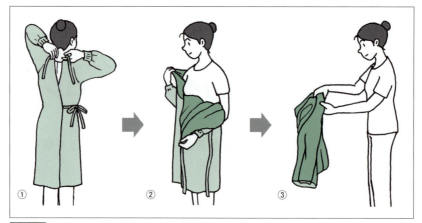

図11-6 ガウンタイプの保護着衣の正しい脱ぎ方
①ガウンの首と腰のミシン目を引き，紐を外す→②ガウンの裏面が出るように腕から手首に向かって脱ぐ．ガウンの前面や袖の表面は汚染されているため触れないように注意する→③ガウンの表面が内側になるように丸め込み，廃棄する．

ポイント

- 用途に合った保護着衣を選択する
- 使用した保護着衣はただちに廃棄する

禁忌

使用した保護着衣で次の患者のケアを行わない

実証報告

- 看護学生のユニフォーム汚染状況に関する研究では，腹部と利き手ポケット，裾の汚染度が高く，耐性菌の検出も認められた[10]．
- 病院勤務の全職種を対象とした調査では，両袖，後面の裾に付着菌量が多く，看護師のみを対象とした場合は，左ポケット上部，前面の裾が最も多かった[11]．病院勤務者のユニフォームの付着菌は，コアグラーゼ陰性ブドウ球菌がもっとも多く，次に黄色ブドウ球菌が続いた．

これらの検討から，耐性菌に対する接触感染予防策は行われているが，エプロンでは袖や後面の裾まではカバーしきれていないことが明らかになった．また，利き手のポケットは，ケア後に適切な手洗いをしないままポケットに頻回に物を出し入れすることにより多くの菌が付着したと考えられている．

さらに検証

医療者は患者と接触する援助が多い職種であるため，無意識にユニフォームを汚染する可能性がある．チーム医療が重視され，多職種が患者のベッドサイドへ訪室する機会が増えたことから，看護師に限らず医療者のユニフォームを原因とした院内感染を予防する対策が期待される．毎日の白衣交換が望ましいが，実施されていない実態もあることから，その要因や検討が望まれる．

4 個人防護具（PPE）の使用
（3）マスク・ゴーグル・フェイスシールド

期待される効果
- 医療者の口腔・鼻腔から排出される細菌から患者が感染するリスクを減らす
- 患者の血液・体液・分泌物・排泄物などの飛沫から医療者が感染するリスクを減らす

❖着用時は目・口・鼻を十分に覆う

　咳やくしゃみ，会話や気道内処置などにより飛ぶ，5μm以上の大きさの飛沫に含まれる微生物が目や鼻，気道の粘膜と接触することによって起こる感染を飛沫感染という．サージカルマスクで目，鼻腔，口腔をしっかりと覆うことにより飛沫感染を予防する（図11-7）．

❖サージカルマスクの早期使用で感染拡大を制御する

　重症急性呼吸器症候群（severe acute respiratory syndrome, SARS）などの世界的なアウトブレイク事例をふまえ，2007年に改訂されたCDCの「隔離予防策のためのガイドライン」[12]では，「呼吸器衛生/咳エチケット」という予防策が加わった．これは患者が医療機関に足を踏み入れた瞬間からインフルエンザや結核といった呼吸器感染症の伝播を予防するために実施する対策である．診断にかかわらず，呼吸器症状のみられる対象に速やかにサージカルマスクの着用を促す必要がある．

❖用途に合ったマスクを選択する

　サージカルマスクは，マスクを着用している人の病原菌が空気中に飛散するのを防ぐ．一方，N95マスクは1～2μmの飛沫核が空中に遊離し，これを吸入することにより起こる空気感染を予防する．空気感染予防では，0.1～0.3μmの粒子を95％濾過するフィルターが付いているN95マスクを使用する．このマスクの有効性は顔面との密着度にあるため，サイズや装着後のフィットチェックを実施する必要がある．

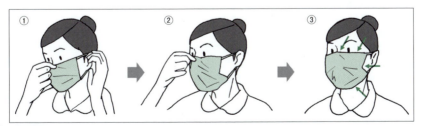

図11-7 サージカルマスクの着用方法
①ノーズピースを鼻の高さに合わせる→②マスクのプリーツ部分を伸ばして顎まで覆う→③顎，両頬，鼻の周囲など隙間から漏れやすい部分に注意して着用する．

❖ゴーグル・フェイスシールドの着用により眼粘膜からの感染を予防する

　吸引や創部の洗浄，内視鏡操作などの処置では，医療従事者の顔面に患者の血液や体液が飛散するリスクが高い．実際，眼粘膜への曝露は，手術室での血液飛散に限らず一般病室での体液や喀痰からの曝露も報告されている[13]．しかし一方で，マスクや保護着衣と比べ，ゴーグルやフェイスシールドの着用が徹底されていない現状も指摘されている[14]．眼粘膜からのB型肝炎，C型肝炎，HIVなどの感染リスクを考え，ゴーグルやフェイスシールドの着用を徹底する必要がある．

> **ポイント**
> ・飛沫感染，空気感染の違いに合わせてマスクを選択する
> ・マスク着用時はノーズピースを鼻に密着させ，マスクのプリーツを伸ばし顎まで隠れるように着用する
> ・咳エチケットの啓蒙を行う

> **禁忌**
> ・汚染されたマスクを使用しない
> ・サージカルマスク着用時は顎や鼻を露出しない

> **実証報告**
> マスクの有効性は，マスクからの漏れ率の程度により把握できる．N95マスクの漏れ率について，形状・産地を比較した研究では，国産マスクおよび折りたたみ式マスクの漏れ率が低く，カップ型のマスクの漏れ率は高かったと報告された[15]．国産マスクは，マスクの大きさが日本人の標準的な顔の大きさに近いこと，折りたたみ式は凹凸の少ない日本人の顔にフィットしやすいためと考えられる．カップ型マスクの漏れ率が高い要因は，形状が顔面にフィットしないため隙間から漏れていることが要因としてあげられている[16]．

> **さらに検証**
> インフルエンザ，ムンプスウイルス，風疹ウイルス，結核菌，麻疹ウイルスなどに対しては，正しく感染予防を実施しなければ甚大な感染症を起こすリスクがある．しかし上記の実証報告にもあるように，マスク着用による効果は万全ではないため，製品の改良が期待されるとともに，患者配置や患者移送など対策を複数考慮する必要がある．

> **実証報告**
> CDCガイドラインでは，空気感染予防策に使用されるN95マスクについて，顔面に密着し顔面接触縁からの漏出率が10％以下であることが必要とされている．そのため，フィットテストの実施や指導が推奨されているが，N95マスクの装着における実態調査では，全体の61％が適切に着用されていなかったと報告されている[17]．また，適切に着用されなかった職員を「指導群」「非指導群」の2群に分けて集団実技指導をしたところ，「指導群」において有意にN95マスクがフィットするようになった（$P<0.05$）．しかし「指導群」においても全体の36％が適切に装着されておらず，併せて「非指導群」は，繰り返し装着してもフィットしていなかったことが報告されている[17]．N95マスクは，漏出率の高さが問題となっており製品の改良が求められているが，個人的な手技の問題も含まれていると考えられ，適切な着用に向けた指導が必要である．特に，空気感染症例に対応することの少ない病棟では，学習不足のなかで救急対応にあたることも予測されることから，部署を問わず適切な着用に向けた指導が重要である．

> **さらに検証**
>
> マスクに関する研究は他分野での報告はなされているが，医療現場で使用頻度の高いサージカルマスクに関する報告は少ない．N95マスクと比べて使用頻度が高いうえ，簡易的に装着できることから，その有効性や安全性の高い装着方法についての報告を期待したい．

文献／URL

1) Centers for Disease Control and Prevention (CDC)：Guideline for Hand Hygiene in Health-Care Settings（医療施設における手指衛生のためのガイドライン）．https://www.cdc.gov/mmwr/pdf/rr/rr5116.pdf（2018年10月5日閲覧）
2) 大須賀ゆか：擦式手指消毒法と流水下での手指衛生行動の比較検討．日本環境感染学会誌，20 (1)：13-18，2005．
3) 廣瀬千弥子，他：標準予防策と感染経路別予防策・職業感染対策（感染管理 QUESTION BOX 2）．大友陽子，他編，第2版，pp.9-27, pp.30-44, pp.52-32，中山書店，2013．
4) 石渡 渚，他：速乾性擦式消毒剤の消毒効果および日常的な使用法に関する検討．日本環境感染学会誌，24 (5)：319-324，2009．
5) 中川博雄，他：0.2％ベンザルコニウム塩化物含有エタノールリキッド製剤の擦り込み量の違いによる消毒効果の比較．日本環境感染学会誌，26 (6)：359-361，2011．
6) 東 桃代，他：医療従事者における泡状アルコール性手指消毒剤の殺菌効果，塗布面積及び使用感に関する検討．日本環境感染学会誌，28 (6)：342-347，2013．
7) World Health Organization (WHO)：WHO Guidelines on Hand Hygiene in Health Care. http://whqlibdoc.who.int/publications/2009/9789241597906_eng.pdf（2018年10月5日閲覧）
8) 大岡知子，大嶋 隆：歯科衛生士におけるグローブのフィット感の実態とグローブのフィット感が及ぼす操作性への影響．大阪大学歯学雑誌，59 (2)：71-77，2015．
9) 大岡知子：若年女性を対象としたラテックスグローブのフィット感と手指長および手掌周囲長に関する横断的検討．口腔衛生学会雑誌，64 (5)：401-408，2014．
10) 棚橋千弥子，柴田由美子：看護実習時におけるユニフォームの細菌汚染度．岐阜医療科学大学紀要，4：37-43，2010．
11) 野上晃子，他：病院勤務者のユニフォーム汚染状況に関する検討．日本環境感染学会誌，29 (5)：345-349，2014．
12) CDC：Healthcare-associated Infections（隔離予防策のためのガイドライン）．https://www.cdc.gov/infectioncontrol/pdf/guidelines/isolation-guidelines.pdf（2018年10月5日閲覧）
13) 玉澤佳純，他：眼への血液・体液曝露事例の原因と対策．日本環境感染学会誌，26 (4)：222-227，2011．
14) 楠見ひとみ：手術室外回り看護師の眼周囲の血液曝露リスク．日本環境感染学会誌，29 (3)：196-202，2014．
15) 大西一成：成人と児童におけるマスク装着指導前後の漏れ率の比較．日本小児禁煙研究会雑誌，7 (1)：41-44，2017．
16) 黒須一見，他：各種N95微粒子用マスクの漏れ率に関する基礎的研究．日本環境感染学会誌，26 (6)：345-349，2011．
17) 小川 謙，他：N95マスク装着における集団実技指導の効果．日本環境感染学会誌，21 (2)：91-95，2006．
18) 坂本史衣：基礎から学ぶ医療関連感染対策．改訂第2版，pp.7-25，南江堂，2012．
19) 洪 愛子：院内感染予防必携ハンドブック．第2版，pp.70-85，中央法規，2009, 2013．
20) 島崎 豊，他：フッ素系ポリマーを含有する皮膚保護剤の効果検討．日本環境感染学会誌，24 (4)：264-270，2009．
21) 尾家重治，神谷 晃：新しい湿潤剤を配合した速乾性手指消毒薬の抗菌効果ならびに保湿効果．日本環境感染学会誌，24 (4)：260-263，2009．
22) 井村幸恵，他：透析室の看護ケアにおける血液汚染リスク．日本環境感染学会誌，27 (2)：91-95，2012．
23) 上木礼子，他：血液暴露の可能性のある場面における看護師の手袋着用への行動意図とその影響要因の分析．日本環境感染学会誌，23 (3)：181-186，2008．
24) 岡田淳子，他：採血時手袋装着率向上のための有効策の検討．日本環境感染学会誌，23 (4)：267-272，2008．

Chapter 12

創傷管理技術

―――――― 看護援助の必要性 ――――――

　人間は生命活動を営んでいるかぎり，創傷を負います．創傷は切創や擦過傷のような外傷，手術後にできる創，褥瘡のような圧迫性の潰瘍，点滴漏れなどでできる化学的な障害，凍傷や熱傷のような温度障害，その他にもいろいろあります．

　創傷を負った生体には，再生と修復を行い治癒しようとするメカニズムが働きます．最初に起こる「炎症期」は，生体の自然な反応です．この時，血管収縮，血小板やフィブリンの働きにより止血がなされ，創内には，多核白血球，マクロファージ，リンパ球，タンパク分解酵素などを豊富に含んだ滲出液が貯留します．これらは，細菌や壊死組織の排除に大きな働きをします．次の「増殖期」には，線維芽細胞，コラーゲン，血管新生によって新しい肉芽組織が誕生します．この肉芽組織の増殖が組織の欠損を埋めていくのです．最後の「成熟期」には，コラーゲン線維が成熟し瘢痕組織が作られます．

　創傷の原因，範囲，深さなどはさまざまですが，治癒のメカニズムが創傷によって異なることはありません．看護職は，創傷の治癒過程を観察し，自然治癒の妨げになるものを取り除いたり，治癒しやすくするために足りないものを補充したりするケアを行うことが必要になります．

　最近では，湿潤環境で創傷治癒促進を図る Moist Wound Healing が一般化し，消毒薬の使用は極力避け，洗浄を積極的に行い，ガーゼではなく創傷被覆材の貼付により管理することが多くなっています．

　創傷の自然治癒を助けるためには，創傷がどのような状態かをよく観察し，物理的な刺激を除去し創傷の安静を保つこと，感染を起こさないことが大事です．そのために，効果的な洗浄，デブリードメント，ドレッシングを行う必要があります．また，局所だけではなく，栄養状態，血液循環，疾患による影響など全身状態にも目を向けた，総合的な援助が求められます．

　また，スキンテア（皮膚裂傷）という褥瘡の発生機序とは異なる創傷があります．皮膚が脆弱な患者には，スキンテアを起こさないために毎日の継続的な看護ケアが必要です．

　創傷に対する治療方針の決定は原則として医師の役割ですが，日常において対象者の苦痛の軽減のために観察やケアを行うという看護職の役割が創傷の予防・治癒促進の要となることを忘れてはいけません．

創傷管理のためのアセスメントに必要なミニマムデータ

- 年齢・性別
- 創の状態（発生機序・種類・感染徴候の有無など）
- 基礎疾患の有無，既往歴
- 栄養状態
- 皮膚の乾燥状態（スキンテアの危険性）
- ADL（日常生活動作）
- 創傷に伴う身体的・精神的苦痛の有無

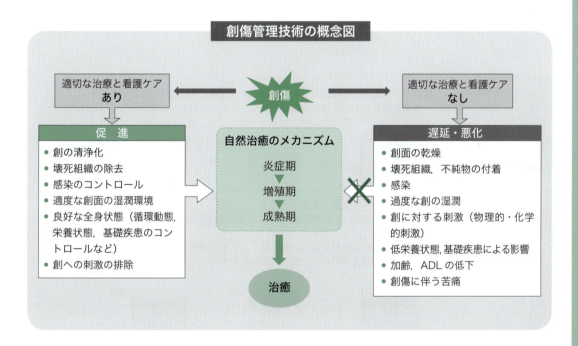

創傷管理技術の概念図

（片山　恵）

1 ドレッシング

> **期待される効果**
> - 外部からの機械的な刺激や摩擦による痛み，出血を防ぎ，創部を安静に保つことができる
> - 創傷治癒過程に基づいた適切な処置が行われることにより，最短期間できれいに治癒させることができる

ドレッシングとは，何らかの原因により損傷した皮膚を覆うことを意味する医療行為の総称であり，被覆する材料をドレッシング材という．ここでは，手術創や外傷などに代表される急性創傷におけるドレッシングやドレッシング材について述べる．

❖ 創傷の治癒形式・治癒過程を理解し，急性創傷を慢性創傷に移行させないようにケアする

創傷の治癒形式は，創の深さや部位，合併症の有無によって一次治癒，二次治癒，三次治癒（遷延一次治癒）に分けられ（図12-1）[1]，治癒形式によって治癒までの期間や瘢痕の残り方が異なる．

一次治癒	● 手術創のような鋭利かつ無菌的な創傷に対して，縫合により接着させ治癒を促す形態を指す ● 閉鎖した組織内で治癒が進行し，治癒までの期間が短く，ほとんどが細かい線状瘢痕となる  縫合軽微な瘢痕
二次治癒	● 開放創であり，瘢痕形成によって治癒する形態を指す ● 欠損部が結合組織によって重鎮されるまで緩徐に治癒し，微生物を防御する表皮が欠損しているため感染を起こしやすい ● 創の収縮，肉芽形成，上皮細胞の分裂による上皮形成により創が閉鎖し，著明な瘢痕が残る ● 感染を起こしやすく，一次治癒と比較し，治癒に長期間を要する  肉芽瘢痕
三次治癒（遷延一次治癒）	● 感染が予想される場合，数日間開放創のまま管理し，二次治癒の過程で残存している創組織をデブリードマンして新鮮化・清浄化したあとに縫合閉鎖する形態を指す ● 創傷中心は肉芽組織によって重鎮され治癒する ● 二次治癒よりは早く治癒する 肉芽 縫合

図12-1 創傷の治癒形式（菅野恵美，他；2016[1]）を参考に作成）

	①出血・凝固期 赤血球，血小板の出現	②炎症期 好中球，マクロファージの遊走	③増殖期 線維芽細胞の遊走，増殖	④再構築期 表皮細胞の遊走， 結合組織の増殖
治癒過程	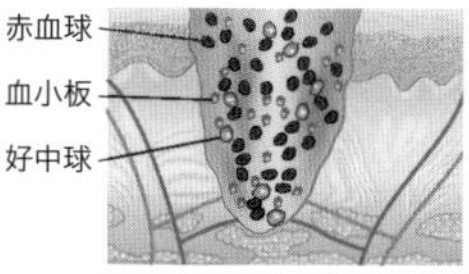	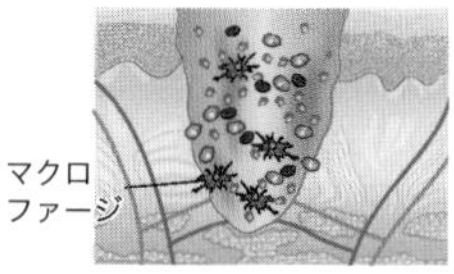	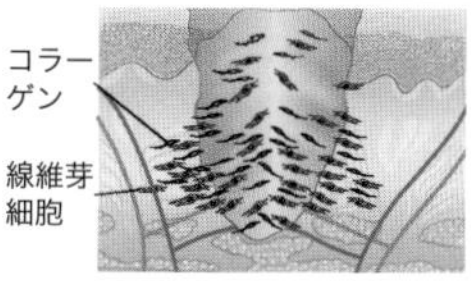	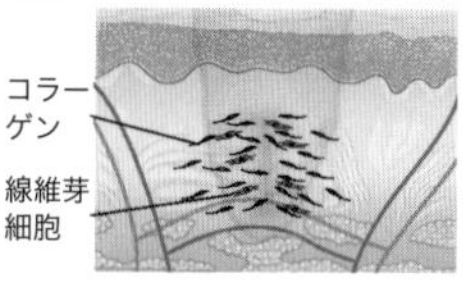
期間	受傷直後	1週間以内	数週間	約1年
特徴	止血が行われる 凝固因子および血小板が活性化される	白血球の浸潤により，感染の防御と清浄化が進む	血管が新生 線維芽細胞による肉芽増殖と表皮角化細胞による上皮化	肉芽が強化され，安定した白っぽい成熟瘢痕へと変化
ケアのポイント		止血・創の清浄化 壊死組織の除去など	外用剤やドレッシング材による創の保護	発生予防とケア（刺激の除去，スキンケアなど）

図 12-2　創傷の治癒過程（土井悠人，他；2017[2] を参考に作成）

表 12-1　創傷治癒の阻害要因（簗　由一郎；2012[3] より引用）

全身的要因	栄養		低蛋白 低アルブミン ビタミン欠乏（A，C，E，K，B群など） 微量元素欠乏（Fe，Zn，Cu，Mn，Caなど）
全身的要因	各種疾患	代謝性疾患	糖尿病 腎不全 肝硬変 甲状腺機能低下症など
全身的要因	各種疾患	血液疾患	貧血症 血小板減少症 血液凝固異常を引き起こす疾患など
全身的要因	各種疾患	循環器疾患	末梢動脈疾患 静脈うっ滞 心不全 多血症など
全身的要因	各種疾患	炎症性疾患	骨髄炎 血管炎
全身的要因	各種疾患	悪性腫瘍	消耗性による低栄養 抗がん剤の使用 皮膚腫瘍など
全身的要因	薬剤		ステロイド，抗がん剤，免疫抑制剤，抗炎症薬など
全身的要因	その他		加齢，肥満，喫煙，ストレス，低体温，低酸素
局所的要因	感染，異物，壊死組織，血腫，局所の血行障害（浮腫，圧迫），外力（過剰な圧，ずれ力，摩擦），刺激，乾燥，冷却，死腔，放射線照射，その他（不適切な手術手技，創傷処置）		

創傷の治癒過程は，①出血・凝固期，②炎症期，③増殖期，④再構築期の4つの相からなる（**図 12-2**）[2]．急性創傷，慢性創傷は基本的に同じ治癒過程をたどるが，急性創傷はこれら4つの相が重なりながら遅延なく連続して起こるのに対し，慢性創傷ではいずれかの相が障害され，治癒が遅延する．創傷の治癒を阻害するおもな要因を**表 12-1**[3] に示す．

表12-2 ドレッシングの目的と求められる機能

- 感染の防止
- 滲出液の吸収
- 創傷治癒に最適な環境の形成と維持(湿潤環境,保湿,低酸素環境,適切なpH)
- 外力からの保護
- 壊死組織除去
- 体液喪失の防止
- 止血
- 創部の観察が容易
- 美容的観点,精神的観点(不安感)からみた創の被覆
- 疼痛の緩和
- 周囲の健常皮膚を保護

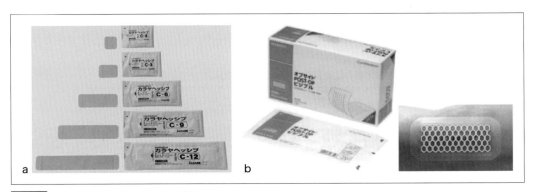

図12-3 創面を保護するドレッシング材の例
a:カラヤヘッシブクリアータイプ(アルケア)
b:オプサイト POST-OP ビジブル(スミス・アンド・ネフュー)

　急性創傷の管理では,治療方法や治癒過程,治癒を促す環境について理解し,創傷治癒過程が何らかの原因で阻害された慢性創傷に移行させないことが重要である.日々のケアと観察で創の変化を察知し,正しい判断をするための知識をもつことが必要である.

❖ドレッシング材の特徴を理解し,創傷に合ったものを正しく使用する

　ドレッシングは表12-2のような目的で行われ,創傷治癒環境の調整において中心的な役割を担う.しかし,すべての創傷に適応する万能なドレッシング材は存在しないため,各ドレッシング材の特徴や使用方法を十分に理解し,創傷に合ったものを選び,正しく使用することが必要である.
　創傷処置に用いられるおもなドレッシング材の特徴と使用方法を表12-3[4)]に示す.

❖創傷が治癒しやすい環境を整える

　急性創傷の滲出液には,血管新生や表皮細胞の増殖を促し,図12-2に示した「炎症期」から「増殖期」へと移行させるサイトカインが多く含まれる.創傷処置ではこれらの滲出液を適度に保持するため,密閉性のある被覆材で保護する(図12-3).一次治癒などの縫合により閉鎖した創は術後

表 12-3　創傷処置に用いられるドレッシング材の特徴と使用方法
（日本医療機器テクノロジー協会；2017[4]）を参考に作成）

	用途/製品名	特徴	使い方のポイント
創面を閉鎖し湿潤環境を形成するドレッシング材	ハイドロコロイド 例） デュオアクティブ®ET／デュオアクティブ®CGF／アブソキュア®サジカル／バイオヘッシブ®Ag	・粘着層と防水加工された外層の二重構造 ・外部からの汚染や水分を防ぎ創面を保護する	滲出液の吸収量は少ないため，上皮を形成する時期に使用する
乾燥した創を湿潤させるドレッシング材	ハイドロジェル 例） イントラサイトジェル／グラニュゲル®	・大部分が水で構成されたジェル状のドレッシング材 ・湿潤環境の維持や壊死組織の融解，冷却作用あり	・滲出液の少ない創に使用し，フィルム材などの二次ドレッシングが必要 ・交換目安は滲出液が二次ドレッシング材から漏れる前やジェルが混濁したタイミング
滲出液を吸収し保持するドレッシング材	親水性ファイバー （アルギン酸塩） 例） カルトスタット®／アルジサイトAg	・昆布などから抽出されるアルギン酸塩を用いたシート状，リボン状のドレッシング材 ・滲出液を吸収するとゲル化し，湿潤環境をもたらす ・ゲル化する際にカルシウムイオンを放出し止血効果あり	・滲出液が多い創に使用，少ないと固着することがある ・創内に充填する際には詰めすぎない．また，交換するときには残存しないよう注意する
	親水性ファイバー （ハイドロファイバー） 例） アクアセル®／アクアセル®Ag	・カルボキシメチルセルロース（CMC）ナトリウム繊維が吸収し，崩壊しないゲルを形成する	・滲出液は中〜多い創に使用する ・ポリウレタンフィルム材やガーゼなど二次ドレッシングが必要 ・滲出液を吸収しゲル状の飽和状態となったら交換する
	ポリウレタンフォーム 例） ハイドロサイト薄型／メピレックス®ライト／ハイドロサイトADジェントル／バイアテンシリコーンプラス	・親水性ポリウレタンフォームを吸収層に使用 ・滲出液を吸収しても崩壊しない ・粘着タイプはシリコーンゲルが使用されている ・銀含有のものもあり	・健常な皮膚に貼付できるよう，創より2〜3cm大のサイズで使用 ・滲出液の吸収範囲が外側からも確認できるため吸収パッド端から1cmに達したところが交換目安
創面を保護するドレッシング材	ポリウレタンフィルム 例） オプサイトウンド／3M™テガダーム™トランスペアレントドレッシング	・透明あるいは半透明で外部からの細菌や水分を防ぐ ・ガスや水蒸気は透過する	吸収性はなく，乾いている創に使用
	非固着性ドレッシング材 例） エスアイエイド／デルマエイド／モイスキンパッド／メピレックス®トランスファー	・補助的な二次ドレッシング ・創には固着しにくい何らかの工夫がされている ・ガーゼより吸収性あり	保険償還はなく処置料に含まれる

48時間で上皮化するといわれているため，48時間以降はドレッシング材を除去して開放し，シャワーなどで洗浄し清潔を保つ．

❖ 出血や感染の徴候を早期に発見するため，治癒するまで創を定期的に観察する

　創の治癒を遷延させないように，出血の有無や滲出液の性状，量をドレッシング材の上から観察する．手術創などの縫合創の出血は術直後から24時間までが特に危険性が高いため，注意深く観察する[5]．また，創部の感染は3日目以降〜7日以内に起こることから，感染の5徴候（腫脹，疼痛，発赤，熱感，膿の貯留）の有無を創が治癒するまで定期的に観察する．

> ⚠ **禁忌**
> ・明らかな感染のある創は密閉しない

応用技術 ▶ 創の感染を早期に発見する．

　皮膚には常在菌が存在し，「細菌の存在」＝「感染」ではなく，創（宿主）と細菌のバランスが治癒の遅延・遷延に影響を及ぼしている．治癒を遅延させないためには，細菌負荷が増大し治癒が停滞している「クリティカルコロナイゼーション」（図12-4）[6]の状態下で適切な処置を行い，感染へと移行させないことが大切である．創の感染でみられる特徴的な臨床症状（表12-4, 5）[7]を判断の目安として，早期発見に努める．

▶ 感染が疑われる創傷に銀含有のドレッシング材を使用する．

　従来，感染が疑われる創傷には外用剤を使用していたが，近年，感染制御を目的として銀含有のドレッシング材（図12-5）を使用するケースが増えている．たとえば，糖尿病，悪性腫瘍などの合併症があり創感染のリスクが高い場合，明らかな感染ではないが細菌負荷による治癒遅延が考えられ菌数の減少を期待したい場合（クリティカルコロナイゼーションの状態），再感染のリスクを軽減させたい場合などである[8]．しかし，抗菌効果は確立されたものではなく，創の清浄化を行いつつ外用剤を使用するなど，状態に応じた対応が必要である．

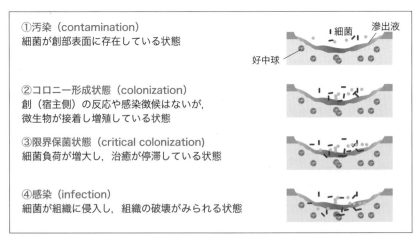

図12-4 創（宿主）と細菌のバランス（丹野寛大，他；2017[6]を参考に作成）
限界保菌状態であるクリティカルコロナイゼーション(critical colonization)は，コロニー形成状態から感染への移行期として存在する[6]．

表12-4 創部の表層の細菌負荷の増加（クリティカルコロナイゼーション）が疑われる所見「NERDS」
(Sibbald RG, et al ; 2006)[7]

N	Nonhealing wound	治癒遷延
E	Exudative wound	滲出液の増加
R	Red and bleeding wound	赤く易出血
D	Debris in the wound	壊死組織
S	Smell from the wound	悪臭

表12-5 創の深部組織，創傷周囲の感染が疑われる所見「STONES」(Sibbald RG, et al ; 2006)[7]

S	Size is bigger	創の拡大
T	Temperature increased	熱感
O	Os (probes to or exposed bone)	骨髄炎・骨の露出
N	New areas of breakdown	近傍の破綻
E	Exudate, erythema, edema	滲出液・発赤・浮腫
S	Smell	悪臭

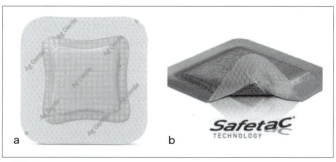

図12-5 銀含有ドレッシング材
a：ハイドロサイト ジェントル銀（スミス・アンド・ネフュー）
b：メピレックス®ボーダー Ag（メンリッケヘルスケア）

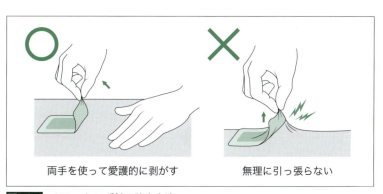

図12-6 ドレッシング材の除去方法

❖ドレッシング材交換時は粘着状態に合わせて適切に，愛護的に除去する

　ドレッシング材を交換する際には愛護的に除去する（図12-6）．粘着力が強い場合は生理食塩水で湿らせる，医療用粘着剥離剤を使用するなど，痛みが極力生じないように配慮する．痛みを訴えることができない患者の場合にはドレッシング除去時の表情やしぐさを観察し，痛みの有無を確認する．

　ドレッシング材を除去した後は，創部や創傷周囲だけでなく，除去したドレッシング材の創部接

着面をよく観察し，付着物やよれ，剥がれの有無などを確認する．創傷周囲の皮膚は弱酸性の洗浄剤と微温湯でやさしく洗い，必要に応じて新しいドレッシング材を貼付する．

ドレッシング材の粘着力が強い，または剥がしにくい場合は，滲出液の量や創周囲の皮膚の状態を確認し，低粘着性のドレッシング材の使用や交換の時期を見直す．

> **実証報告**
>
> 2008年に世界創傷治癒学会から発表されたガイドライン[9]では，創部痛のみならずドレッシング交換時の痛みを緩和することの重要性を訴えている．疼痛が創傷治癒に影響を及ぼすことが近年明らかになりつつあり，痛みの緩和に配慮することで，患者の苦痛の軽減のみならず治癒を促進させることにつながることを理解しておく必要がある．
> 痛みを軽減させるドレッシングはないが，交換時に痛みを生じにくいドレッシング材を選択することも重要である（図12-7）．

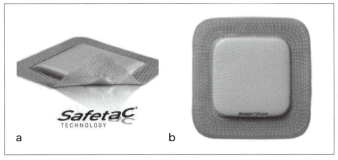

図12-7　低粘着性のドレッシング材
a：メピレックス®ボーダー（メンリッケヘルスケア）
b：バイアテンシリコーンプラス（コロプラスト）

（岩井裕美）

2　褥瘡のケア

期待される効果
・褥瘡の治癒を促進し，褥瘡に伴う苦痛を緩和することができる

❖褥瘡管理の基礎知識

褥瘡は，圧迫力や剪断応力などの外力により皮膚や皮下組織に阻血性障害，再灌流障害，リンパ系機能障害，細胞組織の機械的変形[10]が長時間続くことにより生じる組織の壊死状態である．

褥瘡の発生要因を図12-8に示す．これらの要因は褥瘡発生後の治癒困難要因にもなりうるものである．圧迫を続けていたり，低栄養状態を放置していたり，摩擦やずれに対しての対策をとらなければ褥瘡の治癒を促進することはできない．褥瘡部位のみならず，全身の状態にも目を向けてアセスメントを行い，ケアの方針を決定することが必要である．

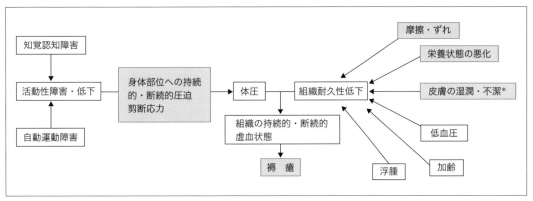

図 12-8 褥瘡の発生要因
▢：日々のケアで改善可能.
＊：皮膚の湿潤は失禁，便，汗などにより健康な皮膚が濡れている状態.

- 圧迫への対策

褥瘡部位を避けた体位変換と除圧マットレスの使用により，体圧を分散させる必要がある．体圧が分散されているかの確認は，患者がとっている体位のなかでもっとも圧がかかるとされる部位（仰臥位であれば仙骨部）の圧を簡易体圧計などで計測し，除圧されているかどうかをみる（仙骨部は 30mmHg 以下が望ましい[11]）．

- 低栄養状態への対策

血清アルブミン値 3.5g/dL 未満は褥瘡発生の警戒値とされている[10]ので，定期的に検査を行い，栄養状態を良好にしておく．また，体重減少は栄養状態と関連するので，体重測定は定期的に行う．

- 摩擦やずれへの対策

ベッドでのヘッドアップ時に起こることが多いため，ヘッドアップ時には下肢の挙上を最初に行う．ヘッドアップ途中でずれが生じるため，ヘッドアップ後，背中の接触面に手を差し入れ，ずれを予防する「背抜き」を行う．

以上は褥瘡管理において重要なケアの一部である．褥瘡を悪化させる要因を取り除きつつ，褥瘡部位のケアを考えていくという複合的な考え方が必要である．

❖褥瘡発生リスクの高い患者には体圧分散マットレスを使用する

一般的なマットレスを使用するより，体圧分散マットレスを使用したほうが褥瘡の発生率は抑制されることが，システマティック・レビューで報告されている[12,13]．また，メタ分析によっても，高機能マットレスの使用が褥瘡の予防に効果があるとされている．マットレスだけではなく，ポジショニングを行う際には，さらに体圧分散をするために羊皮の敷物などの補助具を用いると効果的であるとされている[14]．しかし，コストや療養の場など患者をとりまく環境が高機能マットレスを選択可能な状況であるか，患者の主観的な安楽性は担保されているかなどを考慮する必要がある．つまり，患者の状況に合わせて個々の患者にとってベストな除圧方法を取り入れてケアをしていくことが必要である．

❖「体位変換の時間間隔は必ず2時間ごと」と考えなくてもよい

日本褥瘡学会のガイドライン[10]によれば,体位変換は2時間に1回行うことが推奨されているが,そのとおりに実施すると,1日計12回の体位変換を行うことになる.睡眠時の体位変換は患者を覚醒させ,生体リズムに影響する可能性がある.除圧に有効なマットレスやポジショニング時の補助具などを選択すれば,2時間以上の間隔を空けてもよい場合があると考えられる.体位変換の間隔は,褥瘡を発生させないことを前提に患者の状況に応じて判断する.

> ⚠ **禁忌**
> - **体圧分散の補助具として円座を用いない**
>   円座は中央に空間があるため,その空間に骨突出部を位置させれば除圧できるように思われる.しかし体圧分散の観点から考えると,円座の支持部分に圧が集中するため,円状に皮膚を圧迫し血流を阻害する.また,剪断応力,引っ張り応力が発生し,褥瘡の発生リスクを高めることになる(図12-9).

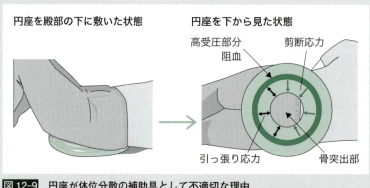

図12-9 円座が体位分散の補助具として不適切な理由

❖褥瘡の深達度,創面の色調,感染の有無などを観察する

褥瘡の治療方法は,重症度や治癒段階によって異なる.おもな観察項目として,褥瘡の深達度,創面の色調,感染の徴候があげられる.

・**深達度**

深達度分類(図12-10)[15]は,褥瘡の程度の見極めや治癒過程の進行の予測,最初の治療法の決定などに役立つ.Ⅰ度,Ⅱ度(真皮浅層)の褥瘡は比較的深達度が浅く,治癒も早い.Ⅱ度(真皮深層)～Ⅳ度までの褥瘡は深達度が進むほど難治性であり,深達度によって治療方法も変わる.

・**創面の色調**

創面の色調によって黒色期,黄色期,赤色期,白色期の4期に分類され(図12-11)[16],深達度の進んだ褥瘡の治癒状態を判断することができる.黒色期には壊死組織が,黄色期には深部の壊死組織と不良肉芽が観察できる.壊死組織が除去されなければ治癒過程は進まない.黒色期,黄色期には,壊死組織や不良肉芽を除去し,創を清浄にする治療が必要である(デブリドマン).赤色期には肉芽形成,白色期には上皮化が促進されるような治療が必要となる(表12-6).

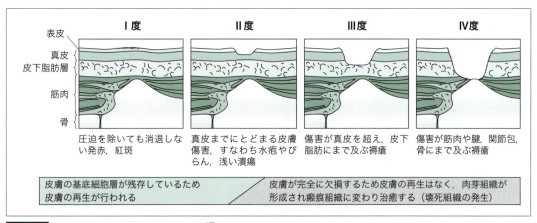

図 12-10 褥瘡の深達度（福井基成；1998[15]）を参考に作成）

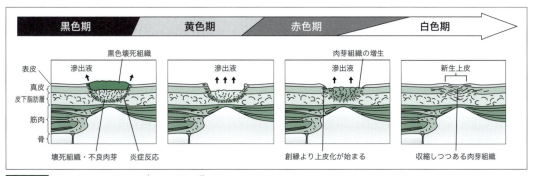

図 12-11 創面の色調（福井基成；2000[16]）を参考に作成）

表 12-6 深達度・色調期からみた治療・ケア

深達度	色調期	目　標	治療・ケア
Ⅰ Ⅱ（浅）		圧，摩擦や失禁からの保護 非感染	ポリウレタンフィルム 油性軟膏 除圧 ドレッシング材（吸水性あり） 創の洗浄（潰瘍）
Ⅱ（深） Ⅲ Ⅳ	黒色期 黄色期	壊死組織の除去 不良肉芽の除去 大量の滲出液のコントロール 非感染	創の保護 デブリドマン 　＊外科的 　＊化学的（酵素製剤） 　＊吸水（ポリマービーズ） 　＊ドレッシング材 水様性軟膏 創の洗浄
	赤色期	肉芽形成の促進と保護 湿潤環境の保持 非感染	物理的，機械的刺激を与えない 外用剤 ドレッシング材 創の洗浄
	白色期	上皮化の促進と保護 湿潤環境の保持 非感染	物理的，機械的刺激を与えない 外用剤 ドレッシング材 創の洗浄

表12-7	感染の徴候
創周囲	発赤　疼痛　腫脹　熱感
創　内	膿
全　身	発熱　倦怠感

- **感染の徴候**

　感染を起こすと，炎症が続くため肉芽が増殖できず，褥瘡の治癒は遅延する．深達度Ⅱ度以上の褥瘡には菌が存在する．しかし，「菌の存在」と「感染」を混同してはならない．Ⅱ度以上で表皮が剥離した開放創は，常時，外部環境に存在する菌に曝露されており，無菌状態にすることは不可能である．これは菌が付着している状態であり，感染ではない．組織内に10^5/g以上の菌が存在すれば感染しているといわれているが，臨床において毎回菌をカウントすることは不可能である．実際には感染する宿主の抵抗力にも左右されるため，菌量で感染の有無を判断することは一概には難しい．感染によって起こるとされる徴候（表12-7）の有無が判断の参考になる．

　褥瘡が発生した直後は発赤，紫斑，紅斑，水疱，びらんなどが観察されることが多いが，この段階ではまだ深達度の見極めが難しい．しばらく経つと，発赤，びらん，水疱がそのままのものと，黒色化していくものに分けられ，黒色化したものは深達度が進んだ褥瘡と考えられるなど[17]，重症度の判断において創の観察は重要である．

❖適度な湿潤環境を保つ

　創面を満たす滲出液の中には，細菌感染の防御機構として働いたり，壊死組織を融解して創内を清浄化したりといった機能を果たす成分や細胞の発育を促す成分が含まれている．滲出液が少量の場合，創面の乾燥によってこれらの成分の活性が失われることは治癒の遅延につながる．創面の乾燥の程度（見た目に潤いがあるか），黒色期に見られる痂疲（漿液，膿汁，壊死組織などが乾燥して形成される硬い構造物[18]）の形成などを観察し，良好な湿潤環境の有無をアセスメントする．

　また，創周囲の皮膚の水分バリア機能と褥瘡の改善には関連があるとする研究結果もあり，褥瘡の創のみならず創周囲の湿潤環境も治癒の促進に関与すると考えられる．

> **実証報告**
> 　仙骨部褥瘡周囲の皮膚のバリア機能と褥瘡の改善の関連性を調べた研究がある[19]．滲出液のある褥瘡を有した対象者28名の褥瘡周囲の経表皮水分喪失量（transepidermal water loss, TEWL）の低下と褥瘡改善との関連性があることが示され，褥瘡周囲の皮膚の湿潤状態が褥瘡状態の変化の指標として活用できる可能性を示唆している．

❖滲出液をコントロールする

　多量の滲出液が排出されていると，創の辺縁や周辺の皮膚まで湿潤させる．湿潤は創内の環境には必要であるが，正常な皮膚が過度の湿潤にさらされると浸軟が起こる．浸軟とは角質に大量の水

分を含有した状態で，浸軟した皮膚は脆弱になり，皮膚のバリア機能を低下させる．そのため，外部からの物理的，化学的刺激を受けやすくなり，新たな褥瘡を作りやすくする．

多量の滲出液は感染，過剰な輸液，浮腫などが原因として考えられ，少量の滲出液は脱水などが原因と考えられるので，それらを改善することが必要である．

滲出液が創傷外に持続的に漏れ出ていないか，褥瘡部位の皮膚の辺縁が浸軟状態を示す白くふやけた状態になっていないかなどが浸軟の観察の視点になるかもしれないが，創部の湿潤状態を判断するための明らかな指標はない．滲出液の量だけではなく，感染を予測させる色調や粘稠度，においなども観察し，滲出液をコントロールする．

応用技術 ▶ 湿潤環境をコントロールするために，ドレッシング材や外用剤を適切に使う．
多量の滲出液には吸水性のあるもの，少量の場合は乾燥させないように創の密閉ができるものや保水能力の高いドレッシング材，外用剤を選択する．

> **実証報告**
> 創部の湿潤環境調節モイスチャーチェッカーを用いた症例報告がある[20]．創部の湿潤環境を70〜80%に保つように外用剤を選択して用いた4事例はいずれも褥瘡の縮小がみられた．
> このことは，水分含有率の測定によって，肉芽形成に適した湿潤環境であるかを確認し，効率的で適正な保存療法が行えること，また，現在使用している外用剤が適正であるかの指標になりうることを示唆している．
>
> **さらに検証**
> 健常な皮膚や表皮角層の最下層は80%の水和状態を保っている[21]．これは良好な湿潤環境の指標ともいえる．この湿潤環境を客観的に観察できる手段を考案する．

> **⚠ 禁忌**
> ・Ⅱ度の褥瘡で観察される水疱を故意に破ってはいけない
>   水疱内は無菌の湿潤環境が作られており，治癒を促進させる．

❖創部は生理食塩水，水道水などを用いて十分に洗浄し，異物や壊死組織を除去する

創内に壊死組織や異物（外用剤やドレッシング材の残留，老廃物，膿など）が存在することで炎症反応が持続し，治癒の進行を妨げる．必要な洗浄液の量は，創の大きさや汚染度などによって異なるため基準はない．しかし，少量の洗浄液では，創内を湿らせることはできても，洗い流すという目的は達成できない．できるだけ大量の洗浄液を用いたほうがよい．

臨床では，生理食塩水は等張であるため洗浄液として用いられることが多い．日本の水道水は細菌数や塩素の含有量などに基準があり，汚染されていない水であるため，水道水による洗浄は否定できるものではないが，細胞内液より低張であるため痛み刺激が生じる場合がある．コスト面では水道水のほうが安価である．

> **実証報告**
>
> 49カ所の急性もしくは慢性の創傷をもつ39名の患者に，生理食塩水と水道水での洗浄を行った研究では，創傷の感染率や治癒に有意な差はなく，飲水可能な水道水は洗浄に用いてもよいことが示唆された[22]．

> **⚠ 禁 忌**
>
> - **非感染創に予防的に消毒剤を用いてはいけない**
>   消毒剤は生体毒となる．白血球の働きや線維芽細胞の増殖を妨げるため，創内に塗布してはならないとされているが，黒色期や黄色期の感染創にはイソジン®を用いる，感染があっても消毒を行わないなど，専門家の間でもさまざまな意見があり，統一した見解は出されていない．しかし，非感染創への予防的な消毒剤の使用は禁忌とされている．
> - **創内への清拭は行わない**
>   拭き取る行為によって菌を付着させ，創内や創周囲に菌を広げてしまう可能性がある．また，清拭により創内を摩擦し，組織を障害する可能性がある．
> - **洗浄の際は，壊死組織の除去を目的として強い水圧をかけることは避ける**
>   禁忌ではないが，洗浄しながらガーゼで激しくこするなど，創内に機械的刺激を与えることは避けるべきである．特に，良質な赤色の肉芽が形成してくる時は損傷しないように保護する必要がある．

> **NOTE**
>
> **適切な洗浄圧**
>
> 米国医療政策研究所AHCPR（現 Agency for Healthcare Research and Quality, AHRQ）は，異物や壊死組織の除去という目的を達成できる適切な洗浄圧を4〜15psi（pound/square inch）*としている[23]．しかし，経験的に4〜15psiの水圧は褥瘡の洗浄には高圧とする専門家の意見もある[24]．また，5〜8psi以上の圧をかけることにより，組織の障害や創の内部への異物混入の危険性があるともいわれている[25]．創内の洗浄に効果的かつ組織を障害しない圧に関しては明確なエビデンスがなく，さらなる検証が必要である．なお，白色期の上皮化した創の表面は脆弱なので，高圧で洗浄することは避けるべきであり，創傷の治癒過程に応じて洗浄圧や洗浄方法を変えていくことも必要であると思われる．
> *：30mLシリンジに18ゲージの注射針で水を放出した場合，4.3psiの圧が得られるという研究結果がある[24]．

❖シャワーや入浴は積極的に行う

シャワーや入浴によって大量の水で創を洗浄することができる．浴槽内には異物なども混在しているので，最後に創部をシャワーで洗い流す．

また，シャワーや入浴の温熱効果によって血流が増加し酸素供給が増え，酸素濃度の上昇により創の治癒が促進される．また，白血球の活動が活発化し，創への感染を抑制する．

> **実証報告**
>
> 褥瘡をもつ高齢者9名の皮膚の血流量，pHの変化を，入浴前後と洗浄前後で測定し，また，細菌数をシャワー前後と洗浄前後でカウントした研究によると，血流量は創周囲（1.5cm）および創部で入浴後に有意に増加し，細菌叢はシャワー後のほうが洗浄後よりも菌数が減少したことから，入浴の有効性とシャワーでの洗浄の有効性が示唆された[26]．

Chapter 12 創傷管理技術

③ スキンテアのケア

期待される効果

- 皮膚の乾燥を予防し，スキンテアを発生させないようにする
- 環境を整えることにより，皮膚への物理的刺激を避け，スキンテアを予防する

❖ スキンテア（皮膚裂傷）の基礎知識

　スキンテアとは，高齢者，ステロイド剤服用者，低栄養状態の患者など皮膚組織が脆弱な場合に起こる皮膚裂傷である．褥瘡が局所の持続的圧迫による阻血性障害によって生じるのに対し，スキンテアはバリア機能が低下している皮膚に外部から物理的に加えられる摩擦やずれが主因となって発生する．褥瘡や医療関連機器圧迫創傷，失禁により発生した皮膚障害は，スキンテアのカテゴリには入れない．図12-12のように，通常では問題にならないような比較的軽微な外力によって生じることが特徴である．

　スキンテアの危険因子としては，①加齢による皮膚の変化，②要介護，③浮腫，④褥瘡の同時発生リスクの高さ，⑤認知障害により危機回避行動ができない，⑥乾皮症，⑦転倒，⑧ケア中の身体の取り扱い，⑨テープの使用，⑩栄養摂取，⑪多剤耐性などがある[27]．

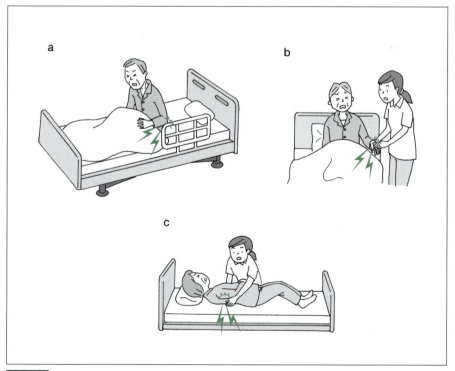

図12-12　スキンテアが発生しやすい場面
a：ベッド柵に擦れた時（ずれ），b：絆創膏をはがす時，c：体位変換時．

❖ 1日2回，皮膚を保湿する

スキンテアが起こる原因の一つとして皮膚の乾燥がある．皮膚は，角層細胞内の「天然保湿因子（Natural Moisturizing Factor, NMF）」が保持する水分と「細胞間脂質」，角層表面の「皮脂膜」がバリアとなって皮膚を外力から保護しているが，加齢などによりその機能が低下してしまう．最低1日2回，低刺激のローションを皮膚に塗布することによって皮膚の乾燥を予防する[28]．

❖ ベッド周りの環境を整え，患者の皮膚露出部分を保護する

上述のスキンテアのリスク要因をもつ患者には，あらかじめ患者を取り巻く環境を整えて，スキンテアの発生を予防することが必要である．ベッド柵など患者が触れる固い物品はクッション材で覆う．患者自身の手足の露出部分には手袋や足袋などで保護をしておく．

❖ 援助時に「つかむ」「引っ張る」「引きずる」ような動作を行わない

患者をケアする時に，皮膚に摩擦やずれを起こすような行為を行わない．看護ケアは，患者の身体に触れて行う援助であることを念頭におき，援助全般にわたり細心の注意を払う．たとえば，体位変換の時は，体をつかむのではなく支え，移動時は引きずらないようにスライディングシートなどの補助具を用いる．ヘッドアップ時のずれを補正する背抜きなどの時も，滑りのよいアームカバーを用いて摩擦を与えないように配慮する．

> **実証報告**
>
> Bank らは，包括的なスキンテアの予防プログラムの有効性について報告した．209床の看護リハビリセンターにおいて，スタッフ教育とスキンスリーブの使用，パッド付きサイドレールの使用，低刺激の皮膚洗浄，1日2回のローション塗布などを行った13カ月間の介入研究の結果，これらの予防プログラムの実施中，新規のスキンテアの発症が1カ月間平均18.73件から8.73件に減少し，有意差が認められた（$P<0.001$）[29]．

（片山　恵）

文献 / URL

1) 菅野恵美, 他：創傷治癒過程.「術後ケアとドレーン管理のすべて」. 竹末芳生, 他編, p.91, 照林社, 2016.
2) 土井悠人, 他：滲出液の量からみた創傷局所管理：医師の視点より. WOC Nursing, 5（4）：13, 2017.
3) 築 由一郎：創傷の治癒過程と TIME コンセプト.「ナースのためのアドバンスド創傷ケア」. 真田弘美, 他編, p.168, 照林社, 2012.
4) 日本医療機器テクノロジー協会 創傷被覆材部会：創傷被覆・保護材一覧（2017 年 6 月 14 日改訂 26 版）.
5) 洲本師来, 他：術後手術創のみかた. 消化器外科ナーシング, 21（5）：410-413, 2016.
6) 丹野寛大, 菅野恵美：創傷治癒と細菌感染. 看護技術, 63（9）：830-834, 2017.
7) Sibbald RG,et al：Increased bacterial burden and infection：the story of NERDS and STONES. Advances in Skin & Wound Care, 19（8）：447-461, 2006.
8) 伏間江貴之：感染制御を目的としたドレッシング材の使い方. WOC Nursing, 2（12）：35-42, 2014.
9) Woo KY,et al：Minimising wound-related pain at dressing change：evidence-informed practice. International Wound Journal, 5（2）：144-157, 2008.
10) 一般社団法人 日本褥瘡学会編：褥瘡ガイドブック 第 2 版. 照林社, 2015.
11) 厚生省老人保健福祉局老人保健課監修：褥瘡の予防・治療ガイドライン. p.22, 照林社, 1998.
12) McInnes E, et al：Support surfaces for pressure ulcer prevention. Cochrane Database of Systematic Reviews,（9）：CD001735, 2015.
13) Vanderwee K, et al：Alternating pressure air mattresses as prevention for pressure ulcers：a literature review. International Journal of Nursing Studies, 45（5）：784-801, 2008.
14) McInnes E, et al：Preventing pressure ulcers-Are pressure-redistributing support surfaces effective? A Cochrane systematic review and meta-analysis. International Journal of Nursing Studies, 49（3）：345-359, 2012.
15) 前掲 11）, 福井基成：褥瘡の分類. p.59.
16) 福井基成：決定版 褥瘡治療マニュアル 創面の色に着目した治療法. 第 2 版, p.30, 照林社, 2000.
17) 前掲 16）, p.28.
18) 日本褥瘡学会編：褥瘡予防・管理ガイドライン. p.160, 照林社, 2009.
19) 石澤美保子, 他：仙骨部褥瘡における創改善と周囲皮膚の水分バリア機能変化との関連. 日本褥瘡学会誌, 11（4）：533-538, 2009.
20) 古田勝経, 他：褥瘡創面の水分含有率測定に基づく保存的治療. 治療, 79（10）：2345-2352, 1997.
21) 田上八朗：皮膚科MOOK15 表皮生理機能の異常. p.73, 金原出版, 1991.
22) Griffiths RD, et al：Is tap water a safe alternative to normal saline for wound irrigation in the community setting? Journal of Wound Care, 10（10）：407-411, 2001.
23) Bergstrom N,et al：Wound Cleansing. Treatment of pressure ulcers. Clinical Practice Guideline No.15. pp.50-53, U.S. Department of Health and Human Service. Public Health Service. Agency for Health Care Policy and Research (AHCPR), 1994.
24) 市岡 滋, 他：創洗浄における洗浄圧の検討. 日本褥瘡学会誌, 3（1）：27-31, 2001.
25) Pronchik D,et al：Low-versus high-pressure irrigation techniques in *Staphylococcus aureus*-inoculated wounds. American Journal of Emergency Medicine, 17（2）：121-124, 1999．
26) 真田弘美, 他：褥瘡を有する高齢者における入浴の有効性の検討. 日本創傷・オストミー・失禁ケア研究会誌, 3（1）：40-47, 1999.
27) LeBlanc K, et al：Skin Tears：Finally Recognized. Advances in Skin & Wound Care, 30（2）：62-63, 2017.
28) LeBlanc K, et al：Is Twice-Daily Skin Moisturizing More Effective Than Routine Care in the Prevention of Skin Tears in the Elderly Population? Journal of Wound Ostomy & Continence Nursing, 43（1）：17-22, 2016.
29) Bank D,et al：Preventing skin tears in a nursing and rehabilitation center：an interdisciplinary effort. Ostomy Wound Manage, 52（9）：38-46, 2006.

Chapter 13

与薬の技術

―― 看護援助の必要性 ――

　与薬とは，薬物を投与することにより，人間が本来もっている機能を促進または抑制し，その人がもつ自然治癒力の働きを助け，健康の回復，保持，増進を図ることです．また，与薬は検査や診断のために行われることもあります．与薬の方法は，経口与薬法，口腔内与薬法，直腸内与薬法，注射法（皮内注射，皮下注射，筋肉内注射，静脈内注射），その他の与薬法（点眼法，点鼻法，点耳法，吸入法，皮膚への貼用・湿布，腟内与薬法）などです．

　与薬における看護では，薬物を適切な方法で，安全に，効率良く作用させることが重要です．医師の指示に基づいて投与しますが，薬理作用に関する知識，自らの役割と責任に立脚した判断と倫理的な実践が求められます．薬の作用を期待して投与しますが，害になる場合もあります．作用と副作用をしっかり理解して観察につなげましょう．また，与薬に関連した医療事故が数多く報告されていることから，与薬に関する援助をリスクマネジメントの視点からとらえ，リスクを判断・予測し，適切な対処ができる能力も求められます．

　さらには，対象者が日常生活のなかで，自分自身で服薬管理ができるようにかかわることが必要な状況も多々あります．したがって，生活習慣，セルフケア能力，アドヒアランスなどの視点から対象者を理解し，適切に指導できる能力が必要となります．

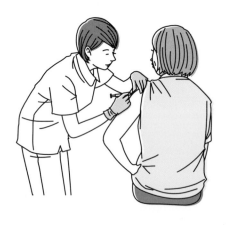
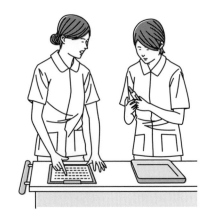

与薬に関する援助のアセスメントに必要なミニマムデータ

- 病態
- 症状
- 薬物の作用・副作用
- 薬物アレルギーの有無
- 薬物療法を受けることに対する期待と不安
- 薬物療法に関する知識
- 生活習慣
- セルフケア能力
- アドヒアランス
- 同一薬剤の使用経験と効果の程度

与薬の技術に関する概念図

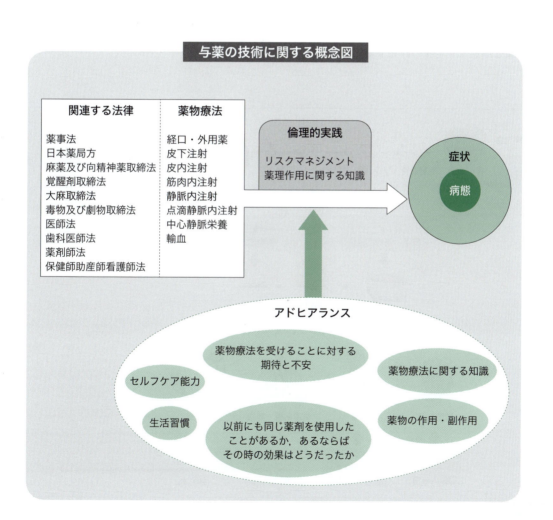

❖与薬に関する基本的知識

・さまざまな与薬の方法

与薬には，経口与薬法，口腔内与薬法，直腸内与薬法，注射法（皮内注射，皮下注射，筋肉内注射，静脈内注射），点眼法，点鼻法，点耳法，吸入法，皮膚への貼用・湿布，腟内与薬法などさまざまな方法がある（図13-1）．薬物は医師に指示された正しい経路で投与しなければならない．その際には吸収・作用経路，代謝・排泄経路に関する知識が必要である．

・薬物の投与・吸収・全身への作用経路

薬物の吸収・作用経路は投与方法によって異なる（図13-2）．経口与薬の場合は肝臓を通過して全身に作用するが，非経口与薬の場合は肝臓を通過せず全身に作用する．

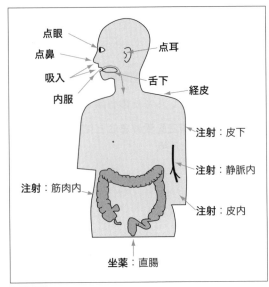

図13-1 さまざまな与薬の方法

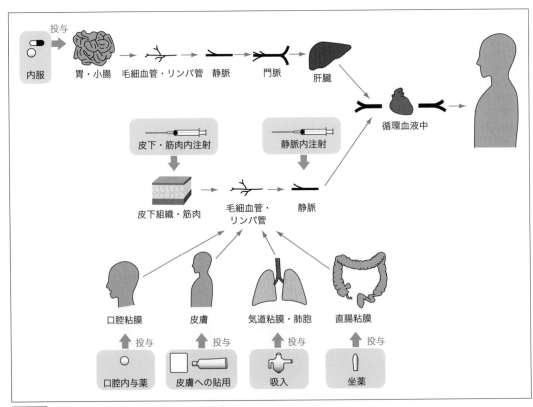

図13-2 薬物の投与・吸収・全身への作用経路

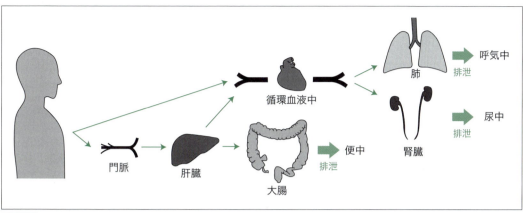

図13-3 薬物の代謝・排泄経路

表13-1 与薬にかかわる法律

- **薬事法**
  医薬品などの品質・有効性・安全性を確保することを目的としたもの．薬事法に基づいて日本薬局方が制定され，医薬品の規制が行われる．

- **日本薬局方**
  わが国で使用されている主要な薬について，化学構造，製剤の純度，規格，貯蔵法などを明示した薬に関する規格書で，厚生労働省の告示によって定められたもの．

- **麻薬及び向精神薬取締法・覚醒剤取締法・大麻取締法・毒物及び劇物取締法**
  連用すると個人・社会に悪影響を与えるおそれのある薬（または物質），または危険な物質を規制することを目的としたもの．

- **保健師助産師看護師法**
  第5条：この法律において「看護師」とは，厚生労働大臣の免許を受けて，傷病者もしくはじょく婦に対する療養上の世話又は診療の補助をなすことを業とする者をいう．
  第37条：保健師，助産師，看護師又は准看護師は，主治の医師又は歯科医師の指示があった場合を除くほか，診療機械を使用し，医薬品を授与し，医薬品について指示をしその他医師又は歯科医師が行うのでなければ衛生上危害を生ずるおそれのある行為をしてはならない．但し，臨時応急の手当をし，又は助産師がへその緒を切り，浣腸を施し，その他助産師の業務に当然に付随する行為をする場合はこの限りでない．

- **厚生労働省医政局長通知（2002年9月30日）**
  2002年9月30日，厚生労働省医政局から，医師の指示の下での静脈注射は「診療の補助業務の範疇」であるという通知が出された．この通知によって，静脈注射は「看護師の業務の範疇を越えるもの」という解釈から180度の転換となった．

・**薬物の代謝・排泄経路**

薬物は主として呼気中，便中，尿中に排泄される（図13-3）．

・**与薬にかかわる法律**

与薬にかかわる法律を表13-1に示す．

・**薬物の保管と取り扱い**

1. 薬物の保管

薬物は保存環境によって化学変化を起こし，変質や衛生上の問題が生じることがある．したがっ

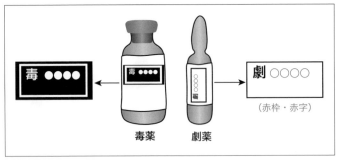

図13-4　毒薬・劇薬の表示

て，日本薬局方に定められている方法（温度，湿度，遮光の必要性など）を厳守して管理しなければならない．

2. 有効期限，使用期限

薬物は期限を過ぎると，薬物の効力が低下したり，有害物質が発生したりするため，薬物を使用する際は有効期限，使用期限の確認を行う．

3. 毒薬・劇薬の表示と保管（図13-4）

毒薬……黒地，白枠，白字で「毒」と表示して他のものと区別し，施錠して保管する．
劇薬……白地，赤枠，赤字で「劇」と表示して，他のものと区別して保管する．

4. 麻薬の取り扱い

1) 麻薬以外の医薬品と区別して，鍵をかけて保管する．
2) 以下のような事故が生じた場合には，必ず麻薬の品名，数量，事故の状況を麻薬管理者に届け出る．
   ・麻薬が所在不明になった
   ・取り扱い中に破損した
   ・盗難に遭った
3) アンプルカットしたが使用中止になった場合は，破棄しないでそのまま返却する．
4) 使用後の残液は破棄せずに返却する．

• 処方せん

処方せんには，患者の氏名，年齢，薬剤名，分量，用法，用量，発行年月日，使用期間，病院・施設名，所在地または医師の住所（麻薬の場合は必ず記載，記名押印または署名をする）が記載されている．

医師は，患者に対し治療上薬剤を調剤して投与する必要があると認めた場合には，患者またはその看護にあたっているものに対して処方せん（図13-5）を交付しなければならないことが定められている（医師法22条：処方せんの交付義務）．

• 与薬に関連した医療事故

日本医療機能評価機構の報告書によると，薬剤に関連した医療事故は，2009年7月1日～9月30日の3カ月で64件発生していた．指示・指示受けの段階では，「プロタノール」と「プロタミン」，「パクリタキセル」と「タキソテール」など薬剤名が似かよったものの間違い，「mg」と「mL」の単位の間違いなどが起きている．準備，実施の段階では，インスリン含量の間違い，注射器に準備

図 13-5　処方せんの一例

した薬剤の取り違え，希釈して使用する薬剤を原液で使用，輸液ポンプの流量設定間違いなどが起きている[1]．

特に，インスリンは，投与量が単位（Unit）で設定されていること，製剤の種類が多いこと，投与方法が患者による自己注射も含め多様であること，投与量の変更が多いことなどから，医療事故およびヒヤリ・ハット事例が多数報告されている[2]．2010～2015年までに報告された，インスリンに関連した事故は116件であった[3]．内容としては，薬剤間違いや投与量の間違い（過剰）が多く[3]，なかには患者の死亡を含む重篤な事故も発生している[2]．また，経験年数1年未満の医師や看護師が当事者であることが多い[4]．インスリンは100単位/mLに濃度が統一されており，「1バイアル1,000単位（10mL）」であるが，単位の誤認や専用シリンジを使用すること（図13-6）についての知識不足など[3]も事故の一因となっている．

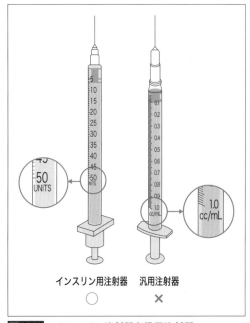

図 13-6　インスリン注射器と汎用注射器
インスリン投与の準備には
必ずインスリン用注射器を使用する．

　与薬に関する事故を防ぎ，安全・確実に実施するためには，自らの役割と責任に立脚した判断と倫理的な実践が求められる．知識が不十分であったり，経験したことのない技術である場合は，先輩看護師に質問する，支援を求めるなど，「自己の責任と能力を的確に認識し，自己の能力をこえた看護が求められる場合には，支援や指導を自ら得たり，業務の変更を求めたりして，提供する看護の質を保つように努める必要がある」（看護者の倫理綱領7条）[5]．

- 与薬を安全・確実に行うためのポイント
  1. 処方内容を確認し，与薬の指示内容が的確であるかを見極める
     - 患者の薬剤アレルギー歴，禁忌についての情報を確認する
     - 判断に困る指示（読みにくい，わからない内容）は医師に確認する
     - 指示内容に疑問がある場合は，薬剤師に相談をしたり，医師に意見を伝える
  2. 薬剤の作用・副作用を確認する
  3. 指示された薬物を正しく準備する
     - 薬液の安全性（有効期限，使用期限，保管状態，混濁の有無，異物混入の有無など）を確認する
     - 注射の場合，無菌操作を確実に行う
     - 機器，器材の安全性（滅菌材料の使用期限，ディスポーザブル製品の包装の濡れ，破損の有無）を確認する
     - 6R（six rights）の確認を最低3回は実施する（詳細は後述）
  4. 輸液ポンプなど必要な機器の動作確認を行う
  5. 患者に薬物療法の目的，内容，方法，必要性をわかりやすく説明する
  6. 薬物の投与によって生じた状況（副作用など）に対して適切な判断・対応をする
     - 薬物の作用と副作用，薬物を投与することによって期待される結果に関する知識をもって患者の状態を観察し（副作用の早期発見），記録する
  7. 薬物療法を効果的に受けられるよう患者の日常生活を整える
  8. 薬物療法に関するその人の知識や認識，思い（期待や不安など），セルフケア能力をアセスメントし，薬物の自己管理ができるように指導・支援を行う
  9. 知識を持ち合わせていないこと，不明なこと，少しでも疑問に思うことは，自己判断せずに医師や先輩看護師に確認を求め，常に確実な知識に基づく看護を実践する
  10. 与薬に関連した事故を防止するために，個人としてだけではなく，組織として取り組む（表13-2）[3]．

- 与薬を安全・確実に行うために6R（six rights）の確認を実施する（図13-7）
  1. 薬剤と処方せんを照合しながら，6R（正しい患者，正しい薬，正しい量，正しい方法，正しい時間，正しい目的）（図13-8）の確認を行う．WHO患者安全カリキュラムガイド 多職種版 2011[6] では，これに加えて「正しい記録」と，スタッフ，患者および介護者が投薬指示について「質問する権利」という2つのRが追加されている．
     記録が不十分であったために投与エラーが起きる場合もある．たとえば，薬剤を投与しなが

表13-2 与薬に関連した事故防止のための組織としての取り組み
（日本医療機能評価機構報告書[3] をもとに作成）

- ダブルチェックの手順が遵守できるようにマニュアルなどを整備する
- 危険薬のダブルチェックは，リーダークラスの看護師と行う仕組みをつくる
- 危険薬を新人看護師が取り扱う際の教育・指導体制を整える
- 経験の浅い看護師が安心して質問したり，支援を求めたりすることができる雰囲気をつくる

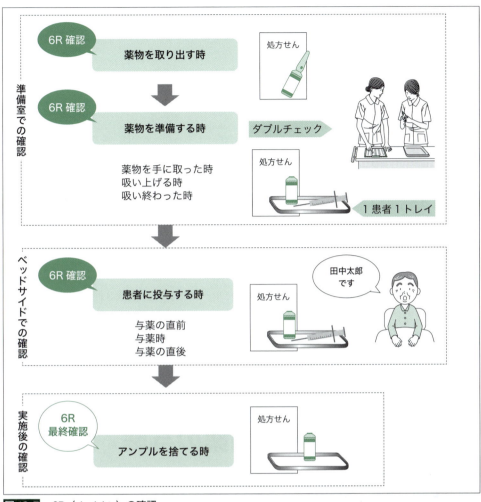

図 13-7　6R（six rights）の確認

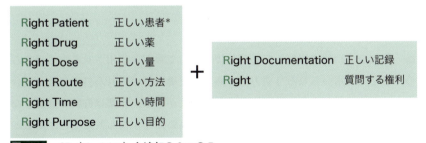

図 13-8　6R（six rights）と追加の 2 つの R
＊：患者自身に氏名および生年月日を言ってもらう．

ら記録を怠った場合には，別のスタッフがまだ投与していないと誤解して再度投与してしまうおそれがあるため[6]，「正しい記録」，つまり投与を行った者自身がその実施内容を正しく記録する必要がある．また，投与後の患者の状態を観察し，効果や副作用を記録することも重要である．

また，指示内容に疑問がある場合に，薬剤師に相談をしたり医師に意見を伝えたりすること，経験の浅い看護師が安心して質問したり，支援を求めたりすることができる雰囲気づくりは，「質問する権利」に該当するといえる．

2. 6Rの確認の際は，ダブルチェック，指さし呼称を行う．

> **実証報告**
> ダブルチェックと指さし呼称を両方実施した群，どちらか一方の群，両方実施しなかった群を比較した結果，両方しなかった群（1.4件）は，どちらか一方のみ実施した群（0.6件），両方実施した群（0.5件）よりも平均誤薬件数が有意に多かったことから，指さし呼称は誤薬防止に効果があるといえる．ただし，指さし呼称を行っていても誤薬した者も存在したため，指さし呼称だけでは防止策として不十分であることに留意する必要がある[7]．

3. 6Rの確認は施設で決められたルールに従い，最低3回は実施する．

①薬物を取り出す時，②薬物を準備する時（注射器に吸い上げる時，薬物を容器から出す時），③患者に投与する直前など，施設で決められたルールに従い，最低3回は実施する．

なお，注射器に吸い上げた（容器から取り出した）薬剤の内容が確認できるように，空アンプル（薬袋）などは与薬が終了するまで捨てずに残しておく．最終的に6Rを確認し，間違いがないことを確かめてから廃棄する（図13-7）．

1 経口・外用薬の与薬

期待される効果

- 治療・検査のために，適切な方法で安全・安楽に薬物療法を受ける
- 効果的に薬物療法を受けることによって，症状が緩和・改善する
- 薬物療法に関するアドヒアランスが高まる
- 薬物の自己管理ができる

経口与薬は，薬剤を経口的に摂取して，消化管を通して吸収・作用させる方法である．簡便な方法であるため，日常的に用いられる与薬方法である．皮膚に用いられる外用薬は，配合剤の効力により皮膚病変を改善させる．坐薬には肛門坐薬と腟坐薬がある．坐薬は肝臓を通過しないため，分解されずに循環血中に吸収されるので，症状の改善に高い効果が得られる場合がある．

❖内服薬は対象者の生活習慣，セルフケア能力，アドヒアランスを把握し，自己管理の可能な程度を判断して指導する

入院前の薬の自己管理状況，認知機能，服薬動作に関連する身体機能，服薬に対する知識や理解などさまざまな面から患者の状態を把握する必要がある．正しい時間に，正しい薬を，正しい量服薬できるようにかかわる．そのためには，患者の状態（認知機能や身体機能），家族背景なども考慮したうえで，その人に応じた内服薬の自己管理の方法を検討していく必要がある．患者が持参薬

表13-3 薬剤の作用に影響する組み合わせ

● 薬剤の吸収を阻害する組み合わせ
・「乳製品」と「テトラサイクリン系薬剤」
・「納豆」と「抗凝固剤（ワーファリン®）」

● 薬剤の血中濃度を上昇させる組み合わせ
・「グレープフルーツ」と「免疫抑制剤」「カルシウム拮抗剤」

を自己管理している可能性もあるため，重複投与や併用の禁忌がないかどうかを薬剤師と連携し，確認する必要がある．

また，食事内容が薬剤の作用に影響することがある（表13-3）ため，患者の日常生活を把握し，患者自身がそれらの影響を理解し，自己管理できるように指導する．

❖内服薬は患者の嚥下状態に合わせて適正な剤形を選択するとともに，十分な量の水で服用するよう指導する

食道粘膜は，酸・アルカリなど化学的刺激に対して脆いといわれており，服用した薬剤が食道内に停滞すると，食道粘膜を腐蝕し，薬剤性食道潰瘍を引き起こす可能性がある．薬剤性食道潰瘍の原因となった薬剤としては，抗生剤，消炎鎮痛剤，塩化カリウム，鉄剤などが報告されており，服用時の状況として，「水を飲まずに服用」，「水を少ししか飲まずに服用」，「服用後にすぐに臥床した」[8] などが報告されている．よって，内服薬を服用する際には，食道内に薬剤が停滞するのを防ぐために十分な量の水で服用し，すぐに臥床することは避ける必要がある．

また，薬剤性食道潰瘍は，患者の嚥下状態に合わせた適正な剤形が選択されていない場合にも起こる可能性がある．その発生率はあまり高くないとされているが，小児や高齢者では比較的高頻度にみられる[9]．したがって，患者の嚥下状態をアセスメントし，その人にとって適正な剤形を選択することが重要となる．

❖皮膚に用いられる外用薬は清潔な皮膚に塗る（貼る）

古い軟膏や垢が落ちており皮膚が浸軟していると，外用薬の吸収が良い．

❖坐薬を直腸内に挿入する時は，肛門より3cm以上奥に挿入する

肛門から内肛門括約筋の長さは成人で2.5～3cmであり，坐薬全体を内肛門括約筋より奥に挿入しなければ，坐薬が肛門から押し出されてしまう．

坐薬の挿入時は先端に潤滑剤をつけ，随意筋である外肛門括約筋の緊張を緩めるため口呼吸を促す．直腸内に挿入した後は，排出を防ぐために5秒程度ティッシュペーパーなどで押さえる．坐薬は10～30分かけて溶解し，効果が現れる．坐薬の排出を防ぐため，挿入後20～30分間は激しい運動などを避ける．坐薬を挿入した後，すぐに排便した場合，坐薬も一緒に排出される可能性があるため，使用する前にはなるべく排便をすませておく（排便を促す目的で使用する場合を除く）．また，排便があったら知らせるよう患者に伝えておく必要がある．

❖ **全身への影響が強い点眼薬を使用する際は，点眼後に約 1 分間目頭付近（涙囊部）を軽く圧迫する**

　点眼薬の移行経路には，①角膜を通過して前房内へ，②結膜，強膜を通過して前房内，網脈絡膜ならびに硝子体へ，③結膜から眼窩内を通り後眼部へ，④結膜，眼瞼の脈管から全身循環に移行という 4 つがある．点眼であっても全身循環に移行する経路があるため，アトロピンやβ遮断薬など全身への影響が強い点眼薬を使用する時には，必ず点眼後に約 1 分間目頭付近（涙囊部）を軽く圧迫する必要がある[10, 11]．

❖ **2 種類以上の点眼薬を使用する場合は，5 分以上間隔をあける**

　複数の点眼薬を同時に使用すると，先に入れた点眼薬が後から入れた点眼薬によって流されたり，それぞれが希釈されたりして効果が不十分となる．したがって，2 種類以上の点眼薬を使用する場合は，5 分以上間隔をあける必要がある．点眼の順番は，医師からの指示が特になければ，効果をより期待している点眼薬を最後に入れたほうがよいといわれている[11]．

❷ 皮下・皮内・筋肉内注射

期待される効果
- 治療・検査のために，適切な方法で安全・安楽に薬物療法を受ける
- 効果的に薬物療法を受けることによって，症状が緩和・改善する
- 薬物療法に関するアドヒアランスが高まる
- 必要に応じて薬物の自己管理ができる（インスリンの自己注射など）

注射の準備

❖ **アルコールベースの速乾性手指消毒剤を用いて手洗いを行う**

　院内感染を予防するため，必ず手洗いを行う（☞「Chapter11 感染予防の技術」参照）．

❖ **処方せんを確認し，注射方法・薬液の量・薬液の質・穿刺部位に適した注射器，注射針を準備する**

　注射針・注射器を正しく取り扱い，注射針の種類と適応を理解して準備を行う（図 13-9，表 13-4）．

❖ **注射器に必要量の薬液を無菌的に吸い上げる**

- アンプルの頸部をアルコール綿で拭く

　アンプルの頸部に付着している汚れを拭き取ることによって，アンプル内の汚染を防ぐ．

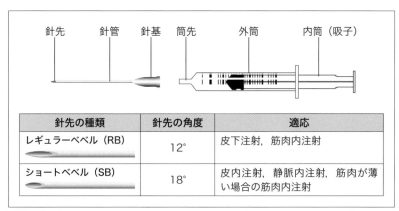

図 13-9 注射器・注射針の構造
針先のカット面と注射器の目盛りが合うように接続し，注射針と注射器の接続部に触れないように注意する．

表 13-4 適切な注射針の選択

針の太さ	皮下注射	皮内注射	筋肉内注射	静脈内注射
21G			RB（油性剤使用時）	SB
22G			RB	SB
23G	RB		RB	
24G	RB			
25G	RB			
26G		SB		

- **アルコール綿でアンプルの頸部を覆ってカットする**

　細かいガラスの破片が飛び散ってもアルコール綿に吸着されるので，アンプル内へのガラスの破片の混入を防ぐことができる．また，アンプルカットの際の看護師の怪我を防ぐためにも有効である．

- **アンプルのカット面に，注射針が触れないようにする**

　アンプルの頸部をアルコールで拭いて消毒したとしても，アンプルのカット面は無菌状態ではないため，未滅菌状態として扱う必要がある．また，アンプルのカット面には細かいガラスの破片が付着している可能性がある．

- **注射器の内筒に触れないように薬液を吸う**

　ディスポーザブルの注射器の場合，内筒の位置はゴム製の吸子によってずれないように固定されている．アンプルからの薬液の吸い上げが一度だけの場合，看護者が内筒に触れたとしても，その部位が薬液に接触することはないため，薬液が汚染されることはない．注射器の内筒に触れることが問題となるのは，点滴をミキシングする時など，同じ注射器を用いて薬剤を複数回吸い上げる時である．この場合は看護者が触れた内筒が注射器の内側に触れ，その部位に薬液が接触するため，2回目以降の吸い上げ時には薬液は汚染される．したがって，薬液を吸う際には内筒に触れないようにしなければならない（図 13-10）．

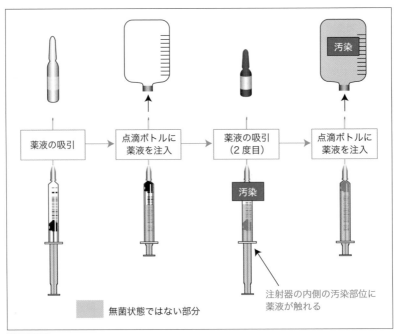

図 13-10 注射器の内筒の汚染と薬液の汚染

　また，ガラスの注射器を用いる場合は，内筒の位置の固定が不安定であるため，看護者が触れた内筒が注射器の内側に触れ，その部位に薬液が接触し，汚染される危険性は高くなる．状況に応じた使い分けができるのであれば，アンプルからの薬液の吸い上げが一度だけの場合に限って，内筒に触れても問題はないであろう．しかし，混乱を危惧するのであれば，どんな場合においても注射器の内筒に触れないように薬液を吸う必要がある．

❖注射器の中の空気を抜く

　注射器の中の空気を抜く際は，いったん内筒を引いて注射器の上部に空気を集めてから内筒を押す．いったん内筒を引かなければ，針の中に入っている薬液が空気を抜く時に飛散する．注射器の中の空気を抜く時に空気と一緒に薬液が流出した場合，その薬液が滅菌状態ではない注射器の外側や看護者の手指に触れ，それが滅菌状態を保ちたい針に流れてくる可能性がある．流出した薬液をアルコール綿に吸収させるため，針基にアルコール綿をあてておいてもよい．

注射の実施

❖患者の体位や姿勢を整え，安全な注射部位を選択する

・皮下注射の部位

　皮下注射を行う際は，神経・血管が少ない部位を選択する．よく用いられる部位は，上腕後面下3分の1（図 13-11），上腕外側上部，大腿外側中央部，大腿前面中央部，腹部，殿部，上背部である．

・皮内注射の部位

皮内注射はアレルゲンテストやツベルクリン反応など抗原抗体反応の検査のために行われる．したがって，皮内注射を行う際は，角質層が薄く皮膚が柔らかい部位，外からの刺激を受けにくい部位，反応を観察しやすい部位（前腕内側など）を選択する．

・筋肉内注射の部位

筋肉内注射を行う際は，筋肉が発達しており，重要な神経や血管が少ない部位を選択する．筋肉の発達の状態や皮下脂肪の厚さを視診・触診で必ず確かめる．

現在のところ臨床の場では，筋肉注射の実施部位として三角筋（肩峰から3横指下の部位）が選択されていることが多い．しかし，三角筋

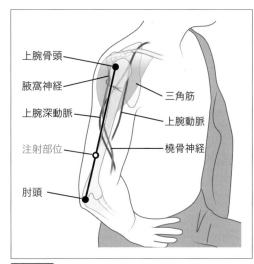

図 13-11 皮下注射の部位（上腕後面下3分の1）
この部位を選択する場合，手を腰に当ててもらうと部位を確認しやすい．

を選択した場合，患者の体格によっては，肩峰から3横指下の部位を腋窩神経が走行していることがある．また，肩峰から3横指下という表現では，注射を実施する人の指の太さによって部位にずれが生じるため，必ずしも安全な部位とはいいきれない．したがって，筋肉注射の際には三角筋よりも中殿筋を選択したほうが安全である．

中殿筋における注射部位の決定方法には，4分3分法，クラークの点，ホッホシュテッターの部位がある（図 13-12）．臨床の場では，中殿筋における注射部位の選定方法として4分3分法が多く用いられてきた[12]が，皮下組織が厚すぎない部位で注射針を確実に筋肉内に到達させること，神経損傷を避けることを考慮すると，クラークの点，ホッホシュテッターの部位がよいと考えられるようになってきている．

次に，注射部位を確実に選定できるかどうかについては，ホッホシュテッターの部位の選定方法は，「手掌中央を大転子部，示指先端を上前腸骨棘にあて，中指を開いた状態で中指の近位関節に近い部位」であることから，注射の施行者の手の大きさによって選定部位にずれが生じると考えられる．一方，クラークの点は「上前腸骨棘と上後腸骨棘を結んだ線を3等分した上前腸骨棘側の点」というようにランドマークが明確であるため，誰が施行しても確実に注射部位を選定できる．

このように，注射部位の確実な選定，神経損傷のリスクの回避，中殿筋への注射針の確実な到達を考慮すると，もっとも適切な注射部位はクラークの点である．クラークの点は，部位を選定する際に必要な肌の露出の程度が少ないため，対象者の羞恥心への配慮という点においても優れている．

ただし，クラークの点の指標となる上後腸骨棘は，患者の体型によっては探しにくい場合がある．その場合は，解剖図や骨標本をイメージし，上後腸骨棘の位置の目安をつけながら腸骨稜をたどって触知していくとよい．

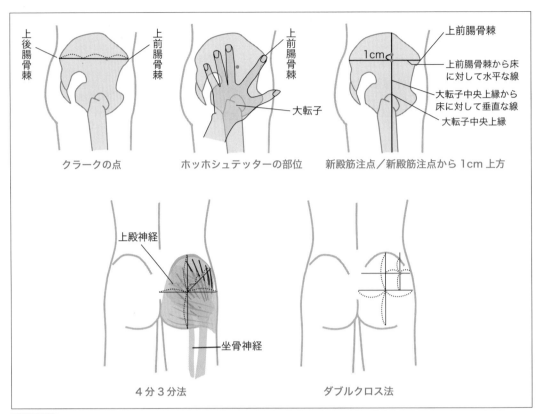

図 13-12 筋肉内注射の部位

> **実証報告**
>
> - 筋肉内注射において，三角筋は臨床でも多く選択されている注射部位であり，多くの教科書でも推奨されている．三角筋は一般的に肩峰から 3 横指下と記載されている．しかし，ここで注意しなければならないことは，腋窩神経の走行である．長谷川ら[13]が調査した 20 冊の教科書のうち，腋窩神経について記載があったものは 2 件のみであった．
>
> - 中谷ら[14]が 2 体の解剖体を用いて腋窩神経の走行を確認したところ，3 横指下が約 5cm の場合，三角筋筋注部位は腋窩神経の走行よりやや上に位置するということがわかった．しかし，城戸ら[15]は，腋窩神経は肩峰から 5〜6cm の位置を走行していると報告している．また，川原[12]は日本人については，腋窩神経は肩峰外側縁から 3 横指下を走行しており，注射部位として同部を避けるべきであると述べている．
>
> - 高橋ら[16]が看護師を対象として実施した質問紙調査の結果，「筋肉内注射の実施部位として中殿筋を選択することがある」と答えた人は 77 人中 47 人であった．その際の部位選定の方法（複数回答）は，「4 分 3 分法」が 40 人（81.6%），「クラークの点」が 8 人（16.3%），「ホッホシュテッターの部位」が 1 人（2.0%）であった．わが国の多くの看護師が用いている 4 分 3 分法は，1949 年に紹介されたクラークの点をより簡単に特定できる方法として薄井が提案したもの[17]であり，海外の教科書や文献などには記載されていない．片側殿部上外 4 分の 1（後方殿部注射部位：dorsogluteal site）の部位に関しては神経損傷が報告されている[18]が，その部位と 4 分 3 分法による部位は同一ではなく，わが国の臨床の場では安全な注射部位として広く認知・支持されてきた．
>
> - 佐藤ら[19]は解剖体を用いて上殿神経の分布を確認した結果，通常より針を深く刺入した場合，4 分 3 分法では 12/21 側，クラークの点では 2/21 側で針先が上殿神経に触れていたと報告している．しかし，データベース（医学中央雑誌）を用いて文献検索をした結果，4 分 3 分法，クラークの点における神経損傷の報告はなかった．

- 中島[20,21]らは，上前腸骨棘を通る水平線と大転子中央上縁を通る垂線との交点を新殿筋注点（図13-12）とし，この点が注射部位として適切かどうかを検討した．21～25歳の女性を対象者として，新殿筋注点とクラークの点との距離の計測，上殿神経の位置の推測を行った．上殿神経の位置は，上殿神経に伴走する上殿動脈を血流音聴取によって特定することで推測するという方法をとった．その結果，新殿筋注点はクラークの点より常に約1.2cm下方に位置し，17/26人（65.3％）でクラークの点より後方に位置した．新殿筋注点，クラークの点で，上殿動脈の血流音が聴取されたのは，それぞれ2/17人（11.8％）と1/17人（5.9％）で，残りの14人（82.4％）は，両点の上方，下方で血流音が聴取されたので，上殿動脈の上枝と下枝は，新殿筋注点とクラークの点を挟むようにフォーク状に走行していると考えられた．これらのことから，新殿筋注点は殿部筋肉内注射部位として適当であると考えられるが，クラークの点の高さのほうが神経から遠いので，新殿筋注点の約1cm上方では，より安全に殿部筋肉内注射を実施できると考えられる．

- 注射部位の選定に関する施行者間のばらつきを調査した佐藤らの報告[22]では，ホッホシュテッターの部位は施行者の手掌の大きさによって頭側～尾側にばらつきやすい傾向があることが明らかにされた．さらに，4分3分法は特定部位がもっとも背側に分布しており，施行者によって腹側～背側のばらつきが大きかったことから，坐骨神経の分布域に近づく危険性があると指摘している．4分3分法で施行者による選定部位のばらつきが大きかったのは，「腸骨稜と殿溝，脊柱と殿部側縁の2等分線の交点と，その交点から45°の角度で腸骨稜に向かって線を引き，腸骨稜と交わった点を結ぶ線を3等分した外側の点」というように，ランドマークに幅があるためと考えられる．この選定部位のばらつきが神経損傷のリスクの増減にかかわるほどのばらつきかどうかはわからないが注意は必要である．ただし，先に述べたように，この部位で実際に神経損傷を起こしたという報告はない．

- クラークの点は施行者間のばらつきが少ない[22]という結果が出ているが，先述したとおり，患者の体型によっては上後腸骨棘の触知が難しい場合があるという難点がある．これに対して，安全かつ確実に，しかも容易に選定できる注射部位として，先に述べた中島[20,21]が提案する新殿筋注点「上前腸骨棘を通る水平線と大転子中央上縁を通る垂線との交点」から1cm上方（☞ **NOTE** 参照），海外で紹介されているダブルクロス法「中殿筋の片側の殿部を四等分し，さらにその上外側を四等分した部位」（図13-12）などが検討されている[23]．

> **NOTE**
>
> **新殿筋注点**
>
> 新殿筋注点は，上前腸骨棘を通る水平線と大転子中央上縁を通る垂線との交点である．
> 大転子中央上縁の探し方は以下のとおりである．
> ①膝関節が正中位を向くようにし，大転子部を触知する
> ②股関節を回旋させると，大転子部の動きを感じ，上部に窪みがあるのがわかる．その窪みのすぐ下が大転子の上縁である
> ③大転子の横幅を確認し，その中央との交点が大転子中央上縁となる
> 大転子部は股関節を外転すると触れにくくなるが，立位，仰臥位ではこの方法で容易に触知できると考えられる．

> **さらに検証**
>
> - 中島ら[20,21]の実験では，被験者の体位が立位であったため，筋肉内注射実施時の体位である腹臥位または側臥位で大転子中央上縁が容易に特定できるかどうかの検証が必要となる．腹臥位では，股関節の回旋が困難となるため，部位の特定が難しい可能性が高い．また，側臥位では安楽な姿勢を保ちながらこの部位を特定することができるのか，誰でも誤差なく特定できるのかという疑問が残る．加えて，床に対して，垂直，水平という指標が腹臥位，側臥位の状態で使えるのかどうかということも疑問である．
>
> - ダブルクロス法は4分3分法で用いるランドマークと共通項があることから，同様のばらつきが生じる可能性もあり，今後検討が必要と考える．

❖注射部位は拭き残しがないように確実に消毒する

　皮膚表面には多くの微生物が存在している．この菌が注射を行う際に針を伝って組織内や血管内に入るかどうかは不明である．後述の実証報告で示すとおり，注射部位の消毒は不要であるとの見解も示されている[24,25]．しかし現時点では，いかなる場合においても皮膚消毒が不要であるとはいえない．したがって，個々の対象者の免疫機能などをアセスメントして消毒の必要性を判断し，必要であると判断した場合は確実に皮膚消毒を行わなければならない．注射部位の皮膚消毒に関しては，今後の研究の動向に注目していく必要がある．

実証報告

- 杉野ら[26]は，皮膚清拭方法の違いによる消毒効果を明らかにするために，調製した菌液を皮膚に塗抹し，アルコール綿で清拭した後に残存菌の有無を調べた．その実験の結果，「刺入部位を中心に外側に向かって円を描くように拭いた場合」は消毒後の皮膚から菌は検出されなかったが，「上下に一側から他側に向かって拭いた場合」は残存菌が認められた．さらに，清拭方法と拭き残しの関連を検討するために，2％マーキュロクロムを皮膚に塗抹した後にアルコール綿で清拭し，脱色状態によって拭き残しがないかどうかを評価した．その結果，「刺入部位を中心に外側に向かって円を描くように拭いた場合」は均等に脱色されたが，「上下に一側から他側に向かって拭いた場合」では上縁，下縁に十分拭き取れていない部分があった．
  本研究では，アルコール綿に付着した菌による皮膚の汚染の可能性については検討していないため断定できないが，消毒の際の拭き方が問題となるのは，アルコール綿で菌を塗り広げてしまうためというよりも，拭き方によっては「拭き残し」部位が生じるためと考えられる．

- 近年，インスリンの皮下注射を行う際に皮膚消毒をせず衣服の上から注射を実施しても安全であったということが報告されている．Flemingら[24]は，1年以上インスリン注射を続けている糖尿病患者42人を対象として，20週間にわたる無作為クロスオーバー試験を行った．その結果，消毒せずに注射をする方法と，皮膚をアルコール綿で拭き，乾燥させてから注射をする従来どおりの方法を比較すると，白血球数，好中球数に差はなく，出血，挫傷，疼痛，感染を報告した者もいなかった．

- 日本でも，羽倉・西澤ら[25]がインスリン注射の際に皮膚消毒を省略することの安全性について検討している．インスリン治療中の患者912人を対象として実態調査を行った結果，注射の際に消毒をしないことがある人は28％であった．この調査においても，消毒をせずに注射をしたことによって感染を起こしたと報告した人はいなかった．

- 夏井[27]は注射部位の皮膚が汚染されていたとしても，菌が針を伝って血管内や組織内に入ることはまれであろうという仮説を支持している．そして，「この2年ほどは局所麻酔をするのに皮膚の消毒はいっさいしていない（約400例）．拭きもせずにいきなり注射．これを全例に行っているが，注射により感染した症例はいまだに皆無である」と，これまでに消毒をせずに注射をしたことによって感染を起こした人はいないという自らの臨床経験から，注射・採血時の皮膚消毒は必要ないという見解を示している．

- 世界保健機関（WHO）は，静脈注射の際には皮膚消毒が必要であるが，皮下注射，筋肉内注射の際の皮膚消毒は必要ない[28]というガイドラインを示している．

さらに検証

- Flemingら[24]が対象とした集団は，オフィスなどの清潔な環境で働いている人々であったため，工場などで働いている人にもこの方法が適用できるのかという疑問が残されている．したがって，今後対象者を広げて検討していく必要がある．また，インスリンの皮下注射以外ではどうなのかを検討する必要もある．消毒をしないことに伴う感染のリスク以上にどのようなメリットがあるのかなどについて，経済性も含めて検討した研究が必要となる．

- 見落としてはいけないのが，皮膚消毒せずインスリン自己注射を行っていた患者の注射部位に発赤・腫脹・疼痛が出現し，膿瘍を形成した事例の報告[29]である．本事例では，皮膚消毒をしていなかっただけではなく，針など器具の取り扱いが不衛生であった，針を繰り返し使っていたなど，清潔維持の自己管理が全般的にできていないという状況があった．このような事例に対しては，皮膚消毒の有無だけではなく，注射の手技全般における指導が必要となる．
- 諸外国では，皮下注射前の皮膚消毒を強く推奨していないが，その適応の範囲は曖昧であるため，皮膚消毒の省略が可能な対象者の特性や条件を明確にする必要がある[30]．

これらのことから，研究結果を実践のなかで適用する際には，個々の患者の自己管理の状況，リスク（免疫機能など）とメリットを考慮することが必要であるといえる．そして，生活のなかで無理なく，安全・確実に治療や自己管理を継続できるように，患者とともに方法を検討していくことが重要となる．

❖ 注射部位の皮膚消毒にはディスポーザブルの単包パックのアルコール綿を用いる

現在のところ，ディスポーザブルのアルコール綿を使用することによる感染予防効果に関するエビデンスはないが，論理的にもっとも高い安全性が得られるのはディスポーザブルの単包パックのアルコール綿である．

この単包パックのコストは4～10円/回である．一見高そうに見えるが，容器の滅菌にかかるコスト，容器の交換時に破棄しなければならないアルコール綿のコスト，アルコール綿の作製に要する時間や手間，それに伴う人件費などを考慮すると，単包パックのほうがかえって経済的であるかもしれない．

> **応用技術** ▶ 感染のリスクのレベルに合わせてアルコール綿の種類を使い分ける．
> 注射や点滴の準備の際に使用するアルコール綿と，その他の用途（たとえば吸引など）で使用するアルコール綿の容器を別にする．注射関連で使用するものは単包パックとし，聴診器などの器材の消毒に使用するものは1日使用量のディスポーザブルパックにするなど，感染のリスクのレベルに合わせてアルコール綿の種類を使い分けることも1つの方法である．

❖ 選択した部位に薬液を確実に注入できるように針を刺入する（図13-13）

・皮下注射

皮膚と筋層の間の皮下組織に薬液を注入する．針の刺入角度は10～30°である．

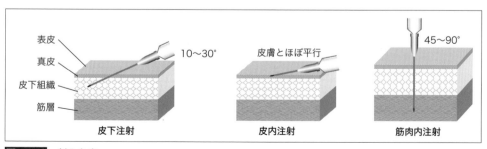

図13-13　刺入角度

- **皮内注射**

  表皮と真皮の間に薬液を注入する．針は角度をつけず，皮膚とほぼ平行に刺入する．

- **筋肉内注射**

  筋肉内に薬液を注入する．針の刺入角度は，注射部位，皮下組織，筋肉の厚さにもよるが，一般的に45〜90°である．

> **実証報告**
>
> - 筋肉内注射の際の針の刺入の深度については，これまでにいくつかの研究が行われている[31, 32]が，男女差，個人差が大きく，結果にばらつきがあった．
> - 皮下脂肪の厚さは，BMIとの間に相関がある[33, 34]ことが報告されていることから，高橋ら[35]は，筋肉内注射時の針の刺入深度をBMIと皮下組織厚の関連から明らかにした．三角筋部の皮下組織厚（cm）は，男性0.04×BMI−0.25，女性0.04×BMI−0.17であった．この回帰式から求められた皮下組織厚は，男性平均0.7cm（0.3〜1.0cm），女性平均0.8cm（0.4〜1.3cm）であり，男女で0.1〜0.3cmの差であった．皮下組織厚に0.5〜1.0cmを加えた長さを確実に筋肉に到達する深度とした場合，男女とも，針の刺入深度を18.5≦BMI<30.0で1.5cm，BMI≧30.0で2.0cmとすれば，針が皮下組織厚をこえ，上腕骨には到達しない筋肉内に位置すると考えられた．ただし，BMI<18.5の対象者の場合，三角筋厚が薄く，骨膜を損傷するおそれがあるため，この部位の選択は避けたほうがよい．
>
>   ホッホシュテッターの部位の皮下組織厚（cm）は，男性0.05×BMI−0.38，女性0.05×BMI−0.03であった．この回帰式から求められた皮下組織厚は，男性平均0.9cm（0.4〜1.3cm），女性平均1.2cm（0.6〜1.7cm）であり，男女で0.2〜0.4cmの差であった．皮下組織厚に0.5〜1.0cmを加えた長さを確実に筋肉に到達する深度とした場合，男女とも，針の刺入深度をBMI<18.5で1.5cm，18.5≦BMI<30.0で2.0cmとすれば，針が皮下組織厚をこえ，筋肉内に位置すると考えられた．ただし，BMI≧30.0では皮下組織厚が厚く，皮下投与になる可能性があるため，ほかの部位を選択したほうがよい．
>
> **さらに検証**
>
> 高橋ら[35]は，殿部のもっとも外側上方に位置し，皮膚上からの触知，エコー画像ともに中殿筋の収縮を確認しやすかったという理由から，ホッホシュテッターの部位において，中殿筋での針の刺入深度の検討を行った．今後，安全な筋肉注射の部位として推奨されるクラークの点においても，皮下脂肪厚と針の刺入深度についての検討を進めていく必要がある．

❖注射時の痛みを軽減させる方法を活用する

筋肉を弛緩させる，温罨法やマッサージを行う，刺入部位の周囲を圧迫するなど，注射の痛みを軽減させるさまざまな方法を正しく習得し，適切な場面で活用する．

- **筋肉を弛緩させる**

> **実証報告**
>
> - 腹臥位で中殿筋に注射を行う場合，股関節を内旋させた体位をとると中殿筋が弛緩するため，注射痛の軽減につながる．Kruszewskiら[36]は，股関節を内旋位にした群と外旋位にした群の注射針の穿刺時痛を比較し，内旋位にした群が有意に穿刺時痛が低かったと報告している．
> - 呼気時は筋肉が弛緩しやすいため，呼吸に合わせて注射針を刺入する方法も注射痛を軽減させる方法として用いられる．注射を行う際に深呼吸を促し，4回目の呼気時に針を刺入，5回目の呼気時に薬液をゆっくり注入した結果，痛みのスコアは減少した[37]．

・4〜7歳の子どもに対して，注射の間中息を吐き続けることを指導し，指導した群と指導しなかった群の疼痛行動と痛みに関するVAS（Visual Analog Scale）を比較した結果，指導した群が有意に疼痛行動が少なく，痛みに関するVASも低い傾向を示した[38)]と報告されている．

> **さらに検証**
>
> 側臥位で注射を行う場合，中殿筋を弛緩させるために股関節と膝関節を屈曲させた体位をとる[39)]方法が米国の教科書で紹介されている．実証報告はないため，この方法によって注射痛を軽減できるかどうか評価を行う必要がある．

・温罨法を行う

> **実証報告**
>
> 深井ら[40)]は刺激毛で手背部を刺激し，痛点の分布密度を調べた．温罨法（42〜44℃の湯を満たしたプラスチック容器に，被験者の刺激部位を含む手首までを約15秒間浸し，その後ただちに水分を拭き取り，蒸しタオルで刺激部位周囲を覆う）を行った結果，約8割の人において痛点数が減少した．

> **さらに検証**
>
> この研究では実際に注射を行っていないため，注射痛を軽減できるかどうかの評価を行う必要がある．また，手背以外の注射部位に対しての効果についても検証する必要がある．

・マッサージを行う

> **実証報告**
>
> 三角筋への筋肉注射の際に，「自分自身の利き手を使って反対側の腕の肩峰から約3横指下の三角筋を1秒間に2回程度のスピードで1分間左右からつまむように強く揉む」ようにマッサージをした結果，針の穿刺時痛，薬剤の注入時痛ともに有意に減少した[41)]．

・刺入部位の周囲を圧迫する

> **実証報告**
>
> これはハリ治療の技術を応用したものであり，注射針を刺入する数秒前から注射部位の近くを強く圧迫し，そのまま速やかに針を刺入するという方法である．この方法を用いることにより，注射針の穿刺時痛のVASの平均値が7.0から4.3に減少した[42, 43)]．

・三角筋よりも中殿筋を注射部位として選択する

> **実証報告**
>
> 三角筋と中殿筋にイントロンの筋肉内注射（インターフェロン療法）を受けている患者11名に対して，三角筋または中殿筋に筋肉内注射を行った際の痛みをVASによって評価した．その結果，穿刺時痛に差は認められなかったが，薬液の注入時痛は中殿筋（1.50±1.54）のほうが三角筋（2.25±2.16）よりも有意に小さかった[44)]という報告がある．この違いは，三角筋と中殿筋では，痛みを感受するポリモーダル受容器（C線維）の分布や知覚の閾値が異なる[44)]ためと推測されている．

応用技術 ▶ 筋肉内注射時の穿刺時痛の緩和のため，60％リドカインテープ剤を貼付する．

60％リドカインテープ剤（ペンレス® ☞ p. 237「実証報告」参照）は静脈留置針の穿刺時痛を軽減させるために開発されたものであるが，筋肉内注射を行う際に使用している施設もある．しかし，筋肉内注射を行う際に60％リドカインテープ剤を貼付した群と貼付しなかった群のVASによる注射痛の評価に有意差はなかった[45)]という報告がある（注射部位は不明）．この研究では，注射痛を穿刺時痛と薬液の注入時痛に分けて評価していないが，患者の感想では穿刺時痛よりも薬液の注入時痛の訴えが多かった．このことから，筋肉注射の場合も60％リ

ドカインテープ剤を貼付することによって，静脈注射の場合と同様に穿刺時痛を緩和させる可能性はあるが，薬液の注入時痛を緩和させる可能性は低いと考えられる．

応用技術 ▶ 穿刺時痛の緩和のため，リドカイン・プロピトカイン配合クリームを塗布する．

2015 年に，外用局所麻酔剤であるリドカイン・プロピトカイン配合クリーム（エムラ® クリーム）の小児への適応と，注射針・静脈留置針穿刺時の疼痛緩和の効能・効果が追加された．本剤はリドカインとプロピトカインを混合したものであり，混合することによって互いの融点が低下し，皮膚透過性が上昇する[46]といわれている．本剤を塗布した後に，動脈穿刺前の局所浸潤麻酔注射時の痛みを 4 段階で評価した結果，有効症例数は 21 例中 20 例で，有効率は 95.2％（95％信頼区間：76.2 〜 99.9％）であった．また，本剤を塗布した後に，動脈穿刺時の痛みを 4 段階で評価した結果，21 例すべてで有効と評価され，有効率は 100.0％（95％信頼区間：86.7 〜 100.0％）であった[47]．小児の予防接種時，腰椎穿刺時においても，本剤の塗布による疼痛緩和効果があった[48]ことも報告されている．

注射実施後

❖注射実施後のマッサージ（注射部位を揉むこと）は薬剤の添付文書を確認したうえで実施の要否を判断し，患者にも説明・指導する

注射後に行うマッサージには，局所に薬剤が貯留することによって起こる発赤・硬結を防ぐ効果，薬液の吸収を促進させる効果があると考えられている．松崎ら[49]は，製薬会社に注射部位を揉むことの必要性について確認した．その結果，「注射部位を揉むことにより若干熱が発生し筋肉内の温度が高まり，毛細血管が拡張することにより薬剤の吸収が促進されることが期待されるが，注射部位を揉んでも，揉まなくても，薬の血中濃度に差はない」との回答が得られたとのことであった．つまり，筋肉注射後に「揉む」ことにより薬剤の吸収の速さが変わると考えられるが，血中濃度に差が出るほどではないということである．

薬剤によってはマッサージを行ってはいけないものがあるため，添付文書の「重要な副作用」「適用上の注意」の項をよく読んで確認する必要がある．また，注射実施後に注射部位を看護師が揉まなくても，患者が自分で揉んでしまうことがあるため，患者にも注射部位を揉んでもよいかどうかを説明，指導する必要がある．

> ⚠ **禁忌** 注射後にマッサージを行ってはいけない薬剤
>
> - **インスリン**……一定の吸収速度・作用時間を保つ必要があるため．
> - **プロステチン®**……添付文書に理由は示されていないが「注射後，投与部位を揉まないこと」という記載がある．対象はラットであるが，筋肉内注射後にマッサージを行うと硬結が増強した[50]との報告がある．
> - **リスパダールコンスタ®**……持続作用を期待する DDS（drug delivery system）製剤であるため，マッサージをすると薬剤が早く拡散し，持続効果が期待できなくなる[51]．

- アタラックス®-P……薬液の酸性度が高いこともあり，薬液の漏出には注意が必要である．1994〜2008年までの15年間で，注射部位の腫脹，硬結，潰瘍などの副作用が45例報告されており，なかには，壊死，皮膚潰瘍に至った重度の症例もあった（9例）．この45例のうち，注射部位を揉んだ症例が9例もあり，揉んだ者は医療従事者が3例，患者が1例（揉んだ者不明が5例）であった．このような状況が明らかになったことから，添付文書の適用上の注意の「注射後，強く揉まず軽く押さえる程度にとどめること．［皮内又は皮下に薬液が漏出し，壊死，皮膚潰瘍，疼痛等の注射部位反応を起こすことがある］」という記載に加えて，重大な副作用の項にも「筋肉内注射時に注射部位を揉むことによって，皮内又は皮下に薬液が漏出し，壊死，皮膚潰瘍，疼痛等の注射部位反応を起こすことがあるので，注射後，強く揉まず軽く押さえる程度にとどめること」と示されるようになった[52]．

> **実証報告**
>
> - 津島ら[53] は，インスリン皮下注射施行後に注射部位をマッサージした場合と，マッサージせずに3秒程度圧迫した場合の血糖値の変動を比較した．その結果，マッサージした場合の注射施行後120分の血糖値は，マッサージせずに3秒程度圧迫した場合の血糖値よりも有意に高かった．マッサージをした場合に血糖値が高くなったのは，マッサージによる注射部位の血流量増加によりインスリンの吸収速度が速まり，作用の持続時間が短くなったためと考える．添付文書にはインスリンの注射後にマッサージをしてはいけないという記載はない．しかし，インスリンのように薬剤の吸収速度・作用時間をある一定の状態に保つ必要がある場合は，注射後にマッサージをしないほうがよい．
> - 予防接種における注射部位の局所反応（発赤・硬結）とマッサージの関係を検討した研究がいくつかあるが，その結果は「発赤は変わらないが局所の硬結は揉んだほうが減少した」「揉んでも揉まなくても局所反応は変わらなかった」「揉んだほうが局所反応は強かった」など一定ではない[54]．また，獲得抗体価を比較しても，注射部位を揉んだ場合・揉まない場合で有意差はなかったことから，下村は予防接種の際に注射部位を揉む必要性について積極的な理由を見出すことはできない[54]と述べている．
> - インフルエンザ予防接種ガイドライン[55] では，「接種後は接種部位を清潔なアルコール綿で押さえる．同部位を液が漏れ出ないように注意しながら揉まずに血が止まる程度に押さえるだけでよく，揉む場合でも，数回程度にとどめる．この時点であまり強く揉むと皮下出血をきたすこともあるので，特に血管の脆弱な高齢者や出血傾向のある被接種者ではこの点注意を要する」とされている．
> - 子宮頸がんワクチン（サーバリックス®，ガーダシル®）についても，揉まないほうがよいという見解が示されている[51]．
>
> このように，予防接種後においては，注射部位を揉んでも揉まなくても免疫獲得への影響に差がないこと，揉むことによる副作用（局所反応の増強や皮下出血）が問題として注目されるようになってきたことから，注射後に揉むことについては否定的で，軽く圧迫する程度にとどめることが推奨されている．

❖注射後の効果と副作用を観察し，アナフィラキシー発症の危険性が高い薬剤を静脈内注射で使用する際は，少なくとも薬剤投与開始時より5分間は注意深く観察する

　薬物が同一であれば，薬物作用の変動はおもに剤形すなわち投与経路の違いによる薬物動態の変化に依存することになる．与薬の方法によって薬物の吸収経路が違うため，効果が現れる時間帯も異なる．一般的に薬物の吸収速度は速い順から，静脈内注射＞吸入＞口腔内与薬＞筋肉内注射＞皮

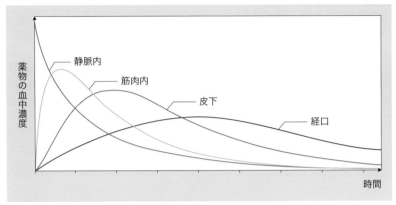

図13-14 与薬方法の違いと薬物の血中濃度の変化の概念図
（山田安彦，他；1995[56]）より引用）

下注射＞経口与薬である（図13-14）[56]．特に，静脈内注射は即効性があり急激に血中濃度が上昇するため，副作用やアナフィラキシーショックが発現しやすい．静脈内注射で使用する際は，少なくとも薬剤投与開始時より5分間はアナフィラキシー発症のリスクを意識し，注意深く患者を観察する．

アナフィラキシーショックの発生を，事前に確実に予測する方法はない．したがって，事前の問診の重要性はもちろんのこと，アナフィラキシー発症の危険性が高い薬剤を使用する場所には，治療の第1選択薬であるアドレナリン筋肉内注射0.3mg（成人）を配備し，速やかに筋肉内注射できるように指示・連絡体制を整備する[57]など，緊急処置を適切に行うための備えが重要である．

> **実証報告**
>
> ・かつては，抗生剤を使用する際はアナフィラキシーショックを予防するために皮内テストが行われてきた．しかし，抗菌薬使用に伴うアナフィラキシーショックの発現は，薬剤の種類にかかわらず，10万例中2例（0.002％）前後である．これに対して，新規抗菌薬開発時の臨床試験の成績からみた皮内テストの陽性率は，セフェム系408例中2例（0.48％），カルバペネム系1,085例中1例（0.09％），ニューキノロン系517例中45例（8.7％）ときわめて高率である．こうした偽陽性例では，患者は本来使用可能である適切な抗菌薬の恩恵に浴する機会を失ってしまっている[58]．また，「皮内テストでは陰性であったがアナフィラキシーショックを起こした」「リスクを避けるために実施する皮内テストでアナフィラキシーを起こした」という矛盾した結果も報告され，皮内テストの要否が議論された．その結果，2004年9月，厚生労働省の指示により，注射用抗菌薬の添付文書に記載されていた「事前に皮膚反応を実施することが望ましい」あるいは「事前に皮内反応をすること」などの記載が削除され，アレルギー反応が発生する危険性があること，アレルギー反応発症に対してはいち早く対応することなどが記載されるに至った．
>
> しかし，木津らの2010年の調査[59]では，皮内反応を原則中止しているのは448施設中346施設であり，25施設では基本的に実施しているという状況が明らかになっている．皮内テストはアナフィラキシーショックを確実に予測できるものではないことは明らかであり，事前の問診，薬剤投与直後からの観察と異常の早期発見，対処が重要となる．

- 一般社団法人日本医療安全調査機構[57]が2015～2017年に実施した医療事故調査では，注射剤によるアナフィラキシーにかかわる死亡事例が12例報告されており，特に造影剤，抗菌薬，筋弛緩薬による発症例が多い．ただし，あらゆる薬剤でアナフィラキシー発症の可能性があり，複数回，安全に使用できた薬剤でも発症しうることを認識する必要がある．また，対象事例のうち10例において，何らかのアナフィラキシー症状が出現し始めたのが5分以内であった．特に静脈内注射は急激に血中濃度が上昇するため（図13-14）[56]，アナフィラキシーを発症すると急変するまでの時間が短い．したがって，造影剤，抗菌薬，筋弛緩薬等のアナフィラキシー発症の危険性が高い薬剤を静脈内注射にて使用する際は，少なくとも薬剤投与開始時より5分間はアナフィラキシー発症のリスクを意識し，注意深く患者を観察する必要がある．

❖使用した針は，針刺し事故を防ぐためにリキャップはせず廃棄ボックスに捨てる

③ 静脈内注射

期待される効果

- 治療・検査のために，適切な方法で安全・安楽に薬物療法を受ける
- 効果的に薬物療法を受けることによって，症状が緩和・改善する
- 薬物療法に関するアドヒアランスが高まる

❖アルコールベースの速乾性手指消毒剤を用いて手洗いを行い，手袋（清潔な未滅菌手袋）を装着する

　米国疾病管理予防センター（Centers for Disease Control and Prevention；CDC）の「隔離予防策のためのガイドライン」[60]では，血液やその他の感染性物質，粘膜，傷のある皮膚，汚染の可能性のある皮膚（便失禁や尿失禁のある患者の皮膚など）に触れる可能性のある時は手袋を着用する（CDC，カテゴリーⅠB／ⅠC）．ことを推奨している（**表13-5**）[60]（☞「Chapter11．感染予防の技術」参照）．

表13-5　CDCの勧告の強さの分類（CDC；2007[60]をもとに作成）

カテゴリーⅠA	導入を強く推奨．よく計画された実験的，臨床的，疫学的な研究によって強く支持された勧告．
カテゴリーⅠB	導入を強く推奨．いくつかの実験的，臨床的，疫学的な研究，強力な理論的根拠によって支持された勧告．
カテゴリーⅠC	アメリカの州もしくは連邦の規則，規定，基準で義務付けられている事項．
カテゴリーⅡ	導入を推奨．示唆に富んだ臨床的，疫学的な研究，または理論的根拠によって支持された事項．
未解決の問題	未解決の問題．効果に関する十分なエビデンスがない，または合意が得られていない事項．

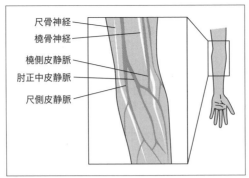

図 13-15　左手肘部のおもな静脈と神経の走行

❖ 駆血帯もアルコール綿で消毒する，もしくはディスポーザブルのものを使用する

> **実証報告**
> - Golder[61]は駆血帯の細菌培養を行った．その結果は陽性であり，肉眼的にも半分が汚染されていたことを報告している．
> - Noskin[62]は，病室に置かれた駆血帯は患者の退院後5日経っても細菌培養の結果が陽性であり，テーブル，輸液ポンプ，心電図モニタからはバンコマイシン耐性腸球菌（vancomycin-resistant enterococci，VRE）が検出されたと報告している．

❖ 駆血帯を締め，血管の走行，太さ，弾力性を確かめて穿刺部位を選択する

太くて弾力性のある血管を選択する．静脈注射の穿刺部位は一般的に，肘正中皮静脈，前腕正中皮静脈，橈側皮静脈，尺側皮静脈，手背静脈などである（図 13-15）．

❖ 静脈内注射の際の穿刺時にも「痛みや痺れがないか」を患者に確認し，訴えがある時はすぐに針を抜く

神経損傷類似症状は，本人からの訴えがないと見逃してしまうことがある．基本的なことであるが，筋肉内注射，皮下注射の場合と同様に，穿刺時には「痛みや痺れがないか」を必ず患者に確認する．

> **実証報告**
> - 静脈内注射を行う際も，筋肉内注射，皮下注射と同様に神経損傷を起こすリスクがある．堀ら[63]は顕微鏡を用いてヒト上肢の局所解剖を行い，皮静脈と皮神経の関係を調べた結果，皮神経は尺側皮静脈において多く，肘正中皮静脈でもっとも少なかったと報告している．しかし，血管の走行は個人差が大きいため，誰にとっても安全な部位はない．
> - 静脈注射の際の穿刺部位は基本的に採血時の穿刺部位と同じであるため，これまでに報告されている採血時の神経損傷から，静脈内注射時の神経損傷のリスクとその回避について考察することができる．大武ら[64]によると，1994（平成6）年4月から1997（平成9）年3月の3年間に報告された採血時の神経損傷発生数は562,099例中150例であった．そのうち84例は当日中に，27例は1週間以内に症状が消失した．11例が受診し，3例は治癒までに1年以上かかったと報告している．

・田中ら[65]は，一度の穿刺で血管内に刺入できず針先を移動させた事例で神経損傷を起こしたと報告している．採血時に右橈骨神経損傷を起こした1例[66]も，一度で血管内に刺入できず針先を動かしたと報告されている．

これらの報告より，静脈注射の際の穿刺時には血管をしっかり怒張させ，深く穿刺しない，穿刺後に針先を動かすなどの無理な刺入をしないことが大切である．また，痛みや痺れの訴えがあり針を刺し直す際には同一部位に穿刺しないということも重要である．

応用技術 ▶ **採血の際は駆血時間を1分以内とする．**

採血の際の穿刺のポイントは，上記に示した静脈注射の際の穿刺のポイントと基本的には同様である．採血の際に，血管を探すために駆血帯を長時間締めたままにすると，血液から組織への水分の移動が起こり，血液の濃縮，生化学的成分の変化が起こることにより検査データに影響が生じる場合がある．したがって，駆血時間はあまり長くならないように注意しなければならない．1分以内であれば，通常の検査項目への影響は許容範囲であるとされている[67, 68]．

▶ **採血の際はクレンチングを行わないようにする．**

血管を怒張させるために行われているクレンチング（何度も手を握ったり開いたりを繰り返すこと）は検査データに影響を与える．クレンチング動作により筋細胞から血液中に一過性のカリウムの放出が起こり，血清カリウムの検査値に影響が出る[69]という報告がある．

4 点滴静脈内注射・中心静脈カテーテルの管理

期待される効果
・治療・検査のために，適切な方法で安全・安楽に薬物療法を受ける
・効果的に薬物療法を受けることによって，症状が緩和・改善する
・薬物療法に関するアドヒアランスが高まる

血管内留置カテーテルの挿入

❖組織損傷を起こす可能性のある薬剤に注意する

組織損傷の可能性のある薬液を静脈注射する場合は，できるだけ太い静脈を確保し，しっかりと固定する．また，穿刺直後から10分程度は，穿刺部位を含めた注意深い観察を必ず行う．

抗がん剤投与時に組織損傷が起こることはよく知られているが，それ以外の薬液でも組織損傷を起こすことがある．現在，医学中央雑誌で組織損傷を起こした症例として報告されているものには，ガベキサートメシル酸塩（FOY®）[70]，フェニトインナトリウム（アレビアチン®）[71]がある．基本的にはどの薬液に関しても薬剤の添付文書を読んで副作用を理解しておく必要がある．抗がん剤以外の薬液で組織損傷を起こす可能性の高い薬液は，ドパミン塩酸塩（イノバン®），エピネフリン（ボスミン®），ノルエピネフリン（ノルアドレナリン®），酒石酸水素メタラミノール（アラミノン®），ナファモスタットメシル酸塩（注射用フサン®），エポプロステノールナトリウム（フローラン®），

グルコン酸カルシウム（カチコール®），炭酸水素ナトリウム（メイロン®），プロポフォール（ディプリバン®），フルオレセイン（フルオレサイト®）などである．

> ⚠ **禁忌**
> ・組織の壊死につながる可能性のある薬液を投与する際には金属針を用いない（CDC，カテゴリーIA）[72]

❖ カテーテルの挿入に伴う合併症を防ぐ

・血管内留置カテーテルに関連する血流感染防止のための穿刺部位の消毒には，ポビドンヨードよりグルコン酸クロルヘキシジンを用いたほうが効果的である

血管内留置カテーテルに関連する血流感染（CRBSI）を防止するために行う穿刺部位の消毒には，グルコン酸クロルヘキシジン（ヒビテン®，マスキン®，ヒビテンアルコール®など）を用いたほうが，ポビドンヨード（イソジン®など）よりも効果的である．

> **実証報告**
> 血管内留置カテーテル挿入部位の消毒に，グルコン酸クロルヘキシジンとポビドンヨードを用いた際のCRBSIの発生率とカテーテルの細菌定着率を比較した結果，グルコン酸クロルヘキシジン群の患者は，ポビドンヨード群の患者よりも，CRBSIの発生率，カテーテルの細菌定着率が低かった[73]というシステマティックレビューがある．また，CDCのガイドライン[72]でも，0.5％をこえる濃度のグルコン酸クロルヘキシジンの使用を推奨している．
> しかし，日本ではグルコン酸クロルヘキシジンによる重篤なアナフィラキシーショックが報告されている[74〜79]ため，使用する際には注意が必要であるとともに，今後の研究の動向に注目する必要がある．

・中心静脈カテーテル挿入時はマキシマル・バリアプリコーションを行う（CDC，カテゴリーIB）

マキシマル・バリアプリコーションとは，滅菌ガウン，滅菌手袋，キャップを着用して，全身用ドレープ（手術室で使われるドレープと同様）を使用することである．

> **実証報告**
> ・中心静脈カテーテル挿入時のマキシマル・バリアプリコーション群とコントロール群（滅菌手袋・小型ドレープ）とを比較した無作為化対照試験の結果，コントロール群のカテーテル関連敗血症発症率は6.3倍高かった（P＝0.06，Fisherの直接確率検定）ことが報告されている[80]．
> ・マキシマル・バリアプリコーションを実施したことにより，挿入部位の皮膚のコロニー形成リスクが1/3に減少した[81]という報告もある．

・中心静脈カテーテルの挿入部位は鎖骨下静脈を選択する（CDC，カテゴリーIB）

内頸静脈付近は鎖骨下静脈付近と比較して細菌数が7倍多いことが証明されている．また，内頸静脈は大腿静脈や鎖骨下静脈よりも感染リスクが2.7倍高いが，機械的合併症（気胸，血胸など）は内頸静脈のほうが低い．また，成人において大腿静脈では菌の定着率が高く，内頸静脈や鎖骨下静脈よりも深部静脈血栓症のリスクが高い[72]．

表 13-6 末梢静脈カテーテルに関連する静脈炎・感染の防止に関する事項
（CDC；2011[72]）をもとに作成）

- 普通の石けんと水で手を洗うか，擦式アルコール製剤を用いて手指衛生を行う．手指衛生は，血管内留置カテーテルの挿入，交換，アクセス，修復，ドレッシングの前後だけでなく，カテーテル挿入部位の触診の前後にも行わなければならない．無菌操作が守られない限り，消毒薬の塗布後に挿入部位の触診は行ってはならない（カテゴリーIB）
- 皮膚消毒薬の塗布後にアクセス部位に触れない場合，末梢血管内留置カテーテルの挿入には，滅菌手袋ではなく清潔手袋を着用する（カテゴリーIC）
- 末梢静脈カテーテル挿入前に消毒薬（70%アルコール，ヨードチンキまたはグルコン酸クロルヘキシジンアルコール製剤）で皮膚を前処置する（カテゴリーIB）
- 血管内留置カテーテルの挿入とケアの際には無菌操作を守る（カテゴリーIB）
- 成人患者では，カテーテル挿入には上肢を使用する．カテーテルが下肢に挿入されている場合は，できるだけ早く上肢に挿入し直す（カテゴリーII）
- ドレッシングを交換する時は，清潔手袋か滅菌手袋のいずれかを着用する（カテゴリーIC）
- 患者に静脈炎の徴候（熱感，圧痛，発赤，触知可能な索状静脈）あるいは感染症の徴候があるか，カテーテルの機能不全がみられる場合，末梢静脈カテーテルを抜去する（カテゴリーIB）

- **中心静脈カテーテルの挿入はIV専門チームが行う**

中心静脈カテーテルの挿入をIV専門チーム（血管内留置カテーテル管理の専門チーム）が行った場合と，病棟看護師を含めたその他のスタッフが行った場合を比較すると，気胸や血胸を起こした件数，敗血症などの合併症の発生率はIV専門チームのほうが少なかった．さらに，看護スタッフ数が限界レベルを下回ると感染リスクが上昇する（CDC, カテゴリーIB）ことを報告している．したがってCDCは，中心静脈カテーテル挿入に伴う感染を予防するために，「サーベイランスの必要性」「カテーテルの挿入および維持管理は訓練を受けた医療従事者に担当させること」[72]）をカテゴリーIAで勧告している．

- **末梢静脈カテーテルに関連する静脈炎・感染の防止に関する事項**

CDCガイドライン[72]）から抜粋した静脈炎・感染の防止に関する事項を表 13-6 に示す．

応用技術 ▶ 静脈留置針刺入時の疼痛緩和に 60%リドカインテープ剤を貼付する．

実証報告

注射の痛みを軽減させる方法としては，静脈留置針を刺入する30分前に60%リドカインテープ剤（ペンレス®）を貼付する方法や，静脈留置針刺入予定部位に60%リドカインテープ剤を30分間貼付し，除去した直後に針を刺入する表面麻酔の方法がある．二重盲検比較試験を含むペンレス®の臨床試験の結果，65.7%（N=213）の人に対して疼痛緩和効果があった[82～84]）ことが報告されている．患者の自己負担額は1枚あたり80～100円である．

❖点滴静脈内注射では，患者の活動性を妨げないことを考慮し確実に固定をする

点滴静脈内注射の場合は，関節部位を避けて前腕や手背の静脈（前腕正中皮静脈や手背静脈など）を選択する．利き腕とは反対側の腕を選択するなど，固定のしやすさや患者の活動性を妨げないこ

とを考慮する必要がある.

- **血管外漏出時の対処**
  - ただちに点滴をクランプし，投与を中止する
  - 漏出した薬剤名と濃度，漏出量を確認する．特に「組織の破壊を起こしうる」ビシカントに分類されている抗がん剤が漏出した場合は，注射針，点滴ルート内の薬液を排除する．
  - 抗がん剤の投与において点滴漏れを起こした場合，植物アルカロイド薬剤には温罨法を，植物アルカロイド以外では冷罨法が良いといわれている（ただし，現時点では十分一致した見解ではない）．

    冷罨法は漏出した薬液を薄めるという点で効果があるかもしれない[85]といわれている．強い寒冷刺激が持続することにより，局所の血流が減少と増加を交互に繰り返し，血液・リンパ液の循環が促進するためである．ただし，弱い寒冷刺激では血管は収縮するのみで拡張は起こらない．

    温罨法は植物性アルカロイドの血管外漏出に伴う腫脹や痛みの急性期に効果がある[86]との報告がある．

    新しい薬剤が次々と開発されているため，最新の文献から新しい知識を得ること，また，専門家に相談することが推奨される．
  - 抗がん剤の経静脈投与において点滴漏れを発見した場合には，点滴をすぐに止め，注射針をすぐに抜去せず，薬液・血液をできるだけ吸引し，中和剤で緩和する．浸潤した皮下に27Gの針を穿刺して薬剤を吸引する場合もある．患部は，三角巾などを用いて挙上安静とする．また，ステロイド剤の使用が効果的であることが経験的に知られている．

血管内留置カテーテルの管理

❖輸液ラインはクローズドシステム（閉鎖式）を使用する

ルートの回路に開放される部分があることで感染率が高くなることから，三方活栓は使用せず，インターリンク®システムなどのクローズドシステム（閉鎖式）の輸液ラインを使用する．

❖輸液ラインは96時間（4日）をこえない頻度で交換する

輸液ラインを72時間で交換した場合と48時間で交換した場合を比較した結果，菌検出では両者に差がなかった[87]という報告や，4日をこえない間隔で交換したほうが安全である[88]という報告がある．よって，輸液ラインは使用開始後72〜96時間ごとよりも頻回にならないように交換するのが，安全で費用対効果が高いといわれている[72]．

ただし，血液製剤・脂肪乳剤は微生物の成長を促す可能性があるため，これらの投与に使用した輸液ラインは注入開始後24時間以内に交換する[72]ことが推奨されている．

❖末梢静脈カテーテルのキープには生食ロックを行い，ルートの開存を維持する

生食ロックは，ヘパリンロックと同様に末梢静脈ルートを開存させることができ，静脈炎を減少

させた[89,90]という報告がある．この結果を中心静脈カテーテルのロックに拡大できるかどうかについては見解が分かれている．中心静脈カテーテルのルートの開存を維持する際にヘパリンロックを行う場合は，ヘパリン投与（250〜500単位）によって，血小板減少症や血栓症，出血の合併症を起こす[91]ことが報告されているため，必要最低限の濃度（生理食塩水1mLあたり100単位）のヘパリン加生理食塩液を用いる．生食ロック，ヘパリンロックを行う際に必要なフラッシュ量はカテーテル容量の2倍である．

> ⚠ **禁忌**
>
> - **ヘパリンロックに用いるヘパリン加生理食塩液は作り置きしない**
>   2002年に報道されたセラチア菌の集団感染の原因は，作り置きしていたヘパリン生食の汚染であった可能性が高い[92]と報告された．したがって，ヘパリン加生理食塩液は作り置きせず，ヘパリンロックには一度に使い切るだけの量を作製したものを使用するか，市販のヘパリンロック製剤を使用する．

❖ カテーテル留置に伴う合併症を防ぐ

- **末梢静脈カテーテルは，漏れる，詰まる，発赤などがなければ，96時間を目安に交換する**

  末梢静脈カテーテルの留置時間を72時間から96時間に延長しても，静脈炎の発生に差はなかった[93]という研究結果から，静脈炎や感染の徴候がなければ末梢静脈カテーテルの交換は96時間が目安となる．ただし，患者の状態および穿刺部の状態を注意深く観察する必要がある．CDCのガイドライン[72]では72〜96時間での交換を推奨している（CDC，カテゴリーⅠB）．

- **静脈炎の症状があれば，カテーテルを抜去する**

  ほてり，圧痛，紅斑，触診可能な索状静脈など，静脈炎の症状がみられた場合は，カテーテルを抜去する（表13-6）．

- **中心静脈カテーテルの穿刺部は透明フィルムで覆い，透明フィルムは7〜10日ごとに交換する**

  カテーテル穿刺部をガーゼで覆った場合と透明フィルムで覆った場合を比較した結果，両者の感染率に差はなかった[94]．CDCのガイドライン[72]では，成人の短期中心静脈カテーテル穿刺部のガーゼは2日ごと（カテゴリーⅡ），透明フィルムは7日ごとの交換が望ましいと勧告している（カテゴリーⅠB）．また，透明フィルムは穿刺部の状態を目で確認できる点で優れている．

- **中心静脈カテーテルを定期的に交換する必要はない**

  中心静脈カテーテルを7日間ごとに交換した場合と，必要に応じて交換した場合を比較した結果，CRBSIの発生率に違いはなかった[95,96]．CDCのガイドライン[72]には，正常に機能しており，局部的あるいは全身的な合併症を引き起こす根拠がないかぎり，中心静脈カテーテルを定期的に交換する必要はないと示されている．

5 輸血

期待される効果
- 適切な方法で安全・安楽に輸血を受ける
- 効果的に輸血を受けることによって，症状が緩和・改善する

❖輸血の際に必要な確認を確実に行う

輸血の準備・実施時は，以下の手順で必要事項を確実に確認する．
①輸血指示書，血液型判定用紙を照合する．
②輸血同意書を確認する．
③輸血準備の際には，患者氏名（同姓同名に注意），血液型，血液製剤名，製造番号，有効期限，単位数，交差適合試験の検査結果，放射線照射済みか否かを，輸血バッグの本体と添付伝票とを照合する．その際には，患者に適合していることを必ず2名で声に出して照合，確認する．
④輸血実施時には，氏名，血液型を患者本人から聴取するとともに，患者識別票（リストバンドなど）でも確認する．麻酔時など，患者本人による確認ができない時は，当該患者であることを複数の者で確認する．

❖血液製剤の融解あるいは加温時の手順を守り，取り扱いに注意する

融解あるいは加温の必要がある製剤は適切な方法で準備する．次の点に注意が必要である[97]．

- **人赤血球液（Red Blood Cells, Leukocytes Reduced, RBC-LR）**

ヒト血液200mLまたは400mLに由来する赤血球に保存液を添加したもの．
- 2～6℃で保存されているが，通常の輸血では加温の必要はない．
- ただし，急速大量輸血（50mL/kg/h以上），新生児交換輸血などの場合は，体温の低下，不整脈などが現れる場合があるので加温が必要である．
- 加温を行う際は，37℃をこえるとタンパク変性および溶血を起こすおそれがあるので，温度管理を厳重に行う．

- **新鮮凍結人血漿（Fresh-frozen Plasma, FFP）**

保存液を混合したヒト血液200mLまたは400mLから白血球の大部分を除去し分離した新鮮な血漿を凍結したもの．
- －20℃で貯蔵されているため，容器のまま恒温槽で30～37℃で融解する．
- 不適切な加温によりタンパク変性を起こすことがあるため，取り扱いに注意する．
- バッグに直接お湯をかけたり，電子レンジを使って融解したりしてはいけない．

文献 / URL

1) 日本医療機能評価機構：医療事故情報収集等事業 第19回報告書（2009年7月～9月）．2 個別のテーマの検討状況. http://www.med-safe.jp/pdf/report_2009_3_T001.pdf（2018年10月5日閲覧）
2) 日本医療機能評価機構：医療事故情報収集等事業 第41回報告書（2015年1月～3月）．2 個別のテーマの検討状況. http://www.med-safe.jp/pdf/report_2015_1_T001.pdf（2018年10月5日閲覧）
3) 日本医療機能評価機構：医療事故情報収集等事業 第43回報告書（2015年7月～9月）．2 個別のテーマの検討状況. http://www.med-safe.jp/pdf/report_2015_3_T001.pdf（2018年10月5日閲覧）
4) 医療事故情報収集等事業：医療安全情報 No.66「インスリン含量の誤認（第2報）」2012年5月. http://www.med-safe.jp/pdf/med-safe_66.pdf（2018年10月5日閲覧）
5) 手島 恵 監修：看護者の基本的責務 2017年版．日本看護協会出版会，2017．
6) World Health Organization（WHO）：WHO Patient Safety Curriculum Guide：Multi-professional Edition. WHO, 2011．（日本語版 東京医科大学：WHO患者安全カリキュラムガイド多職種版．2011. http://apps.who.int/iris/bitstream/handle/10665/44641/9789241501958_jpn.pdf）（2018年10月5日閲覧）
7) 笠原康代，他：看護師の内服与薬業務における誤薬発生要因の検討．人間工学，49（2）：62-70, 2013．
8) 赤木 博，他：薬剤性食道潰瘍の臨床的検討．日本消化器内視鏡学会雑誌，34（2）：372-379, 1992．
9) 伊藤由紀，他：臨床現場で要求される薬学的基礎知識 薬剤性食道潰瘍 患者の嚥下状態はどうか．医薬ジャーナル，38（10）：303-307, 2002．
10) 鎌尾知代：点眼薬の基本．眼科ケア，14（1）：65-68, 2012．
11) 坂根由梨：点眼薬のさしかた．眼科ケア，14（1）：69-72, 2012．
12) 川原群大：図解 人体局所解剖学．p.183, 医歯薬出版，1986．
13) 長谷川洋子，他：三角筋筋肉内注射部位に関する記述内容の検討―基礎看護技術テキストを中心に．日本看護医療学会雑誌，3（2）：37-46, 2001．
14) 中谷壽男，他：三角筋への筋肉内注射 腋窩神経を損傷しないための適切な部位．金沢大学医学部保健学科紀要，23（1）：83-86, 1999．
15) 城戸正喜，他：三角筋内の腋窩神経の走行．肩関節，20（1）：27-30, 1996．
16) 髙橋有里，他：筋肉内注射の実態と課題 看護職員へのアンケート調査より．岩手県立大学看護学部紀要，5：97-103, 2003．
17) 薄井坦子：注射部位の再検討について．週刊 医学界新聞，1020号（昭和47年10月16日），1972．
18) 海保幸男：注射部位の実態．日本医事新報，2611：51-53, 1974．
19) 佐藤好恵，他：殿部への筋肉内注射の適切な部位の検討（第2報）―上殿神経の損傷を避ける注射部位．解剖学雑誌，78（suppl.）：183, 2003．
20) 中島由加里，他：新しい殿部筋肉内注射部位「新殿筋注点」と従来のクラークの点との解剖体による比較研究．形態・機能，10（2）：108-114, 2012．
21) 中島由加里，他：新しい殿部筋肉内注射部位「新殿筋注点」と従来のクラークの点との生体における比較から得られた安全な殿部筋肉内注射部位の検討．形態・機能，10（2）：65-72, 2012．
22) 佐藤好恵，他：殿部筋肉内注射部位の特定方法についての検討 特定部位の分布に着目して．日本看護技術学会誌，10（2）：4-13, 2011．
23) Pandian JD, et al：Nerve injuries following intramuscular injections：a clinical and neurophysiological study from Northwest India. Journal of the Peripheral Nervous System, 11（2）：165-171, 2006.
24) Fleming DR, et al：The safety of injecting insulin through clothing. Diabetes Care, 20（3）：244-247, 1997.
25) 羽倉稜子，西澤由美子：インスリン注射は服の上からでも安全．エキスパートナース，15（14）：36-38, 1999．
26) 杉野佳江，他：消毒用エタノール綿による皮膚消毒に関する実験．愛知県立看護短期大学雑誌，3：61-66, 1972．
27) 夏井 睦：新しい創傷治療．注射の前のアルコール消毒は必要か？ http://www.wound-treatment.jp/wound048.htm（2018年10月5日閲覧）
28) World Health Organization（WHO）：WHO best practices for injections and related procedures toolkit. 2010 http://apps.who.int/iris/bitstream/10665/44298/1/9789241599252_eng.pdf（2018年10月5日閲覧）
29) 野川深雪，他：インスリン自己注射部位に腹部多発性膿瘍を認めた糖尿病の1例．プラクティス，20（4）：463-466, 2003．
30) 吉田祐子，他：皮下注射前における皮膚消毒の必要性に関する文献的研究．日本看護技術学会誌，13（2）：140-147, 2014．
31) 髙橋みや子，他：CT写真解析による注射部位の検討 臀部筋肉内注射．日本看護科学会誌，8（3）：128-129, 1988．
32) 高田早苗，他：エビデンスに基づく注射の技術．中山書店，2006．
33) 菊池和子，他：科学的根拠に基づく筋肉内注射の注射針刺入深度に関する研究．日本看護技術学会誌，8（1）：66-75, 2009．
34) 佐藤好恵，他：殿部への筋肉内注射部位の選択方法に関する検討．日本看護研究学会雑誌，28（1）：45-52, 2005．
35) 髙橋有里：BMIからアセスメントする筋肉内注射時の適切な注射針刺入深度の検討．日本看護科学会誌，34（1）：36-45, 2014．
36) Kruszewski AZ, et al：Effect of positioning on discomfort from intramuscular injections in the dorsogluteal site. Nursing Research, 28（2）：103-105, 1979.
37) 多田英美，他：筋肉内注射施行時における疼痛緩和に有効な呼吸法．第25回日本看護学会集録集 看護総合，25：64-66, 1994．
38) French GM, et al：Blowing away shot pain：a technique for pain management during immunization. Pediatrics, 93（3）：384-388, 1994.
39) Lammon CB, et al：Clinical Nursing Skills. p.621, W.B. Saunders, Philadelphia, 1995.
40) 深井喜代子，大名門裕子：注射痛に対する看護的除痛法の効果の実験的検討―マッサージ，温罨法，冷罨法の手背部皮膚痛覚閾値に及ぼす影響．日本看護研究学会雑誌，15（3）：47-55, 1992．

41）森下晶代，他：マッサージによる筋肉内注射時の痛みの軽減．看護研究，35（3）：205-212，2002．
42）兵頭正義：注射から"身を守る"方法についての研究．日本疼痛学会誌，2（1）：55，1988．
43）兵頭正義：痛みの少ない注射法．東洋医学とペインクリニック，18（4）：125-129，1988．
44）升田茂章，他：筋肉内注射における痛みの少ない部位の検討―三角筋と中殿筋の注射痛の比較―高知女子大学看護学会誌，34（1）：71-78，2009．
45）間宮秀樹，他：ペンレス®は筋肉注射の痛みを抑制できるか？ 臨床麻酔，19（8）：S146，1999．
46）杉林堅次：疼痛に対する皮膚適用製剤の現状と今後．Drug Delivery System，26（5）：450-456，2011．
47）花岡一雄，他：リドカインおよびプロピトカイン共融混合物のクリーム剤（SKA-01）を用いた動脈穿刺予定患者に対する有効性および安全性の検討 多施設共同第Ⅲ相一般臨床試験．臨床医薬，31（7）：713-724，2015．
48）花岡一雄，他：注射針などの穿刺におけるリドカイン・プロピトカイン配合クリーム（エムラ®クリーム）の有効性と小児への適応．Progress in Medicine，35（10）：1641～1647，2015．
49）松崎和代：この薬剤，もむのが正しい？もまないのが正しい？．エキスパートナース，28（11）：90-91，2012．
50）下川 淳：筋肉内注射による硬結を予防するためのマッサージの作用に関する実証的研究．日本看護研究学会誌，27（3）：184，2004．
51）岩本テルヨ，他：筋肉内注射後の局所マッサージ．日本医事新報，4227：94-95，2005．
52）厚生労働省：医薬品・医療機器等安全性情報 No.256 塩酸ヒドロキシジン（注射剤）による注射部位の壊死・皮膚潰瘍等について―2009年3月．https://www.mhlw.go.jp/www1/kinkyu/iyaku_j/iyaku_j/anzenseijyouhou/256-1.pdf（2018年10月5日閲覧）
53）津島 律，他：インスリンの皮下注射のもみ方別による血糖値の変動．日本看護研究学会誌，6（2）：19-26，1983．
54）下村国寿：予防接種部位を揉むことの是非．日本医事新報，4116：111-112，2003．
55）予防接種等ガイドライン検討委員会：インフルエンザ・肺炎球菌感染症（B類疾病）予防接種ガイドライン2018年度版．予防接種リサーチセンター，2018．
56）山田安彦，他：医薬品の剤形．「医療薬剤学」．城武昇市，他編．p.181，栄光堂，1995．
57）一般社団法人 日本医療安全調査機構 医療事故調査・支援センター：医療事故の再発防止に向けた提言 第3号 注射剤によるアナフィラキシーに係る死亡事例の分析．2018．https://www.medsafe.or.jp/uploads/uploads/files/teigen-03.pdf（2018年10月5日閲覧）
58）比嘉 太，他：抗菌薬の皮内反応は必要か？ ファルマシア，40（2）：152-156，2004．
59）木津純子，他：病院薬剤部を対象とした抗菌薬皮内反応に関する実態調査．日本化学療法学会雑誌，59（4）：366-373，2011．
60）CDC：2007 Guideline for Isolation Precautions：Preventing Transmission of Infectious Agents in Healthcare Settings. https://www.cdc.gov/infectioncontrol/pdf/guidelines/isolation-guidelines.pdf（2018年10月5日閲覧）
61）Golder M, et al：Potential risk of cross-infection during peripheral-venous access by contamination of tourniquets. Lancet, 355（9197）：44, 2000.
62）Noskin GA, et al：Recovery of vancomycin-resistant enterococci on fingertips and environmental surfaces. Infection Control & Hospital Epidemiology, 16（10）：577-581, 1995.
63）堀 美保，他：ヒト上肢の皮静脈と皮神経の位置的関係の形態学的研究．日本看護技術学会誌，8（2）：20-28，2009．
64）大武ヒロ子，他：採血副作用および事故による受診者の対応について．血液事業，21（1）：108-109，1998．
65）田中貞子，他：神経損傷防止対策についての一考察．血液事業，24（2）：231，2001．
66）下級裁判主要判決情報：H143.15 名古屋地方裁判所 平成11年（ワ）第4216号 損害賠償請求．
67）日本臨床検査標準協議会（JCCLS）：標準採血法ガイドライン第2版（GP4-A2）．pp.16-17，JCCLS，2006．
68）浅井のどか，他：採血手技が生化学データにおよぼす影響について．日赤検査，42（1）：20-56，2009．
69）伏見 了：血中K濃度が異常高値を示す2例．検査と技術，31（7）：654-656，2003．
70）倉前卓実，他：メシル酸ガベキサート（FOY）による末梢静脈炎の1例．日本皮膚科学会雑誌，112（10）：1401，2002．
71）遠藤千恵，他：アレビアチン静脈注射後血栓性静脈炎を生じた1例．日本小児科学会雑誌，104（9）：974，2000．
72）CDC：Guidelines for the Prevention of Intravascular Catheter-Related Infections, 2011. https://www.cdc.gov/infectioncontrol/guidelines/pdf/bsi/bsi-guidelines-H.pdf（和訳はメディコン作成，矢野邦夫監訳：血管内留置カテーテル由来感染の予防のためのCDCガイドライン 2011．http://www.info-cdcwatch.jp/views/pdf/CDC_guideline2011.pdf）（ともに2018年10月5日閲覧）
73）Chaiyakunapruk N, et al：Chlorhexidine compared with povidone-iodine solution for vascular catheter-site care：a meta-analysis. Annals of Internal Medicine, 136（11）：792-801, 2002.
74）木村基信，他：グルコン酸クロルヘキシジンによるアナフィラキシーショックの1例．臨床麻酔，13（5）：641-643，1989．
75）福井 明，他：グルコン酸クロルヘキシジンによるアナフィラキシーショックの1例．日本臨床麻酔学会誌，9（4）：356-360，1989．
76）鈴木健二，他：グルコン酸クロルヘキシジンによる皮膚消毒に起因するアナフィラキシー様反応の1症例．岩手医学雑誌，41（4）：585-589，1989．
77）春國いづみ，他：グルコン酸クロルヘキシジンによるアナフィラキシーショックから心室細動を来した症例．麻酔，41（3）：455-459，1992．
78）大塚博文，他：IVH抗菌加工カテーテルによって2度ショックを起こした症例．日本産科婦人科学会鹿児島地方部会雑誌，6：60-64，1998．
79）二階堂祥子，他：グルコン酸クロルヘキシジンによるアナフィラキシーショックの2症例．麻酔，47（3）：330-334，1998．
80）Raad II, et al：Prevention of central venous catheter-related infections by using maximal sterile barrier precautions during insertion. Infection Control & Hospital Epidemiology, 15（4 Pt 1）：231-238, 1994.

81）Carrer S, et al：Effect of different sterile barrier precautions and central venous catheter dressing on the skin colonization around the insertion site. Minerva Anestesiologica, 71（5）：197-206, 2005.
82）花岡一雄，他：リドカインテープ（L-740）の手術予定患者における静脈留置針穿刺時痛に対する臨床的有用性の検討——早期第Ⅱ相臨床試験．基礎と臨床，26（9）：4085-4100，1992.
83）花岡一雄，他：リドカインテープ（L-740）の手術予定患者における静脈留置針穿刺時痛に対する臨床的有用性の検討——後期第Ⅱ相臨床試験．基礎と臨床，26（9）：4101-4111，1992.
84）花岡一雄，他：リドカインテープ（L-740）の手術予定患者における静脈留置針穿刺時痛に対する臨床的有用性の検討——一般臨床試験．基礎と臨床，26（9）：4113-4122，1992.
85）Hastings-Tolsma MT, et al：Effect of warm and cold applications on the resolution of i.v. infiltrations. Research in Nursing & Health, 16（3）：171-178, 1993.
86）Heckler FR：Current thoughts on extravasation injuries. Clinics in Plastic Surgery, 16（3）：557-563, 1989.
87）Snydman DR, et al：Intravenous tubing containing burettes can be safely changed at 72 hour intervals. Infection Control, 8（3）：113-116, 1987.
88）Josephson A, et al：The relationship between intravenous fluid contamination and the frequency of tubing replacement. Infection Control, 6（9）：367-370, 1985.
89）Weber DR：Is heparin really necessary in the lock and, if so, how much？ The annals of pharmacotherapy, 25（4）：399-407, 1991.
90）Randolph AG, et al：Benefit of heparin in peripheral venous and arterial catheters：systematic review and meta-analysis of randomised controlled trials. BMJ, 316（7136）：969-975, 1998.
91）Garrelts JC：White clot syndrome and thrombocytopenia：reasons to abandon heparin i.v. lock flush solution. Clinical Pharmacology, 11（9）：797-799, 1992.
92）東京都世田谷区：セラチア院内感染事故報告書．2002.
93）Lai KK：Safety of prolonging peripheral cannula and i.v. tubing use from 72 hours to 96 hours. American Journal of Infection Control, 26（1）：66-70, 1998.
94）Maki DG, et al：Prospective study of replacing administration sets for intravenous therapy at 48- vs 72-hour intervals. 72 hours is safe and cost-effective. JAMA, 258（13）：1777-1781, 1987.
95）Eyer S, et al：Catheter-related sepsis：prospective, randomized study of three methods of long-term catheter maintenance. Critical Care Medicine, 18（10）：1073-1079, 1990.
96）Uldall PR, et al：Changing subclavian haemodialysis cannulas to reduce infection. Lancet, 1（8234）：1373, 1981.
97）日本赤十字社：製品情報．輸血用血液製剤資料表．http://www.jrc.or.jp/mr/product/list/（2018年10月5日閲覧）

Chapter 14

救命救急処置技術

―― 看護援助の必要性 ――

　心肺機能の停止や意識消失を起こした場合に，救命救急処置が必要となります．いつ，どこで救命救急処置が必要な状態が起きるかは予測できず，その場に居合わせた人が迅速かつ的確な処置を行うことにより，対象者の救命率が向上することが明らかになっています．

　心肺停止の状態となった人を救命するために行われる心肺蘇生をCPR（cardiopulmonary resuscitation）といいます．また，一次救命処置（basic life support，BLS）は呼吸と循環をサポートする一連の処置であり，BLSには，胸骨圧迫と人工呼吸による心肺蘇生，自動体外式除細動器（AED）の使用が含まれます．BLSは，その場に居合わせた人が行う処置として，一般市民を対象とした救命実技講習が市町村等で行われていますが，医療従事者にとっても必要不可欠な技術といえます．一方，二次救命処置（advanced life support，ALS）は，BLSを行っても心肺が再開しない場合に，病院などで救命救急士や医師が薬物や医療機器を用いて実施する救命処置です．

　1974年にアメリカ心臓協会（American Heart Association，AHA）により心肺蘇生法のガイドライン[1]が発表され，現在までエビデンスに基づいた改定が行われています．また，日本においてもJRC蘇生ガイドライン[2]が作成されています．

　本章では，救命救急処置の技術として，AHA心肺蘇生と救急心血管治療のためのガイドライン[1]（以下，AHAガイドライン2015）等に沿った心肺蘇生法，および家族支援について解説します．

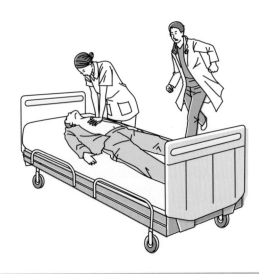

救命救急処置に必要なミニマムデータ

- **全身状態の観察**（外見，動作，精神状態，臭気）
- **意識レベルの評価**（JCS，GCS）
- **呼吸状態の確認**（呼吸の有無，呼吸数，リズム・パターン，呼吸音，異常呼吸，SpO_2）
- **循環状態の確認**（心停止，脈拍触知，脈拍のリズム，脈圧，拍動，左右差，体温，血圧）
- **ショックの5P**（蒼白 Pallor，虚脱 Prostration，冷汗 Perspiration，脈拍触知不能 Pulselessness，呼吸不全 Pulmonary insufficiency）
- **心電図**

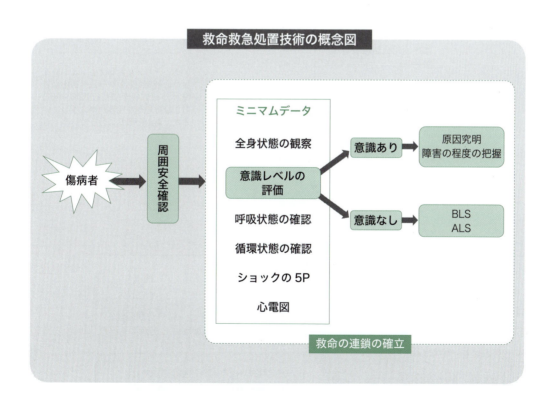

救命救急処置技術の概念図

❖成人心停止のアルゴリズム

AHA ガイドライン 2015[1)] における成人心停止のアルゴリズムを図 14-1 に示す.

2015（平成 27）年度中に一般市民が心原性心肺機能停止の時点を目撃した傷病者数は 2 万 4,496 人であり，一般市民が心肺蘇生を実施した傷病者数は 1 万 3,672 人（55.8％）となっている．その

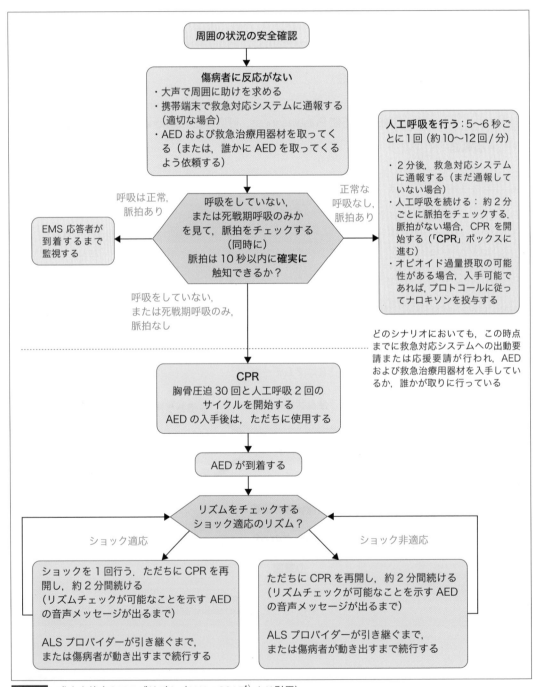

図 14-1　成人心停止のアルゴリズム（AHA；2015[1)] より引用）

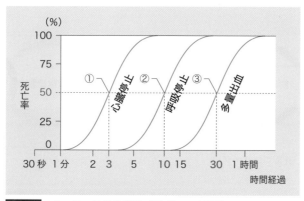

図14-2 カーラーの救命曲線（M. Cara, 1981）
①心臓停止後約3分で50％死亡
②呼吸停止後約10分で50％死亡
③多量出血後約30分で50％死亡

うち，1カ月後生存者数は2,195人，1カ月後生存率は16.1％であり，心肺蘇生を実施しなかった場合の1カ月後生存率9.2％と比較して約1.8倍高くなっている．

　カーラーの救命曲線（図14-2）が示すように，心臓停止から3分，呼吸停止から10分，多量出血から30分が経過すると死亡率が50％まで下がるといわれており，一般市民による心肺蘇生がいかに重要であるか理解できるだろう．

❖救命の連鎖

　生命の危機的状況に陥った対象者を救命し，社会復帰に導くためには，救命の連鎖を確立することが必要である．

・AHA救命の連鎖

　2010年のAHAガイドラインでは，成人と小児・乳児の救命の連鎖に分類されていたが，院内心停止（in-hospital cardiac arrest，IHCA）と院外心停止（out-of-hospital cardiac arrest，OHCA）では明らかに状況が違い，対応も異なることから，2015年版では成人の救命の連鎖をさらにIHCA，OHCAの2つの場合に分けている（図14-3）．

- **IHCAを起こした患者**……心停止予防の監視システムが対応し，医療機関の専門部門のチームに委ねられるため，①監視および予防，②認識および救急対応システムへの出動要請，③即時で質の高いCPR，④迅速な除細動，⑤ALSおよび心拍再開後の治療から成り立つ．
- **OHCAを起こした患者**……地域社会でサポートされ，最終的に病院で治療が行われる．OHCAは，①認識および救急対応システムへの出動要請，②即時で質の高いCPR，③迅速な除細動，④救急医療サービス（BLSおよびALS），④ALSおよび心拍再開後の治療から成り立つ．

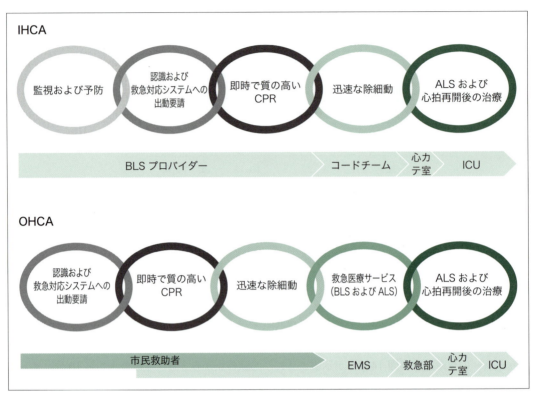

図14-3　AHA2015ガイドラインにおけるIHCAおよびOHCAの救命の連鎖（AHA；2015[1)]をもとに作成）

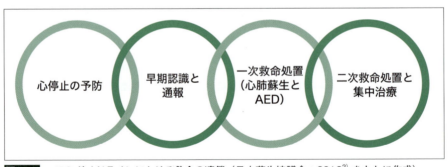

図14-4　JRCガイドラインにおける救命の連鎖（日本蘇生協議会；2016[2)]をもとに作成）

・JRC救命の連鎖

　JRC蘇生ガイドライン2015[2)]では，同ガイドライン2010と変わらず，心停止の予防が強調され，小児と成人を包括したものになっている．①心停止の予防，②早期認識と通報，③一次救命処置（心配蘇生とAED），④二次救命処置と集中治療の4つから成り立つ（図14-4）．この4つを迅速につなげることが重要である．

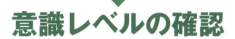

意識レベルの確認

期待される効果
- 対象の緊急度・重症度を正確にアセスメントし，適切な救命処置を行う

❖周囲の安全を確認する

　傷病者が突然倒れるところを目撃する，倒れているところを発見するといった状況には，院内や施設内だけでなく，公共の場所でも遭遇しうると考えられる．傷病者に近づく前に必ず周囲の安全を確認し，救助者自身の安全を確保し，要救助者を増やさないことは，傷病者を助けることよりも優先される．

　路上であれば車の往来，室内であれば煙が立ち込めている場合などが考えられるため，状況に応じて安全を確保する．もし，安全が確保できない場合は，消防や警察の到着を待つようにする．

❖対象者の反応を確認し，
　反応がなければ速やかに応援要請・救急通報を行う

　対象者の肩を軽くたたき，「大丈夫ですか？」，「もしもし」と大きな声で呼びかける．呼びかけても反応がなければ，「反応なし」と判断し，その場で大きな声で叫び，応援を要請する．医療機関外など救急要請が必要な状況であれば速やかに119番に通報する．そして，ただちに心肺蘇生法を開始する．反応の有無の判断に迷った場合は，119番に通報して司令員の指示に従う．反応がある場合は対象者の訴えを聴き，必要な応急処置を行う．

　なお，この時点では意識障害の原因は不明であり，もし対象者が頸椎を損傷している場合には身体を激しく動かすことで悪化を招くおそれがあることから，強く揺さぶらない．

❖意識レベルを評価する

　呼びかけにより対象者の反応を確認した後，意識障害のレベルを客観的に評価する[3]．評価には，国際的に用いられるグラスゴー・コーマ・スケール（GCS）と，わが国で採用されているジャパン・コーマ・スケール（JCS）が一般的に用いられる（表14-1，表14-2）．

表14-1 グラスゴー・コーマ・スケール（GCS）

点数	開眼・言語・運動反応の有無と程度
開眼機能（eye opening）「E」	
4点	自発的に，またはふつうの呼びかけで開眼
3点	強く呼びかけると開眼
2点	痛み刺激で開眼
1点	痛み刺激でも開眼しない
最良言語反応（best verbal response）「V」*	
5点	見当識が保たれている
4点	会話は成立するが見当識が混乱
3点	発語はみられるが会話は成立しない
2点	意味のない発声
1点	発語みられず
最良運動反応（best motor response）「M」	
6点	命令に従って四肢を動かす
5点	痛み刺激に対して手で払いのける
4点	指への痛み刺激に対して四肢を引っ込める
3点	痛み刺激に対して緩徐な屈曲運動（除皮質姿勢）
2点	痛み刺激に対して緩徐な伸展運動（除脳姿勢）
1点	運動みられず

＊：挿管などで発声ができない場合は「T」と表記する．扱いは1点と同等である．

表14-2 ジャパン・コーマ・スケール（JCS）

	覚醒の障害の有無と程度	点数
Ⅰ．覚醒している状態（1桁の点数で表現）		
0	意識清明	
Ⅰ-1	見当識は保たれているが，意識清明ではない	1
Ⅰ-2	見当識障害がある	2
Ⅰ-3	自分の名前，生年月日が言えない	3
Ⅱ．刺激に応じて一時的に覚醒する状態（2桁の点数で表現）		
Ⅱ-1	普通の呼びかけで開眼する	10
Ⅱ-2	大声で呼びかけたり，強く揺するなどで開眼する	20
Ⅱ-3	痛み刺激を加えつつ，呼びかけを続けると辛うじて開眼する	30
Ⅲ．刺激をしても覚醒しない状態（3桁の点数で表現）		
Ⅲ-1	痛み刺激に対し，払いのけるなどの動作をする	100
Ⅲ-2	痛み刺激で手足を動かしたり，顔をしかめたりする	200
Ⅲ-3	痛み刺激に対して，まったく反応しない	300

R（不穏）・I（糞便失禁）・A（自発性喪失）がある場合はこれらの情報を付加し，JCS Ⅲ-2-I などと表す．

心肺蘇生法

期待される効果
- 心肺停止状態から蘇生し，自己心肺が再開する可能性を高める

❖ 呼吸の確認と心停止の判断を行う

JRC蘇生ガイドライン[2]のアルゴリズムに沿って対応する．
- 傷病者に反応がなく，呼吸がないか異常な呼吸（死戦期呼吸）が認められる場合，あるいはその判断に自信がもてない場合は心停止，すなわちCPRの適応と判断し，ただちに胸骨圧迫を開始する[2]．
- 胸と腹部の動きを観察し，動きがなければ「呼吸なし」と判断する．死戦期呼吸であれば，胸と腹部の動きがあっても「呼吸なし」すなわち心停止と判断する[2]．

> **NOTE**
>
> **死戦期呼吸**
>
> 心停止直後の傷病者にみられ，しゃくりあげるような呼吸が不規則に起こる状態．致命率の高い呼吸であるが，心停止（死戦期呼吸）の目撃者は，呼吸をしていると判断してしまうことがあり，救命処置が遅れてしまうという課題がある．

❖ 胸骨圧迫を行う

胸骨圧迫部位は，胸骨の下半分とする．剣状突起を圧迫すると腹部臓器を損傷するおそれがあるため避ける（図14-5）[4]．救助者の手の付け根を胸骨の下半分に置くようにして胸骨を圧迫する．

胸骨の下半分を見つけ出す指標として，「胸の真ん中」や「乳頭間線」が用いられてきたが，どちらが優れているかを比較した研究は見当たらない．

❖ 胸骨圧迫は100〜120回/分のテンポで行う

以前のガイドラインでは100回/分以上のテンポが推奨されていたが，上限は示されていなかった．AHAガイドライン2015[1]では，速すぎる胸骨圧迫と深すぎる胸骨圧迫が予後に悪影響を及ぼすというデータに基づき，胸骨圧迫の深さとテンポに上限が加えられた．

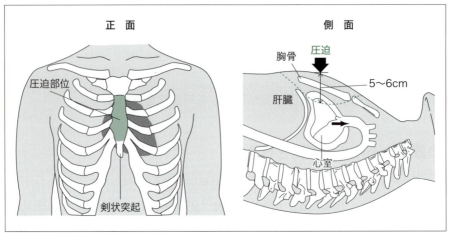

図 14-5　胸骨圧迫の位置と深さ（大石杉乃；2005[4]）を参考に作成）

❖ 胸骨圧迫は 5cm の深さで行い，6cm をこえる圧迫は避ける

　以前のガイドラインでは，5cm 以上押すことが推奨されてきた．AHA ガイドライン 2015[1] では，5cm 以上の圧迫を推奨する一方で，それをこえると合併症のおそれがあるとしている．

> **実証報告**
> 用手 CRP 中，圧迫が 6cm よりも深くなると，圧迫が 5 〜 6cm の場合に比べて障害が増えるとの報告がある[5]．

> 💡 **ポイント**
> ・両方の手を重ねて組み，手根部で胸部を圧迫する（図 14-6）[4]
> ・救助者の肩が圧迫部位の真上になるような姿勢で，両肘をしっかり伸ばして垂直方向に圧迫する
> ・両手は圧迫部位から離さない．離すと圧迫点がずれたりリズムが遅れたりするおそれがある

❖ 気道を確保する

　気道確保の目的は，さまざまな理由で気道が閉塞した時に人工的に気道を開通させ，空気の通り道を確保することである（図 14-7）．

　交通事故で頸椎損傷の可能性がある場合は，下顎挙上法（図 14-8）で頸部の可動を制限することが推奨されてきたが，JRC ガイドライン 2015[2] では，下顎挙上法によるマスク換気であっても頸椎を確実に前方に移動させてしまうことが示されており，注意が必要であることが記載された．

Chapter *14* 救命救急処置技術

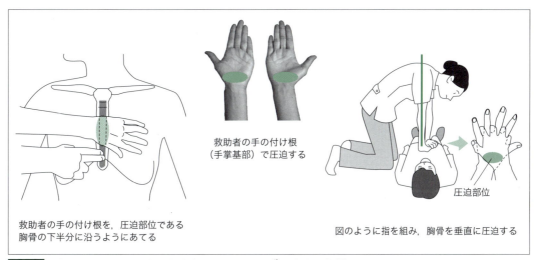

図 14-6 胸骨圧迫の位置と圧迫の姿勢（大石杉乃；2005[4]）を参考に作成）

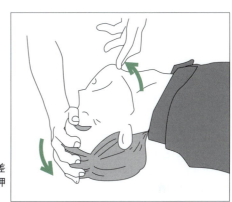

図 14-7 頭部後屈・顎先挙上法
片方の手のひらを患者の額にあて，もう片方の指（人差し指，中指）を下顎の先端にあてる．額にあてた手を押し下げ，頭部を後ろに反らせる．

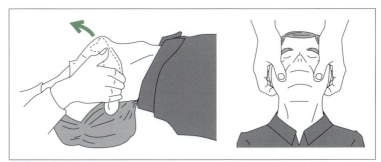

図 14-8 下顎挙上法
下顎を上顎よりも上の位置に持ち上げて気道を確保する方法である．

253

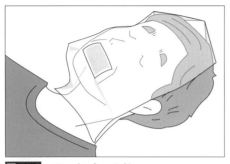
図 14-9　フェイスシールド

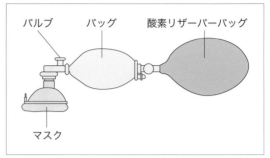
図 14-10　バッグ・バルブ・マスク

❖ 口対口，口対マスクなど，適切な人工呼吸法を選択する

　人工呼吸は 5 ～ 6 秒ごとに 1 回，1 分間に約 10 ～ 12 回行う．また，心停止の胸骨圧迫と人工呼吸の比率は 30：2 で行う．医療施設内など感染防護具を使用できる環境であれば感染防御に努め，フェイスシールドやバッグ・バルブ・マスクを使用する（図 14-9，図 14-10）．

> **NOTE**
>
> **バッグ・バルブ・マスク換気**
>
> バッグ・バルブ・マスクは，マスクと自動的に膨張するバッグ・酸素リザーバーバッグ・一方弁のついたバルブからなり，陽圧換気を行うことができる．熟練者が 2 名以上で CPR を行う際，バッグ・バルブ・マスクを用いた人工呼吸を行ってもよいとされるが，バッグ・バルブ・マスク換気には十分な訓練が必要であるとされている[2]．マスクを装着する際は，E-C クランプ法を用いて下顎を引き上げ，密着させる（図 14-11）．2 人以上でバッグ・バルブ・マスクを用いる場合は，両手でマスクを保持する（図 14-11）．

❖ AED が使用可能な場合はできるだけ迅速に使用し，AED を準備する間も胸骨圧迫を続ける

　AED（A：Automated　E：External　D：Defibrillator）とは自動体外式除細動器のことをいう．心停止には，AED による電気ショックの適応となる心室細動と適応でないものがあり，AED が心電図を解析し，必要な対象者に電気ショックを行う仕組みになっている．
　AHA ガイドライン 2010 では，院外で心停止を目撃し，現場で AED をただちに使用可能な場合，救助者は胸骨圧迫から CPR を開始し，できるだけ迅速に AED を使用するべきであるとされていた．しかし，電気ショック施行前の特定の時間の胸骨圧迫は，AED の準備が出来次第のショックの施行と比べて有益か疑問がもたれ，検討されたが予後に差がみられないことから，AHA ガイドライン 2015[1] では，AED がただちに使用可能な場合はできるだけ迅速に使用することを推奨している．また，AED パッドを装着し，AED によるリズム解析の準備が整うまで，CPR を実施すべきであるとしている．

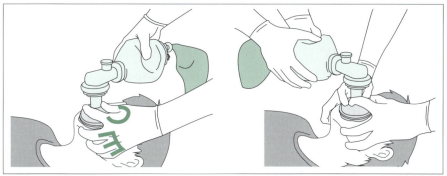

図 14-11　E-C クランプ法（左：1 人で行う場合，右：2 人で行う場合）
救助者の親指と人差し指で「C」の形を作ってマスクと傷病者の顔面を密着させ，中指，薬指，小指の三指で「E」の形を作り，下顎を引き上げながら頭部を後屈させる．

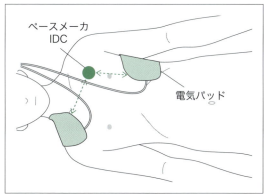

図 14-12　AED パッドの貼付位置
ペースメーカや IDC の本体部分を避けて電気パッドを装着する．

ポイント [6]

- 未就学児（およそ 6 歳まで），乳児への AED 使用に際しては，エネルギー減衰機能付き小児用 AED パッド（小児用パッド），あるいは小児モードを使用する
- AED は水中では用いない
- 対象者の胸部が濡れている場合は拭き取って，濡れている部分にパッドが接触しないようにする
- パッド装着部位に薬剤が貼付されている場合は，皮膚に残った薬剤を布で拭き取ってからパッドを装着する
- 植え込み型除細動器（implantable cardioverter defibrillator, IDC）やペースメーカ本体の膨らみ部分を避けてパッドを装着する（図 14-12）

応用技術 ▶ 多毛のためパッドが直接皮膚と接触しない場合，パッドを強く押し当てていったん剥がすことで，除毛効果が得られる可能性がある [6]．

▶ 乳房が大きい場合，左パッドを側胸部か左の乳房下に装着し，乳房組織を避ける [6]．

❖ BLS を継続する

JRC 蘇生ガイドライン2015[2]) によると，BLS は救急隊など二次救命処置（ALS）を行うことができる救助者に引き継ぐまで続け，明らかに ROSC（return of spontaneous circulation，自己心拍再開）と判断できる反応，すなわち，呼びかけへの応答や普段どおりの呼吸，目的のある仕草などが出現した場合には，十分な循環が回復したと判断して CPR を一旦中止してもよいとされる．ただし，AED を装着している場合には電源は切らず，パッドは貼付したままにしておく．

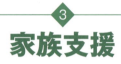

家族支援

期待される効果

- 患者を取りまく家族全体に注目し，家族の心理的特徴をふまえた家族支援を行うことができる

対象者の家族は，対象者の予想外の出来事により衝撃を受け，精神的な危機状況に陥りやすい．対象者家族を1つの単位としてとらえ，家族に対しても精神的支援を行うことは看護師の大切な役割である．千明ら[7])は救急患者の家族へのケアのポイントとして，①保証（患者に最善のケアを保証，希望を保持することの保証），②意味のある面会の実現（会いたい時に会える，患者とのかかわり・交流の促進など），③的確な情報提供，④コミュニケーションギャップの回避，⑤家族のペースの尊重，⑥快適な環境整備（ハード面，プライバシーなど），⑦支持・安心感と温かさの提供（受容，共感，傾聴が基本），⑧看護師自身の精神・心理的，身体的健康維持が重要であると述べている．

❖ 対象者の状況を迅速に，わかりやすく家族に説明する

家族は，大切な人の突然の出来事により，不安や混乱など精神的に動揺している．状況によっては，一度の説明では状況を理解することが難しいため，繰り返しの説明が必要である．また，不安感や精神的負担を減らすためにも，症状や経過を丁寧にわかりやすい言葉で説明するよう心がける．

❖ 家族の代理意思決定を支援する

家族は，対象者の代理で意思決定をしなければならない状況にある．代理意思決定を行うことは，家族にとっても心理的な負担が大きい．早期に看護師の支援が必要である．家族の思いを傾聴し，家族の直面する問題を明確にする必要がある．

実証報告

- 石塚ら[8])は，救命救急の状況で代理意思決定を行った家族には，「救命救急という場と状況に影響された決断」「患者の思いを優先した決断」「自身の決断への評価」「今後への受容と不安が交錯する」「情報がほしい」「患者家族を支援してほしい」「看護支援は実感しにくい」「看護師が家族の救いとなる」といった側面があることを明らかにした．

・吉田ら[9]は，クリティカルケア熟練看護師が見出した家族の意思決定を支える看護実践として，「意思決定にかかわる人々の間の関係性を育む」「意思決定に対峙する家族の準備を整える」「医療・看護チームのチーム力を高める」「家族の気持ちを後押しする」「意思決定プロセスの最後まで添い続ける」「家族の合意形成に向けて調整を図る」があげられると報告した．

文献 / URL

1) American Heart Association（AHA）：AHA 心肺蘇生と救急心血管治療のためのガイドラインアップデート 2015　ハイライト．https://eccguidelines.heart.org/wp-content/uploads/2015/10/2015-AHA-Guidelines-Highlights-Japanese.pdf（2018 年 10 月 5 日閲覧）
2) 日本蘇生協議会監修：JRC 蘇生ガイドライン 2015．医学書院，2016．
3) 庄内雅子，井上智子：意識レベルの把握．「看護技術スタンダードマニュアル」．川島みどり監修，メヂカルフレンド社，2010．
4) 大石杉乃：救命救急処置技術．「看護ケアの根拠と技術」．第 1 版，p.193，医歯薬出版，2005．
5) Hellevuo H, et al：Deeper chest compression - more complications for cardiac arrest patients?　Resuscitation, 84（6）：760-765, 2013．
6) 小林正直，石見　拓監修：改訂第 3 版 BLS：写真と動画でわかる一次救命処置．pp.69-71，学研メディカル秀潤社，2017．
7) 千明政好，山勢博彰：救急患者家族の心理的特徴．「救急患者と家族のための心のケア．Emergency care 2005 年夏季増刊」．山勢博彰編著，p.28，メディカ出版，2005．
8) 石塚紀美，井上智子：救命救急領域における家族の代理意思決定時の思いと看護支援の実態．日本クリティカルケア看護学会誌，11（3）：11-23, 2015．
9) 吉田紀子，中村美鈴：クリティカルケア熟練看護師が見出した延命治療に関する家族の代理意思決定を支える看護実践．日本救急看護学雑誌，16（2）：1-12, 2014．

Chapter 15

死後のケア

---看護援助の必要性---

　看護師が行う死後の処置は，患者の尊厳を保つために最後に実施するケアであり，家族にとってもグリーフケアとして重要な意味をもつことから，看護ケアとして内容や質が見直されてきています．

　医療保険は生体である患者に対して認められるものであり，医療施設で行われる死後の処置は，医療行為ではないため診療報酬には算定されません．各医療施設で行われる死後の処置には，統一された基準や料金はなく，処置に使用した物品代のほか，処置料をとる施設もあり，その内容にも違いがあります．死後の処置は無償行為，あるいは自費行為となるために，死後の処置がケアとして普及することが妨げられてきたとの指摘もあります[1]．

　現在では，医療現場で行われる死後のケアは医療の延長線上にあり，「最後のケア」としての重要な意味合いがあるとして，古くから使われてきた「死後の処置」の代わりに，「エンゼルメイク」「エンゼルケア」という表現が広く認知され，使用されてきています．小林ら[2]は，死亡確認後のいっさいのケアをエンゼルケアともよばれる「死後ケア」とし，「そのなかでエンゼルメイク，グリーフケア，および死後の身体部分の整えが重なり合い，連動しつつ存在する」と説明しており，「死後ケア」を，従来の「死後処置」よりもさらに広い意味を含む概念としてとらえています．また，日本看護科学学会による2005年の看護行為用語分類[3]においても，「死後の処置」の同義語が「死者のケア」とされました．今後も検討を行い，統一した見解や考えをもつ必要がありますが，本稿においては，「死後の処置」ではなく，「死後のケア」の用語を用います．

　これまで慣習的，経験的に実施されてきた方法を見直し，エビデンスに基づいた死後のケアの実践が期待されていることから，変わりつつある方法についても紹介し，エビデンスの蓄積や検証へのきっかけにしたいと考えます．

死後のケア

期待される効果

- 生前の安らかな姿に近づけ，死者の尊厳が保たれる
- 身体を清潔にし，遺体からの感染症の飛散を防ぎ，感染を予防する
- 死別後の家族が納得でき，家族のグリーフケアになる
- 看護職の死生観を育てる

❖ 医師の死亡確認後，外観的にも痛ましい医療器具を除去し，目や口を閉じて寝衣や掛け物を整える

医師による死の宣告が終わると，心電図モニターや酸素チューブ，点滴は速やかに外されるが，臨終時に間に合わなかった家族や死を受け止められずにいる家族も多いので，医療器具抜去のタイミングには配慮が必要になる．

治療に伴う苦痛があった場合，そのあとを少しでも早く除去したいという思いはあるが，抜管のタイミングについて日野原[4]は，死亡確認後には気管チューブのみ抜管し，その他の抜管はお別れの儀式の後に静かに行うのがよいとして，抜去のタイミングについて検討が必要であることを示唆している．

抜去後に，圧迫止血に時間がかかる場合や縫合が必要な場合もあるので，使用されている医療器具や家族の状況を考慮して抜去する．また，医療器具をすべて抜去することは，家族の死の受容を妨げることにもなるので，家族の同意を得て抜去する．

❖ 家族がお別れをできる「時間」と「場」をもてるよう調整する

家族が気兼ねなく最期の時間を過ごせるように環境を整え，看護師はひととき退室する．退室する際には，お別れの後，死後のケアが行われることを伝え，家族でのお別れに要する時間を相談しておく．

帰りの準備（車の手配）や葬儀社への連絡などもあることから，死後のケアの一連の流れやかかる時間を説明する．家族との死別は稀な経験であることが多いので，今後の予定や時間について相談しておくことは，家族の戸惑いや不安の軽減につながる．「家族での別れの時間を急がされた」「家族だけにされて放っておかれた」などという思いを抱かせないよう言葉がけには配慮が必要である．

また，死後のケアで使用する着替えなどの準備についても説明し，死後のケアには家族に一緒に参加してもらえることをあらかじめ伝えておくようにする．

死後のケアには，家族の意向を取り入れ，一緒に参加をしてもらうことにより，家族のグリーフケアにつなげる．

- 家族が望む儀礼を把握し，その意味を理解して可能なかぎり対応する

死後のケア時に行われてきた儀礼的行為として，「両手を胸元で合掌させるか組ませる」「死化粧をする」「着物を左前合わせにする」「着物の紐を縦結びにする」「白布をかける」「逆さ水」「末期

の水」などが一般によく知られている．

　一方，家族より「白布をかけないでほしい」「まだ遺体としては帰りたくない」など，生きている時と同じ扱いをしてほしいといった希望もあることから，医療施設で行われるケアのなかでは，生きている人として病院から退院するように整える施設も存在している．

> **実証報告**
> - 田中ら[5]は，調査で回答が得られた33名の看護職は，儀礼について「死化粧をする」100％，「着物を左前合わせにする」97.0％，「着物の紐を縦結びにする」97.0％，「手を胸元で合掌させる」93.3％であり，9割以上の看護職が儀礼を実施していることが報告されている．
> - 東ら[6]は，一般壮年者の多くは死後のケアに伴う儀礼を肯定的に受け止めていたが，一般壮年者が行ってほしいと思っている儀礼と看護職が行っている儀礼には隔たりがあり，「必要ない」とする者が14％いたとしている．
> - 内藤ら[7]は，若者（18〜29歳）233名と壮年者（30〜64歳）114名を比較分析した結果，若者は儀礼的行為よりも「ひげをきれいに剃る」「マニュキュアを塗る」などの身だしなみを整えることへの希望が高く，壮年者は身だしなみより「鼻に綿を詰める」や「手を組む」などの儀礼的行為への希望が高いことを報告している．
>
> 古くから伝承されてきた儀礼的行為は，時代の経過や多様な価値観の出現により変化してきており，儀礼への対応については，家族が儀礼に対してどのような意味づけをし，どのような儀礼を実施してほしいと望んでいるかを確認しながら，死後のケアを行う必要がある．

- **家族の状況を判断し，死後のケアへの参加を促すことで，家族のグリーフケアのきっかけとする**

　家族は死後のケアに参加することにより死を受容し，悲嘆を表出できる機会となる．家族が悔いを残さないよう心ゆくまで看取ることができる環境をつくることが重要である．看護師から勧められることによりケアに参加する家族もいることから，家族には積極的に参加を促し，家族はケアに参加するなかで，「傍に居ることができた」「ケアができた」「最期に何かできた」といった思いから，悲嘆が少しでも癒され，グリーフケアのきっかけ（第一歩）となるよう援助する．

> **実証報告**
> - 死後のケアへの家族参加について，高橋ら[8]は，アンケート調査で回答が得られた110名中87名（79.1％）が死後処置の経験があり，死後の処置への参加を望む人は110名中62名（56.4％）であったことを報告している．また，田中ら[5]は，看護職33名中26名（78.8％）が家族とともにエンゼルケアを実施していると回答している．
> - 内藤ら[7]は，死後のケアを実施した，あるいは見たことがある人は347名中59名（17％）であったが，死後のケアを知っていると答えた人は228名（66.1％）であり，本や雑誌などのメディアで知ったという人が113名（31.7％）ともっとも多かった．死後のケアを知っている人の大部分がケアを希望しているという結果からも，死後のケアについてイメージしやすく説明し，ケアへの参加を促すことが必要である．

❖死後のケアにおいても，スタンダードプリコーション（標準予防策）を遵守する

　死後も，血液・体液・排泄物などは感染の可能性があるものとして取り扱い，生前と同様に感染対策として標準予防策を実践する．感染症に罹患した患者が死亡した場合，二次感染の可能性は生

前に比べると非常に低くなるが、感染のリスクはあり、感染経路に沿った予防策が必要である。死後のケアを行う場合におもに問題になるのは接触感染である。

> **実証報告**
> 池田ら[9]は遺体の病理解剖例中65.2％に感染症が認められ、特に感染力の強い肝炎ウイルス、敗血症（MRSA）、結核症などの重症感染症が全体の14.4％を占め、安全のためにはすべての遺体を感染の可能性があるものとして扱う必要があり、医療現場におけるエンバーミングの必要性が述べられている。

> **NOTE**
> **エンバーミング**
> エンバーミングとは、遺体を消毒、保存処理を施し、必要に応じて修復し、長期保存を可能にしようとする技法であり、わが国では年間10,000件以上の施術が行われている[10]。エンバーミング処置液にはホルムアルデヒドが含まれているので、細菌やウイルスは殺菌もしくは活動が抑制できる。現在わが国では、一部の葬儀会社においてエンバーミングが行われているが、将来的には感染防御およびご遺族の悲嘆の緩和などを考え、普及が急がれていると報告[11]されている。

❖ 死後の変化（死後硬直，漏液）を考慮して死後のケアを行う

死後に起こる変化を考慮して、適切なケアを行えば、遺体の悪化現象は最小限に留めることができる。医療施設で行われる死後のケアにおいて問題になるのは、「死後硬直」と「漏液」である。

・死後硬直

死後硬直の出現はケアの実施時間や方法に影響するため、死後硬直の出現を予測し、留意しておかなければならない。齊尾[12]によると、死後硬直の出現開始時間の目安は以下のとおりである。

顎関節・頸関節：2〜3時間　　肩関節・股関節：3〜4時間
肘関節・膝関節：4〜5時間　　手関節・足関節：5〜6時間

また、死後硬直は、死亡直後弛緩していた筋肉がふたたび硬くなる現象であり、筋肉量の多い青壮年の男性は強く起こり、小児や老人では逆に弱い。破傷風による死亡では死体硬直は強く起こるが、がんや敗血症性では死後硬直が弱まるとしている。

死後硬直の強さや発現、消失時間に個人差はあるが、予測される死後硬直の時間を考慮し、死後硬直がケアの妨げにならないように手順を考え、ケアを効率的に進める。死後硬直の出現により、遺体の部分的な固定が不要になることもあり、死後硬直はケアの内容にも影響する。

・漏液

漏液が起こる原因はさまざまであるが、体内の腐敗が主であり、腐敗が進行することにより胸腔内や腹腔内の内圧が上がり、肺や胃の内容物が気道や食道を通じて体外に漏出する。高体温が持続し死亡した場合、著しい浮腫を生じている場合、腹水や胸水が溜まっている場合、肥満、抗血栓薬を使用していた場合などは漏液が起こりやすい[13]。

漏液には、鼻、口、耳、肛門などからの血液や体液の漏出、皮膚から体液の浸出、注射針や医療器具抜去部からの出血や体液の漏出などがあり、遺体の悪化を防ぎ、清潔に保つために漏液への対

応が必要となる．また，遺体に触れる人々への感染を防止するためにも漏液への適切な対処が求められる．

> **実証報告**
> 安藤ら[14]は，遺体トラブルの実態について，葬祭業者への調査の結果，遺体トラブルでもっとも多かったのは「出血」で，29名中23名（79.3％）であり，「開口」が19名（66.5％），「悪臭」が14名（51.9％），「漏出」が13名（44.8％），「圧痕」9名（31.0％），「化粧」3名（10.3％）であったと報告している．帰宅後の遺体のトラブルについての検証は，死後のケアの問題点がわかり，今後のケア改善につながることから貴重な情報となる．

❖これまでに行われてきた死後のケア方法を再考する

・綿詰め

日本では，綿詰めは儀式として，また，血液や体液，排泄物などの漏液への対策として一般的に行われてきた．しかし現在，鼻，口，耳，肛門などへの詰めものは行わない方向へ進んでいる．

綿詰めの処置をしなくても，体液や血液の漏れが起きたケースはわずかであることから，漏液防止としての綿詰めは一様に行う必要はない．漏液や出血に対しては，綿を詰めても綿の隙間から漏れ出てしまい，結局は止められないとする考え方へ変わってきている[1, 13, 15]．また，漏液に対しては，漏液のおもな原因である腐敗を遅らせるための「冷却」が効果的であるとして，綿詰めを行わず，冷却を推奨している[15]．

> **実証報告**
> ・上野[16]は，漏液が確認された事例では，①鼻・口・耳などから漏液が確認（目視）できた事例は1,508例中119例（7.9％）であり，鼻や口から漏液を生じなかったのは1,389例（92.1％）であった，②漏液・出血が多量で，何らかの漏液防止処置が必要であったのは1,508例のうち37例（2.5％）であった，③便漏れが確認されたのは1,508例のうち35例（2.3％）で，大量に出ていたのは2例のみであったと報告している．
>
> ・小林[15]は，死亡退院患者55例のうち回答が得られた32例において，綿詰めをしなかった25例（78％），綿詰めを行った7例（22％）のうち，体腔からの漏出は0例であり，綿詰めをしなくてもトラブルがないことを報告している．
>
> これらの調査結果からも，漏液・出血が多量で何らかの漏液防止処置が必要な場合を除き，鼻・口・耳などの体腔への綿詰めは不要である．また，漏液のおもな原因は腐敗であることから，綿詰めより，冷却などの腐敗対策を行うほうが漏液防止には効果的であるといえる．

> **さらに検証**
> ・綿詰めだけでなく，腹部圧迫による胃内容物や尿・便の排出についても，その是非が問われている．胃内容物や尿・便の排出については，「圧迫による内臓損傷のおそれ」「体液・排出物による汚染リスク」「チューブ挿入や吸引の刺激による損害のおそれ」などがあるとして，あらためてチューブを挿入して吸引したり，圧迫して排出したりする必要はないと指摘されている[17]．先述の上野[16]の調査からも，便漏れが確認されたのはわずか2.3％で，そのうち大量に出ていたのは2例だけであったことから，腹部の圧迫による便の排出は不要な場合が多いと推測される．胃内容物や尿・便の排出の是非については，今後も検証が必要である．
>
> ・漏液・出血に対しては，綿の代わりに導入されてきたシリンジ式の高分子吸収剤を使用している施設もある．シリンジ式の高分子吸収剤（図15-1）は，注入しやすくゼリー化された高分子吸収剤が胃液や胸水ほか体液を吸収・凝固し，体液の漏出を防止するというものであり，商品化されている．また，流れ出るような漏液や出血がある時には，高吸収性樹脂を材料にしたスプレータイプの体液

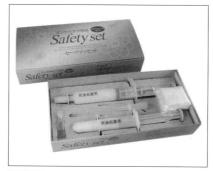

図 15-1　シリンジ式の高分子吸収剤の一例

漏れ防止剤を 1 ～ 2 秒スプレーするほうが，ゲルを注入するより勧められると報告[15]されている．漏液・出血への対策が必要なケースに対して，綿詰めに代わり，シリンジ式の高分子吸収剤やスプレータイプの体液漏れ防止剤が有効であるか，検証していく必要がある．綿詰めや高分子吸収剤を用いない場合は，退院後の移送の際に頭を低くしないようにすることや，万が一出血や漏液があった場合の対処法をご家族に説明しておくことも忘れてはいけない．

・下顎の固定

包帯やアゴバンドで下顎を固定する方法は，固定により圧迫部位や顔にうっ血が生じ，顔貌が著しく変化してしまうことがあり，現在では行われなくなってきている．

伊藤は，閉顎のために頸部に嵌めて下顎を固定する製品を死亡後 3 時間以内に使用しても，下顎硬直は死後 1 ～ 3 時間以上経過して始まるため，それ以前に固定しても意味がないとし，顎の下に丸めたタオルを入れるなどの処置で十分としている[18]．

口を閉じるために，縛って顎を固定することはせず，枕を高くし，タオルを丸めて顎の下に入れる方法がとられるようになっている．

米国の文献[19]においても，「頭位を 30° 上げたセミファウラー位を保持する．可能であればテープやひもを使用することなく目や口を閉じる」と記載されている．

・手の合掌

手首を縛って固定して合掌させたり，指を組むことはせず，自然に腹上や体の横に置く．指を組むことにより循環障害が起こり，指が腫脹し，さらに手首を縛ると手の甲も腫脹し，変形や皮膚変色が起こることから，手を合掌させるために固定する行為はしない．

> **実証報告**
>
> 日本の家族を対象にした調査研究[20]の結果，手を組んでひもで縛る行為について，家族の 57％が「好ましくない」と回答していることからも，アームバンドの装着や指を組ませることはせず，腹上や体の横に置くようになってきている．

・閉眼処置

閉眼のために，まぶたの下に濡らした綿を挟む処置が行われてきたが，マッサージにより自然な閉眼ができるため，綿を挟む処置はとらないようになってきている．マッサージで自然に眼を閉じさせることができない場合，閉眼しない場合の対応法の一つとして，二重眼瞼用接着剤（通称アイ

プチ）を使用する方法が紹介されている[21]．

❖医療器具抜去後の処置を適切に行う

　死後は生体の修復再生の機能が失われているため，注射針痕は閉じない，縫合しても皮膚はくっつかない，体液が移動する，といった死後の体の変化を理解し，医療器具抜去後の処置や創傷処置を適切に行い，出血や体液が漏出しないようにする．

> **実証報告**
> 　末梢ルート・CVカテーテル・ドレーン・胃ろう・ストーマ・ペースメーカ抜去部，気管切開部，その他創部（手術創）から著しい出血・漏液が生じた事例は 1,508 例のうち 192 例（12.7％）であったと報告[22]されており，出血などの漏れを生じさせないために適切な処理が必要となる．

・創部を圧迫固定する

　創部からの出血などの漏れを防止するためには，創部にガーゼを厚めに当て，開口部を圧迫しながらテープを貼る．皮膚とテープの間に隙間ができないように密着させ，テープを貼ることにより創部を圧迫固定する．テープは目立ちにくい肌色で伸縮性があるものを使用する．

　ドレッシング材は，体内ガスの放出によってわずかな隙間ができることから，血液が流れ出ることがあるので使用を避ける．圧迫固定によりドレッシング材よりも強力に止血することができる．

・医療器具抜去後の処置を行う

　末梢ルート……抜去後はガーゼを用いて圧迫固定する．または，防水性ドレッシング材を貼る．
　CVカテーテル……医師によりナートを外し抜去する．抜去した後，周囲を圧迫し血液を排出させガーゼを用いて圧迫固定する．
　ドレーン類……医師によりナートを外し抜去する．抜去後，血液・体液を十分吸引した後，縫合し圧迫固定する．
　胃ろう（PEG）……PEGは医師により抜去した後，縫合し圧迫固定する．PEGはそのまま残しておく場合もある．
　ストーマ……排泄孔周囲を清拭し，新しいパウチに交換する方法が一般的であるが，医師が孔を縫合する場合もある．

　なお，リザーバーやグローションカテーテル，ポートは留置したままで問題ない．

・ペースメーカの除去

　現在，死後のペースメーカの摘出は法令で定められておらず，遺体を医療機関で摘出するケース，火葬場への申告のみで摘出はしないケースなど，地域，医療施設，医師によって対応は異なる．

　日本不整脈デバイス工業会は医療関係者に向けて，ペースメーカは高温（600〜800℃）で破裂する場合もあるので，患者のご家族にもこの旨の説明を徹底し，患者の体内にペースメーカが植え込まれている旨をご家族から火葬場に申告するよう，不慮の事故防止への協力を依頼するとともに，摘出されたペースメーカは医療廃棄物として処理するよう注意喚起している．

　ペースメーカ販売会社（セント・ジュード・メディカル，日本光電工業，日本ライフライン，バイオトロニックジャパンの4社）に火葬時のペースメーカの取り扱いについて問い合わせた結果，燃やすことによって破裂の危険性はあり，安全性からみて「取り出す」ことが原則であるという回

答であった．火葬場職員の破裂音への恐怖や怪我へのリスクを考えると，事前のペースメーカ摘出やご家族からの申告が必要である．

> **さらに検証**
>
> ・わが国でのペースメーカに起因する受傷事故は，福島県と新潟県の2例しか報告されていないが，正しい情報をもとに国内で統一した見解と対応が求められると指摘されている[23]．
> ・横田は火葬場施設へのアンケートおよびヒアリングを実施した結果，76.3%が「ペースメーカ装着遺体の火葬は火葬場運営上問題がある」と答え，その問題は「炉内損傷のおそれ」が88.4%，「職員の怪我のおそれ」が81.7%，「遺体（遺骨）が傷むおそれ」が55.3%であった．また，対応策について，「葬祭業者や遺族への事前届出のお願い」51.4%，「事前取り外しのお願い」29.2%，「何もしていない」15.8%であった[24]．心臓ペースメーカは，おおむね火葬開始後20分程度で破裂しているとし，「事前に届出をお願いしている」施設で，届出がなかった時の対応は「火葬開始後一定時間，覗き窓を開けない」（68%）で，その時間は30分以内が90%であったことが報告されている[24]．
>
> ペースメーカのトラブルに対して，医療現場，家族，葬祭業者，火葬場職員などを対象とした調査研究を行い，ペースメーカの取り外しに関してさらなる検証が必要である．

❖死化粧をし，生前の姿に近づける

死後の処置が終わったら，家族が準備した衣類に着替えさせる．着替えが終わったら死化粧をする．

死化粧により，顔の色や表情をいくらかでも生前に近づけるようにする．髪を整え，男性の場合，ひげをそり，女性の場合は薄化粧をする．死化粧は亡くなった方のためだけではなく，最後まで患者の闘病生活を支え続けた家族のためのものでもある．死化粧により，残された家族の気持ちが少しでも癒えるように，死によって変化した外観を整え，生前の安らかな姿に近づける．

特に，ICUで人工呼吸器などを装着し，長期に集中治療を受け亡くなられた方や事故などで外傷を負ったまま急死された方へのケアは課題を残している．

死化粧には専用のメイクアップセットを使用している施設が多くなっているが，他人に使用したものは使ってほしくないといった希望が出てきている．今後は個別に使用できるディスポーザブルのメイクキットの使用も必要になると思われ，すでに商品化もされている（図15-2）．

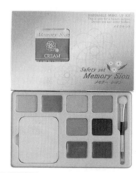

図15-2 メイクアップセット（メモリーシオン）

❖死後のケアを通して，看護師の死生観を育む

死後のケアは，患者の尊厳を保つための最後の看護ケアであり，家族にとってもグリーフケアとして重要な意味をもつことから，死と向き合う人々に対応するには，看護師自身がそれぞれの「死生観」をもつことが必要である．看護師の的確な介入が，家族の深い悲しみや喪失感を癒し，家族の悲嘆を軽減することにつながる．

看護師は死後のケアを通して，死と向き合う人々から教えられることは多く，看護師もともに成長できると考えられる．死後のケアは，生と死を考える貴重な機会であり，看護師の死生観の育成

につながる．

　2008年，映画「おくりびと」が上映されて以来，納棺師の役割への理解が広がり，葬儀社にも配置されるようになってきている．そのなかで，死化粧が生前の面影を復活させて家族の癒しになるケースもあれば，反対に，死んだのに生きているようだと抵抗感を抱いたという家族の話を聞くこともある．死後のケアが診療報酬として認められていない以上，これまで多くの看護師が行ってきたケアは，葬儀社にとって代わられる時期がきているのかもしれない．

　また，「災害時に遺体の一部が欠損した状態であっても，工夫して家族と別れができるようにした」といった報告が，災害から何十年も経過してはじめて看護者から発信[25]された．日航機墜落事故，阪神淡路大震災，尼崎脱線事故，東日本大震災といった，これまで日本で発生した大事故・震災などで亡くなられた方へ，看護師としてどのように死後のケアを実施してきたかを記述しておくことが必須である．

　本来，死後のケアはケアの一環として研究が積み重ねられ，さらなる改善を図ることができる可能性があったが，今後，病院で行う死後のケアは縮小され，最小限となっていく可能性がある．これまで行ってきたケアに関して記述し，知の統合を図っておくことが重要である．

文献／URL

1) 伊藤　茂：“死後の処置”に活かす ご遺体の変化と管理．p.2, pp.70-72, p.115, 照林社，2009．
2) 小林光恵，エンゼルメイク研究会：改訂版 ケアとしての死化粧　エンゼルメイクから見えてくる最期のケア．p.28, 日本看護協会出版会，2007．
3) 日本看護科学学会編：死後の処置．「看護行為用語分類」．p.155, 日本看護協会出版会，2005．
4) 日野原重明：死後の処置の見直し．「看護の知識と技を革新する 古い看護から新しい看護へ」．pp.163-164, 日本看護協会出版会，2007．
5) 田中愛子，岩本テルヨ：臨床現場におけるエンゼルケアの実態．山口県立大学看護栄養学部紀要創刊号，3：39-42, 2008．
6) 東　玲子，他：死後の処置に対する看護職者・一般壮年者の意識と看護における位置づけ．臨床看護研究の進歩，11：130-136, 2000．
7) 内藤友菜，他：若者と壮年者における死後のケアの好みの違い．日本看護医療学会雑誌，13（1）：71-78, 2011．
8) 高橋千春，他：病院における死後処置に家族はどのように参加したいか．秋田県農村医学会雑誌，51（1）：17-20, 2005．
9) 池田　章，他：Embalming（エンバーミング）遺体からの感染症予防．交通医学，55（5/6）：164-169, 2001．
10) 佐藤貴之，髙木　修：死後の装い―施術者であるエンバーマーの心的過程に焦点をあてて―．繊維製品消費科学，51（2）：135-138, 2010．
11) 高篠　智：当法医学教室における法医解剖後の遺体衛生保全（エンバーミング）施行についての現状．杏林医学会雑誌，36（1）：93-94, 2005．
12) 齊尾征直：“わからん”が“わかる”へ　病理解剖．p.53, 金芳堂，2011．
13) 上野宗則：エンゼルケアのエビデンス!?　死に立ち会うとき，できること．pp.58-59, pp.72-74, 素敬SOKEIパブリッシング，2011．
14) 安藤悦子，他：死亡退院後の遺体トラブルと家族の反応―葬祭業者への質問紙調査より．保健学研究，21（2）：79-83, 2009．
15) 小林光恵：ナースが行う逝去時の看護．エンゼルケア・エンゼルメイクQ&A．エキスパートナース，27（13）：46-47, 2011．
16) 前掲13），p.56．
17) 前掲15），p.44．
18) 前掲1），p.113．
19) Marthaler MT：End-of-life care：practical tips. Dimensions of Critical Care Nursing, 24（5）：215-218, 2005.
20) Shinjo T, et al：Care for the bodies of deceased cancer inpatients in Japanese palliative care units. Journal of Palliative Medicine, 13（1）：27-31, 2010.
21) 前掲2），pp.183-185．
22) 前掲13），p.75．
23) 前掲1），pp.94-97．
24) 厚生労働科学研究費補助金 健康安全・危機管理対策総合研究事業（研究代表者：横田　勇）：火葬場の設置管理運営基準の見直しに関する研究．平成26・27年度 総合研究報告書．平成28（2016）年3月．http://www.j-sec.jp/pdf/H26-27report.pdf（2018年10月5日閲覧）
25) 前田陽子：日航機墜落事故救護活動の体験から 今，語れること，語り継ぐこと．日本災害看護学会誌，13（1）：41, 2011．

索 引

あ
アイスマッサージ　16
アドヒアランス　218
アナフィラキシー　231
アネロイド式血圧計　153
アロマセラピー　73
アンプル　220

い
意識レベル　249
移乗補助具　63
痛み　78
　　──のアセスメント　81
　　──の強さの評価法　82
　　──の伝達　80
　　──の分類　78
一次救命処置　244
一時的導尿　39
一酸化炭素ヘモグロビン　145
移動動作　62
イブニングケア　71
イメージ法　72
医療器具抜去後の処置　264
医療事故　214
院外心停止　247
院内救急対応システム　141
院内心停止　247
陰部洗浄　103

う
植え込み型除細動器　255
ウォシュレット　34
齲蝕　120

え
エアマットレス　4
エアロゾル　166
　　──吸入療法　166
　　──粒子　167
腋窩温　135
腋窩神経　223
エプロン　187
嚥下時の体位　121
嚥下体操　16, 129
嚥下反射　120
嚥下力　129
円座　202
エンゼルケア　260
エンバーミング　261

お
オープン・マウス法　167
オシロメトリック法　153
オムツ　44
オリゴ糖　30
温罨法　32, 94, 229
温水洗浄便座　34
温点　86

か
カーラーの救命曲線　247
開口訓練　16

概日リズム　68
咳嗽　169
咳嗽反射　120
臥位入浴　113
開放式気管内吸引　173
外用薬　219
ガウン　187
下顎挙上法　253
下顎の固定　263
拡散　166
角質細胞間脂質　101
拡張期血圧　156
家族支援　256
顎下腺　130
下半身浴　113
カフ　153
　　──圧　176
カヘキシア　50
還元ヘモグロビン　145
慣性衝突　166
がん性疼痛　78
間接的嚥下訓練　16
感染　178
感染症　178
感染の徴候　204
浣腸　36
　　──液　36
乾布　100

き
気化熱　99
気管　169
気管支　169
気管内吸引　169
気管内洗浄　176
気管内挿管チューブ　171
刻み食　15
義歯　128
義歯洗浄剤　128
気道内加湿法　166
機能的口腔ケア　129
気分転換　83
吸引圧　175
吸引カテーテル　171
吸光度曲線　145
急性疼痛　78
急速眼球運動　68
救命の連鎖　248
仰臥位　83, 121
胸骨圧迫　251
共食　14
起立性低血圧　59, 113
筋肉内注射　223, 228

く
空気感染　190
空気の熱伝導率　87
駆血時間　235
駆血帯　234
クラークの点　223
グラスゴー・コーマ・スケール　250
グリーフケア　260

グリセリン浣腸　36
クリティカルコロナイゼーション　198
車椅子移乗　62, 63
車椅子による移送　64
車椅子リクライニング位　17
クレンチング　235
クローズド・マウス法　167

け
経口摂取　14, 20
経口洗腸法　38
経口与薬　218
経腸栄養　20
経鼻経管栄養チューブ　20
経皮的動脈血酸素飽和度　144, 162
頸部可動域訓練　16
血圧　152
　　──計　153
　　──測定　152
血液製剤　240
血管外漏出　238
血管内留置カテーテル　235
幻視　20
剣状突起　251

こ
口腔温　135
口腔ケア　120
口腔清掃　122
口腔内乾燥　124
口腔内ストレッチ　130
口腔保湿剤　124
口腔リハビリテーション　129
高血圧の定義　156
高二酸化炭素血症　162
高分子吸収剤　263
肛門刺激　34
肛門周囲マッサージ　35
誤嚥　121
　　──性肺炎　120
ゴーグル　190
股関節伸展　61
呼吸回数　139
呼吸数　139
呼吸測定　139
呼吸のコントロール　129
呼吸法　72
孤食　14
個人防護具　185
骨盤底筋訓練　45
鼓膜温　135
ゴム便器　104
コロトコフ音　155

さ
サーカディアンリズム　66
サージカルマスク　189
採血　235
座位姿勢　57
座位動作　58
座位入浴　113
差し込み便器　104
擦式消毒用アルコール製剤　180, 184

267

坐薬　219
サルコペニア　50
酸化ヘモグロビン　145
酸素加湿　163
酸素吸入　162
酸素中毒　162
酸素テント　163
酸素分圧　148
酸素ボンベ　165
酸素療法　162
三段階除痛ラダー　81

し
指圧　73
ジェット式ネブライザー　167
ジェルネイル　147
痔核　38
耳下腺　130
死化粧　265
歯垢　120
死後硬直　261
死後のケア　259
歯周病　120
死生観　265
姿勢保持　55
死戦期呼吸　144, 251
持続的導尿　41
失禁　43
自動体外式除細動器　254
歯肉マッサージ　130
ジャパン・コーマ・スケール　250
シャワー浴　114
　　　──介助　114
収縮期血圧　156
宿便　34
手指衛生　180
　　　──のタイミング　183
手指消毒　180
出血性ショックの重症度分類　142
手浴　111
潤滑剤　39
蒸気型ネブライザー　167
消臭　45
静脈炎　237, 239
静脈内注射　233
上腕後面下3分の1　222
食形態　15
褥瘡　200
　　　──予防　63
食物繊維　30
処方せん　214
寝衣交換　107
侵害受容性疼痛　78
神経障害性疼痛　79
人工呼吸器関連肺炎　126, 172
人工唾液　125
滲出液　204
新鮮凍結人血漿　240
心停止　246
新殿筋注点　225
浸軟　204
心肺蘇生　244
　　　──法　251

心拍出量　152
深部温度　135
深部静脈血栓症　53

す
水分補給　30
睡眠　68
スキンケア　114
スキンテア　207
ストレッチャーによる移送　64
スピリチュアルペイン　79
スペーサー　167

せ
清拭用タオル　99
精油　73
舌下腺　130
石けん　101, 102, 180
摂食嚥下障害　16
舌苔　123
セミファウラー位　83, 121
洗口　122
穿刺時痛の緩和　229
洗浄圧　206
洗浄剤　100
全身清拭　98
全人的苦痛　78
洗髪　105
　　　──シート　107
　　　──車　107

そ
創傷の治癒過程　195
創傷の治癒形式　194
創部の感染　198
側臥位　83
足浴　72, 111
咀嚼力　129
速乾性手指消毒剤　233

た
体位の安定性　55
体位変換　55, 202
体温　139
　　　──測定　135
　　　──調節　99
体幹角度調整　17
体性痛　79
代理意志決定　256
唾液腺の萎縮　124
唾液腺マッサージ　130
唾液分泌　120
　　　──の低下　124
多剤耐性緑膿菌　148
脱感作　126
脱臭　45
脱水　124
ダブルクロス法　224
ダブルチェック　218
段階的離床　52
端座位　62
単純フェイスマスク　163
弾性ストッキング　54

弾性包帯　54
痰の喀出　169

ち
チアノーゼ　162
注意転換法　83
注射器　220
注射針　220
中心静脈カテーテル　235, 239
超音波式ネブライザー　168
聴診法による血圧測定　155
腸蠕動　30
直接的嚥下訓練　17
直腸温　135
貯留尿　45
沈降　166
鎮痛薬　80

つ
杖　61

て
手洗い　180
手荒れ　181
低温熱傷　92
低酸素血症　171
低体温　99
摘便　34
手の合掌　263
手袋　185
点眼薬　220
電気毛布　88
デンタルプラーク　128
デンチャープラーク　128
点滴静脈内注射　235
転倒　58, 60
　　　──防止　10
天然保湿因子　101, 208

と
動静脈吻合血管　109
導尿　38
頭髪の汚れ　105
頭部後屈・顎先挙上法　253
動脈血酸素分圧　162
動脈血酸素飽和度　144
トータルペイン　78
ドレッシング　194
　　　──材　194

な
内臓痛　79
内服薬　218

に
二次救命処置　244
入浴　71
　　　──温度　112
　　　──介助　112
　　　──剤　114
尿失禁　43
尿路感染　41
認知症　18

ね
熱産生　88
熱布清拭　102
熱放散　88, 99
寝床内の換気　4

の
ノイズ　146
ノロウイルス　181
ノンレム睡眠　68

は
敗血症　140
排便促進　30
廃用症候群　57
パタカラ体操　129
肌着　108
バッグ・バルブ・マスク　254
発語　129
発酵食品　30
パッド　44
発熱　136
歯ブラシ　122
歯磨き剤　127
パルスオキシメータ　144
半固形流動食　23
半座位頸部回旋法　17
パンツ　44

ひ
皮下注射　222, 227
鼻腔カニューレ　163
皮脂分泌　7
皮脂膜　101
非接触式体温計　138
一口量調整　17
人赤血球液　240
皮内注射　228
皮膚の感覚受容器　98
飛沫感染　189
表在温度　135
病床環境　4
病床の清掃　4
氷枕　85
氷嚢　86
貧血　145

ふ
ファウラー位　121, 167
フードピクチャー　15
フェイスシールド　190, 254
不感蒸泄量　7, 70
腹臥位療法　57
腹式呼吸　73
腹部膨満感　31
腹部マッサージ　31, 32
部分床義歯　128
部分浴　109
不眠　110
プラーク　120
ブラッシング　123
フレイル　50

プローブの種類　147
プローブの装着　146

へ
閉眼処置　263
閉鎖式カテーテル　42
平熱　136
ペインスケール　82
ペースメーカの除去　264
ヘパリン加生理食塩液　239
便失禁　44
ベンチュリーマスク　163
便秘　30

ほ
膀胱訓練　42
膀胱留置カテーテル　41
泡沫洗浄剤　101
ホーマンズ徴候　54
歩行介助　61
歩行器　61
歩行車　61
歩行の介助　60
歩行補助具　60
保護着衣　187
保湿メカニズム　101
ホッホシュテッターの部位　223

ま
マキシマル・バリアプリコーション　236
枕の換気　8
枕の清掃　8
マスク　189
マッサージ　73
末梢血管抵抗　152
末梢静脈カテーテル　237
マニキュア　146, 181
マンシェット　153
慢性疼痛　78

み
ミキサー食　15
脈拍数　139, 149
脈拍測定　149

め
メチシリン耐性黄色ブドウ球菌　148
メッシュ式ネブライザー　167
メトヘモグロビン　145
メラトニン　69

も
沐浴剤　101

や
薬剤性食道潰瘍　219
薬剤の作用　216
薬剤の副作用　216
薬物　212
　　　──の血中濃度　232

ゆ
輸液ライン　238
輸血　240
湯たんぽ　91
指さし呼称　218

よ
浴室の室温　112
与薬　212

り
リアリティ・オリエンテーション　20
リキャップ　233
リザーバーバッグ付きマスク　163
離床　52
リラクセーション　72

れ
冷罨法　86
冷点　86
レム睡眠　68

ろ
漏液　261
ロコモティブシンドローム　50

わ
綿詰め　262

数字
4分3分法　223
6R　216
30°仰臥位頸部前傾姿勢　17
Ⅱ型呼吸不全　162

A–Z
AED　254
ALS　244
BLS　244
Clostridium difficile　153
CO_2ナルコーシス　148, 162
CPR　244
E-Cクランプ法　255
FFP　240
IDC　255
IHCA　247
Kポイント刺激　126
MRSA　148
N95マスク　189
NEWSスコアリングシステム　143
NMF　101, 208
OHCA　247
$PaCO_2$　148
PaO_2　148, 162
PPE　185
qSOFAスコア　141
RBC-LR　240
RRS　141
SaO_2　144
SOFAスコア　141
SpO_2　139, 144, 162
VAP　126, 172

学ぶ・活かす・共有する
看護ケアの根拠と技術　第3版　　ISBN978-4-263-23720-5

2005年8月20日	第1版第1刷発行
	（学ぶ・試す・調べる　看護ケアの根拠と技術）
2012年1月10日	第1版第5刷発行
2013年3月10日	第2版第1刷発行
2018年1月10日	第2版第6刷発行
2019年1月10日	第3版第1刷発行（改題）
2022年1月10日	第3版第3刷発行

編著者　村　中　陽　子

玉　木　ミヨ子

川　西　千恵美

発行者　白　石　泰　夫

発行所　医歯薬出版株式会社

〒113-8612　東京都文京区本駒込1-7-10
TEL.（03）5395-7618（編集）・7616（販売）
FAX.（03）5395-7609（編集）・8563（販売）
https://www.ishiyaku.co.jp/
郵便振替番号 00190-5-13816

乱丁・落丁の際はお取り替えいたします．　　印刷・壮光舎印刷／製本・愛千製本所

Ⓒ Ishiyaku Publishers, Inc., 2005, 2019. Printed in Japan

本書の複製権・翻訳権・翻案権・上映権・譲渡権・貸与権・公衆送信権（送信可能化権を含む）・口述権は，医歯薬出版(株)が保有します．

本書を無断で複製する行為（コピー，スキャン，デジタルデータ化など）は，「私的使用のための複製」などの著作権法上の限られた例外を除き禁じられています．また私的使用に該当する場合であっても，請負業者等の第三者に依頼し上記の行為を行うことは違法となります．

[JCOPY] ＜出版者著作権管理機構　委託出版物＞

本書をコピーやスキャン等により複製される場合は，そのつど事前に出版者著作権管理機構（電話03-5244-5088, FAX 03-5244-5089, e-mail：info@jcopy.or.jp）の許諾を得てください．